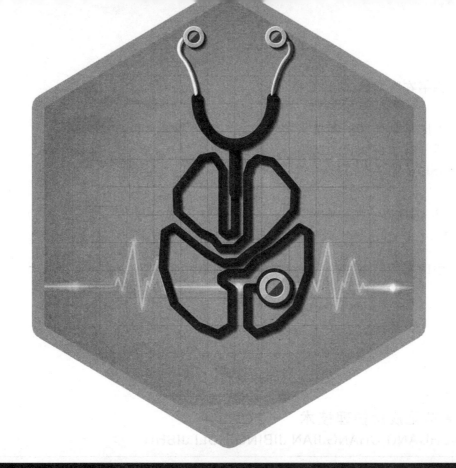

# 临床常见疾病护理技术

吕 璟 著

U0320514

黑龙江科学技术出版社

图书在版编目（CIP）数据

临床常见疾病护理技术 / 吕璟著. -- 哈尔滨：黑
龙江科学技术出版社，2022.3（2023.1 重印）
ISBN 978-7-5719-1267-3

Ⅰ.①临… Ⅱ.①吕… Ⅲ.①常见病-护理 Ⅳ.
①R47

中国版本图书馆CIP数据核字(2022)第009738号

临床常见疾病护理技术
**LINCHUANG CHANGJIAN JIBING HULI JISHU**

| | | |
|---|---|---|
| 作 者 | 吕璟 |
| 责任编辑 | 陈元长 |
| 封面设计 | 刘彦杰 |
| 出 版 | 黑龙江科学技术出版社 |
| 地 址 | 哈尔滨市南岗区公安街70-2号 邮编：150001 |
| 电 话 | （0451）53642180 传真：（0451）53642148 |
| 网 址 | www.lkcbs.cn www.lkpub.cn |
| 发 行 | 全国新华书店 |
| 印 刷 | 三河市元兴印务有限公司 |
| 开 本 | 787mm×1092mm 1/16 |
| 印 张 | 18.25 |
| 字 数 | 428千字 |
| 版 次 | 2022年3月第1版 |
| 印 次 | 2023 年 1月第 2 次印刷 |
| 书 号 | ISBN 978-7-5719-1267-3 |
| 定 价 | 50.00元 |

# 前　言

　　随着基础医学和临床医学的快速发展,护理成为医学领域中的重要学科。相关学科新理论和新技术的涌现丰富了护理医学的内涵。随着护理概念的更新,护理模式已转变为身心整体护理。尤其随着人们对健康的认识加深和需求提高,护理内容、护理范畴也在相应地延伸和拓宽。为了适应护理医学的发展,护理工作者必须不断学习、更新知识、交流诊疗经验,熟悉和掌握新诊疗进展,才能跟上护理学技术发展的步伐,更好地为患者服务。为了总结护理学的发展进程,精进护理人员的临床护理技术,使患者获得更有效的护理,编者根据自身多年的临床护理经验,在参阅了国内外大量最新、最权威的相关文献的基础上,编写了本书。

　　在内容编排上,本书详细阐述了内科、外科、妇科、产科、儿科、影像科等临床常见病的护理常规。(针对书中涉及的疾病,分别系统地阐述了疾病的概述、护理评估、护理诊断、护理措施与护理评价。)全书资料翔实,内容丰富,重点突出,易于理解,注重科学性和实用性的统一,并尽可能将国内外护理学的新进展、新技术、新成果提供给读者,让基层护理工作者在临床工作中遇到问题时可以通过查阅本书解决实际问题。

　　由于编者的学识水平有限、编写时间仓促,书中有疏漏与失误之处在所难免,敬请广大读者批评指正。

编　者

# 目　录

# 第一章　内科常见疾病的护理

## 第一节　帕金森病

帕金森病(Parkinson's Disease, PD)由詹姆斯·帕金森(James Parkinson)在1817年首先描述,旧称"震颤麻痹",是发生于中年以上人群的中枢神经系统慢性进行性变性疾病,病因至今不明。多缓慢起病,逐渐加重。其病变主要在黑质和纹状体。其他疾病累及锥体外系统也可引起同样的临床表现,称为震颤麻痹综合征或帕金森综合征。65岁以上人群患病率为1 000/10万,随年龄增高,男性稍多于女性。

### 一、临床表现

#### (一)震颤

肢体和头面部不自主抖动,这种抖动在精神紧张和安静时尤为明显,病情严重时抖动呈持续性,只有在睡眠后消失。

#### (二)肌肉强直,肌张力增高

表现为手指伸直、掌指关节屈曲、拇指内收、腕关节伸直、头前倾、躯干俯屈、髋关节和膝关节屈曲等特殊姿势。

#### (三)运动障碍

运动减少,动作缓慢,写字越写越小,精细动作不能完成,开步困难,慌张步态,走路前冲,呈碎步,面部缺乏表情。

#### (四)其他症状

多汗、便秘、油脂脸、直立性低血压、精神抑郁症状等,部分患者伴有智力减退。

### 二、体格检查

#### (一)震颤

检查可发现静止性、姿势性震颤,手部可有搓丸样动作。

#### (二)肌强直

患者肌张力增高,可因均匀的阻力而出现"铅管样强直",如伴有震颤则似齿轮样转动,称为"齿轮样强直"。四肢、躯干、颈部和面部肌肉受累出现强直,患者出现特殊姿态。

#### (三)运动障碍

平衡反射、姿势反射和翻正反射等障碍,以及肌强直导致的一系列运动障碍,写字过小征及慌张步态等。

#### (四)自主神经系统体征

仅限于震颤一侧的大量出汗和皮脂腺分泌增加等体征,食管、胃及小肠的功能障碍导致吞咽困难和食管反流,以及顽固性便秘等。

### 三、辅助检查

#### (一)磁共振成像(Magnetic Resonance Imaging, MRI)

唯一的改变为在 $T_2$ 像上呈低信号的红核和黑质网状带间的间隔变窄。

#### (二)正电子发射断层成像(Positron Emission Tomography, PET)

PET 可检出纹状体摄取功能下降,其中又以壳核明显,尾状核相对较轻,即使症状仅见于单侧的患者也可查出双侧纹状体摄取功能降低。尚无明确症状的患者,PET 若检出纹状体的摄取功能轻度下降或处于正常下界,以后均会发病。

### 四、诊断

#### (一)诊断思维

(1)帕金森病实验室检查及影像学检查多无特殊异常,临床诊断主要依赖发病年龄、典型临床症状及治疗性诊断(应用左旋多巴有效)。

(2)帕金森病诊断明确后,还需用统一帕金森病评定量表(Unified Parkinson's Disease Rating Scale, UPDRS)进行评分及分级,来评判患者帕金森病的严重程度并指导其下一步治疗。

#### (二)鉴别诊断

**1.脑炎后帕金森综合征**

本病为通常所说的昏睡性脑炎,已近 70 年未见报道,因此该脑炎所致脑炎后帕金森综合征也随之消失。近年报道病毒性脑炎患者可有帕金森样症状,但本病有明显感染症状,可伴有颅神经麻痹、肢体瘫痪、抽搐、昏迷等神经系统损害的症状,脑脊液可有细胞数轻中度增高、蛋白增高、糖减低等。病情缓解后其帕金森样症状随之缓解,可与帕金森病鉴别。

**2.肝豆状核变性**

本病为隐性遗传性疾病,约 1/3 有家族史,青少年发病,可有肢体肌张力增高、震颤、面具样脸、扭转痉挛等锥体外系症状。具有肝脏损害、角膜 K-F 环及血清铜蓝蛋白降低等特征性表现,可与帕金森病鉴别。

**3.特发性震颤**

特发性震颤属显性遗传病,表现为头、下颌、肢体不自主震颤,震颤频率可高可低,高频率者甚似甲状腺功能亢进,低频率者甚似帕金森震颤。本病无运动减少、肌张力增高及姿势反射障碍,于饮酒后消失,普萘洛尔治疗有效等,可与原发性帕金森病鉴别。

**4.进行性核上性麻痹**

本病也多发于中老年人,临床症状可有肌强直、震颤等锥体外系症状。但本病有突出的眼球凝视障碍,肌强直以躯干较重,肢体肌肉受累轻而较好地保持了肢体的灵活性,颈部伸肌张力增高致颈项过伸与帕金森病颈项屈曲显然不同,可与帕金森病鉴别。

**5.原发性直立性低血压**

临床常有锥体外系症状,但因有突出的自主神经症状,如晕厥、直立性低血压、性功能及膀胱功能障碍、左旋多巴制剂治疗无效等,可与帕金森病鉴别。

**6.药物性帕金森综合征**

过量服用利血平、氯丙嗪、氟哌啶醇及其他抗抑郁药物均可引起锥体外系症状,因有明显的服药史并于停药后减轻,可资鉴别。

### 7.良性震颤

良性震颤指没有脑器质性病变的生理性震颤(肉眼不易觉察)和功能性震颤。功能性震颤包括:①生理性震颤加强(肉眼可见),多呈姿势性震颤,与肾上腺素能的调节反应增强有关,也见于某些内分泌疾病,如嗜铬细胞瘤、低血糖、甲状腺功能亢进;②可卡因和乙醇中毒,以及一些药物的不良反应;③癔症性震颤,多有心因性诱因,分散注意力可缓解震颤;④情绪紧张和做精细动作时出现的震颤。良性震颤临床上无肌强直、运动减少和姿势异常等帕金森病的特征性表现。

## 五、治疗

### (一)一般治疗

因本病的临床表现为震颤、强直、运动障碍、便秘和生活不能自理,故家属及医务人员应鼓励 PD 早期患者多做主动运动,尽量继续工作,培养业余爱好,多吃蔬菜、水果或蜂蜜,防止摔跤,避免进食刺激性食物和吸烟。对晚期卧床患者,应勤翻身,多在床上做被动运动,以防发生关节固定、褥疮及坠积性肺炎。

### (二)药物治疗

PD 宜首选内科治疗,多数患者可通过内科药物治疗缓解症状。

各种药物治疗虽能使患者的症状在一定时期内获得一定程度的好转,但皆不能阻止本病的自然发展。药物治疗必须长期坚持,但长期服药会导致药效减退,以及难以避免不良反应。虽然有相当一部分患者通过药物治疗可获得症状改善,但即使目前认为效果较好的左旋多巴或复方多巴(美多芭及信尼麦),也对 15 %左右的患者根本无效。用于治疗本病的药物种类繁多,现今最常用的仍为抗胆碱能药物和多巴胺替代疗法。

#### 1.抗胆碱能药物

该类药物最早用于帕金森病的治疗,常用者为:苯海索 2 mg,每日 3 次口服,可酌情增加;东莨菪碱 0.2 mg,每日 3～4 次口服;苯甲托品 2～4 mg,每日 1～3 次口服。因苯甲托品对周围副交感神经的阻滞作用,不良反应多,应用越来越少。

#### 2.多巴胺替代疗法

此类药物主要补充多巴胺的不足,使乙酰胆碱-多巴胺系统重获平衡而改善症状。最早使用的是左旋多巴,但其可刺激外周多巴胺受体,引起多方面的外周不良反应,如恶心、呕吐、厌食等消化道症状和血压降低、心律失常等心血管症状。目前不主张单用左旋多巴治疗帕金森病,而用它与苄丝肼或甲基多巴肼的复合制剂。常用的药物有美多芭、息宁或帕金宁。

(1)美多芭:左旋多巴和苄丝肼 4∶1 配方的混合剂。对病变早期的患者,开始剂量可用 62.5 mg,日服 3 次。如患者开始治疗时症状显著,则开始剂量可为 125 mg,每日 3 次;如效果不满意,可在第 2 周每日增加 125 mg,第 3 周每日再增加 125 mg;如果患者的情况仍不满意,则应每隔 1 周每日再增加 125 mg。如果美多芭的日剂量大于 1 000 mg,需再增加剂量只能每月增加 1 次。该药明显减少了左旋多巴的外周不良反应,却不能改善其中枢不良反应。

(2)息宁:左旋多巴和卡比多巴 10∶1 的复合物,开始剂量可用 125 mg,日服 2 次,以后根据病情逐渐加量。其加药的原则和上述美多芭的加药原则是一致的。

（3）帕金宁：左旋多巴和卡比多巴 10∶1 的复合物的控释片，它可使左旋多巴血浓度更稳定并持续 4～6 小时，有利于减少左旋多巴的剂末现象、开始现象和剂量高峰多动现象。但是，控释片也有一些缺陷，如起效慢，并且由于在体内释放缓慢，有可能在体内产生蓄积作用，反而有时出现异动症的现象，改用美多芭后消失。

3.多巴胺受体激动剂

多巴胺受体激动剂能直接激动多巴胺能神经细胞突触受体，刺激多巴胺释放。

（1）溴隐亭：最常用，对震颤疗效好，对运动减少和强直疗效均不及左旋多巴，常用剂量维持量为每日15～40 mg。

（2）协良行：患者使用时应逐步增加剂量，以达到不出现或少出现不良反应的目的。一般来讲，增加到每日 0.3 mg 是比较理想的剂量，但对于个别早期的患者，可能并不需要增加到这个剂量，那么可以在医者认为合适的剂量下长期服用而不再增加。如果效果不理想，还可以根据病情的需要及对药物的耐受情况，每隔 5 天增加 0.025 mg 或 0.05 mg。

（3）泰舒达：使用剂量是每日 100～200 mg。可以从小剂量每日 50 mg 开始，逐渐增加剂量。在帕金森病的早期，可以单独使用泰舒达，剂量最大可增加至每日150 mg。如果和左旋多巴合并使用，剂量可以维持在每日 50～150 mg。一般每使用 250 mg 左旋多巴，可考虑合并使用泰舒达 50 mg 左右。

**（三）外科手术治疗**

1.立体定向手术治疗

立体定向手术包括脑内核团毁损、慢性电刺激和神经组织移植。

（1）脑内核团毁损：①第一次手术适应证。长期服药治疗无效或药物治疗不良反应严重；疾病进行性缓慢发展已超过 3 年；年龄在 70 岁以下；工作能力和生活能力受到明显限制（按 Hoehn 和 Yahr 分级为Ⅱ～Ⅳ级）；术后短期复发，同侧靶点再手术。②第二次对侧靶点毁损手术适应证。第一次手术效果好，术后震颤、强直基本消失，无任何并发症者；手术近期疗效满意并保持在 12 个月以上；年龄在 70 岁以下；两次手术间隔 1 年；目前无明显自主神经功能紊乱症状或严重精神症状，病情仍维持在Ⅱ～Ⅳ级。

禁忌证：症状很轻，仍在工作；年老体弱；出现严重关节挛缩或有明显精神障碍；严重的心、肝、肾功能不全，高血压脑动脉硬化者或有其他手术禁忌。

（2）脑深部电刺激（Deep Brain Stimulation, DBS）：目前 DBS 最常用的神经核团为丘脑腹外侧核、底丘脑核（Subthalamic Nucleus, STN）和苍白球腹后部。

慢性刺激术控制震颤的效果优于丘脑腹外侧核毁损术，后者发生并发症也常影响手术的成功。改变刺激参数可减少不必要的不良反应，远期疗效可靠。该法尚可用于非帕金森性震颤，如多发硬化和创伤后震颤。

底丘脑核也是刺激术时选用的靶点。有学者（1994）报道应用此方法观察治疗一例运动不能的 PD 患者。靶点定位方法为脑室造影，并参照立体定向脑图谱，同时根据慢性电极刺激和电生理记录进行调整。发现神经元活动自发增多的区域位于 AC-PC 平面下 2～4 mm，AC-PC 线中点旁 10 mm 处。对该处进行 130 Hz 刺激，可立即缓解运动不能症状（主要在对侧肢体），但不诱发半身舞蹈症等运动障碍。上述观察表明，对 STN 进行慢性电刺激可用于治疗运动严重障碍的 PD 患者。

**2.脑细胞移植和基因治疗**

帕金森病脑细胞移植术和基因治疗已在动物实验上取得很大成功,但最近临床研究显示,胚胎脑移植只能轻微改善 60 岁以下患者的症状,并且 50 % 的患者在手术后出现不能随意运动的不良反应,因此目前此手术还不宜普遍采用。基因治疗还停留在实验阶段。

## 六、护理

### (一)护理评估

**1.健康史评估**

(1)询问患者职业,农民的发病率较高,主要是与他们接触杀虫剂、除草剂有关。

(2)评估患者家族中有无患此病的人,PD 与家族遗传有关,患者的家族发病率为 7.5 %～94.5 %。

(3)评估患者居住、生活、工作的环境,农业环境中的神经毒物(杀虫剂、除草剂)、工业环境中暴露的重金属等是患 PD 的重要危险因素。

**2.临床观察评估**

帕金森病常见 50 岁以上的中老年人,发病年龄平均为 55 岁,男性稍多,起病缓慢,呈进行性发展。首发症状多为动作不灵活与震颤,随着病程的发展,可逐渐出现下列症状和体征。

(1)震颤:常为首发症状,多由一侧上肢远端(手指)开始,逐渐扩展到同侧下肢及对侧肢体,下颌、口唇、舌及头部通常最后受累。典型表现是静止性震颤,拇指与屈曲的食指间呈"搓丸样"动作,安静或休息时出现或明显,随意运动时减轻或停止,紧张时加剧,入睡后消失。

(2)肌强直:表现为屈肌和伸肌同时受累,被动运动关节时始终保持增高的阻力,类似弯曲软铅管的感觉,故称为"铅管样强直";部分患者因伴有震颤,检查时可感到在均匀的阻力中出现断续停顿,如同转动齿轮感,称为"齿轮样强直",这是由肌强直与静止性震颤叠加所致。

(3)运动迟缓:表现为随意动作减少,包括行动困难和运动迟缓,并因肌张力增高,姿势反射障碍而表现出一系列特征性运动症状。例如:起床、翻身、步行、方向变换等运动迟缓;面部表情肌活动减少,常常双眼凝视,瞬目运动减少,呈现"面具脸";手指做精细动作如扣纽扣、系鞋带等困难;书写时字越写越小,呈现写字过小征。

(4)姿势步态异常:站立时呈屈曲体姿,步态障碍甚为突出,患者自坐位、卧位起立困难,迈步后即以极小的步伐向前冲去,越走越快,不能及时停步或转弯,称慌张步态。

(5)其他症状:反复轻敲眉弓上缘可诱发眨眼不止。口、咽、腭肌运动障碍,讲话缓慢,语音低沉、单调,流涎,严重时可有吞咽困难。顽固性便秘、直立性低血压等;睡眠障碍;部分患者疾病晚期可出现认知功能减退、抑郁和幻视等,但常不严重。

**3.诊断性检查评估**

(1)头颅 CT:可显示脑部不同程度的脑萎缩表现。

(2)生化检测:采用高效液相色谱法(High Performance Liquid Chromatography, HPLC)可检测到脑脊液和尿中高香草酸(homovanillic acid, HVA)含量降低。

(3)基因检测:DNA 印迹技术、聚合酶链反应(Polymerase Chain Reaction, PCR)、DNA 序列分析等在少数家族性 PD 患者中可能会发现基因突变。

（4）功能显像检测：采用 PET 或单光子发射计算机体层摄影（Single Photon Emission Computed Tomagraphy, SPECT）与特定的放射性核素检测，可发现 PD 患者脑内多巴胺转运蛋白（Dopamine Transporter, DAT）功能显著降低。疾病早期即可发现，$D_2$ 型多巴胺（Dopamine, DA）受体（$D_2R$）活性在疾病早期超敏、后期低敏，以及 DA 递质合成减少，这对 PD 的早期诊断、鉴别诊断及病情进展监测均有一定的价值。

**（二）护理问题**

**1.运动障碍**

由于帕金森病患者的基底核或黑质发生病变，以致其负责运动的锥体外束发生功能障碍，患者运动的随意肌失去了协调与控制，产生运动障碍并随之带来一定的意外伤害。

（1）跌倒：震颤、关节僵硬、动作迟缓、协调功能障碍常是患者跌倒的原因。

（2）误吸：舌头、唇、颈部肌肉和眼睑亦有明显的震颤及吞咽困难。

**2.营养摄取不足**

患者因手、头不自主地震颤，进食时动作太慢，常常无法独立吃完一顿饭，不能摄取日常所需热量，因此约有 70 % 的患者有体重减轻的现象。

**3.便秘**

由于药物的不良反应、缺乏运动、胃肠道中缺乏唾液（因吞咽能力丧失，唾液由口角流出）、液体摄入不足及肛门括约肌无力，大多数患者有便秘。

**4.尿潴留**

吞咽功能障碍以致水分摄取不足，贮存在膀胱的尿液不足 $200 \sim 300$ mL 则不会有排尿的冲动感。排尿括约肌无力引起尿潴留。

**5.精神障碍**

疾病使患者协调功能不良、顺口角流唾液，而且又无法进行日常的活动，因此患者会有心情抑郁，产生敌意、罪恶感或无助感等情绪反应。由于外观的改变，有些患者还会因自我形象的改变而产生与社会隔离的问题。

**（三）护理目标**

（1）患者未发生跌倒或跌倒次数减少。

（2）患者有足够的营养，进食水时不发生呛咳。

（3）患者排便能维持正常。

（4）患者能维持部分自我照顾的能力。

（5）患者及家属的焦虑症状减轻。

**（四）护理措施**

**1.安全护理**

（1）安全配备：由于患者行动不便，在病房楼梯两旁、楼道、门把附近的墙上，增设沙发或木制的扶手，以增加患者开、关门的安全性；配置牢固且高度适中的坐厕、沙发或椅子，以利于患者坐下或站起，并在厕所、浴室增设可供扶持之物，使患者排便及穿脱衣服方便；应给患者配置助行器辅助设备；呼叫器置于患者床旁，日常生活用品放在患者伸手可及处。

（2）定时巡视：主动了解患者的需要，既要指导和鼓励患者增强自我照顾的能力，做力所能及的事情,又要适当协助患者洗漱、进食、沐浴、如厕等。

(3)防止患者自伤:患者动作笨拙,常有失误,应谨防其进食时烫伤。对端碗持筷困难者,尽量选择不易打碎的不锈钢餐具,避免使用玻璃和陶瓷制品。

**2.饮食护理**

(1)增加饮食中的热量、蛋白质的含量及容易咀嚼的食物;吃饭少量多餐;定时监测体重变化;在饮食中增加纤维与液体的摄取,以预防便秘。

(2)进食时,营造愉快的气氛;因患者吞咽困难及无法控制唾液,所以有的患者喜欢单独进食;应将食物事先切成小块或研磨,并给予把手粗大的叉子或汤匙,使患者易于把持;给予患者充分的进食时间,若进食中食物冷却,应予以温热。

(3)吞咽障碍严重者,在进食或饮水时有呛咳的危险,从而造成吸入性肺炎,故不要勉强其进食,可改为鼻饲喂养。

**3.保持排便畅通**

使患者摄取足够的营养与水分,并指导患者排便与排尿时,吸气后闭气,利用增加腹压的方法排便与排尿。另外,依患者的习惯,在进食后半小时应协助患者试着坐于马桶上排便。

**4.运动护理**

告知患者运动锻炼的目的在于防止和推迟关节僵直和肢体挛缩,与患者和家属共同制订锻炼计划,以克服运动障碍的不良影响。

(1)尽量参与各种形式的活动,如散步、打太极拳、做床边体操等。注意保持身体和各关节的活动强度与最大活动范围。

(2)对于已出现某些功能障碍或坐起已感到困难的患者,要有目的、有计划地锻炼。告诉患者知难而退或由他人包办只会加速功能衰退。如患者感到坐立位变化有困难,应每天做完一般运动后,反复练习起坐动作。

(3)必须指导患者注意姿势,以预防畸形。应小心观察头与颈部是否有弯曲的倾向。正确姿势有助于头、颈直立。躺于床上时,不应垫枕头,且患者应定期俯卧。

(4)本病常使患者起步困难和步行时突然僵住,因此嘱患者步行时思想要放松。尽量跨大步伐;向前走时脚要抬高,双臂摆动,目视前方而不要注视地面;转弯时,不要碎步移动,否则会失去平衡;护士和家属在协助患者行走时,不要强行拖着患者走;当患者感到脚粘在地上时,可告诉患者先向后退一步,再往前走,这样会比直接向前容易。

(5)对过度震颤者,让其坐在有扶手的椅子上,手抓着椅臂,可以稍加控制震颤。

(6)晚期患者出现显著的运动障碍时,要帮助患者活动关节,按摩四肢肌肉,注意动作要轻柔,勿给患者造成疼痛。

(7)鼓励患者尽量试着独立完成日常的活动,自己安排娱乐活动,培养兴趣。

(8)让患者穿轻便宽松的衣服,可减少流汗与活动的束缚。

**5.合并抑郁症的护理**

帕金森病患者的抑郁与帕金森病程度呈正相关,即患者的运动障碍越重,对其神经心理的影响愈越重。在护理患者时要教会患者一些心理调适技巧:重视自己的优点和成就;尽量维持过去的兴趣和爱好,积极参加文体活动,寻找业余爱好;向医师、护士及家人倾诉内心想法,疏泄郁闷,获得安慰和同情。

**6.睡眠异常的护理**

(1)创造良好的睡眠环境:建议患者要有舒适的睡眠环境,如室温和光线适宜;床褥不宜太软,以免翻身困难;为运动过缓和强直较重的患者提供方便上下床的设施;卧室内放尿壶及便器,以利于患者夜间如厕等。避免在有限的睡眠时间内实施影响患者睡眠的治疗和护理操作,必须进行的治疗和护理操作应穿插于患者的自然觉醒时,以减少被动觉醒次数。

(2)睡眠卫生教育:指导患者养成良好的睡眠习惯和方式,建立比较规律的活动和休息时间表。

(3)睡眠行为干预:①刺激控制疗法。只在有睡意时才上床;床及卧室只用于睡眠,不能在床上阅读、看电视或工作;若在上床15分钟后不能入睡,则应考虑换别的房间,仅在又有睡意时才上床(目的是重建卧室与睡眠间的关系);无论夜间睡多久,清晨应准时起床;白天不打瞌睡。②睡眠限制疗法。指导患者缩短在床上的时间及实际的睡眠时间,直到允许躺在床上的时间与期望维持的有效睡眠时间一样长。当睡眠效率超过90%时,允许增加15～20分钟卧床时间。睡眠效率低于80%时,应减少15～20分钟卧床时间。睡眠效率为80%～90%时,则保持卧床时间不变。最终,通过周期性调整卧床时间直至达到适度的睡眠时间。③依据睡眠障碍的不同类型和药物的半衰期遵医嘱有的放矢地选择镇静催眠药物,并主动告知患者及家属使用镇静催眠药的原则,即最小剂量、间断、短期用药,注意停药反弹、规律停药等。

**7.治疗指导**

药物不良反应的观察。

(1)遵医嘱准时给药,预防或减少开关现象、剂末现象、异动症的发生。

(2)药物治疗初期可出现胃肠不适,表现为恶心、呕吐等,有些患者可出现幻觉,但这些不良反应可以通过逐步增加剂量或降低剂量的办法得到克服。特别值得指出的是,有一部分患者过分担心药物的不良反应,表现为尽量推迟使用治疗帕金森病的药物,或过分地减少药物的服用量,这不仅对疾病的症状改善没有好处,长期如此将导致患者的心、肺、消化系统等出现严重问题。

(3)精神症状:服用苯海索、金刚烷胺药物后,患者易出现幻觉,当患者表述一些离谱的事时,护士应考虑到其是服药引起的幻觉,应立即报告医师,遵医嘱给予停药或减药,以防发生意外。

**8.功能神经外科手术治疗护理**

(1)手术方法:外科治疗方法目前主要有神经核团细胞毁损术与脑深部电刺激器埋置术两种方式。原理是抑制脑细胞的异常活动,达到改善症状的目的。

(2)手术适应证:诊断明确的原发性帕金森病患者都是手术治疗的适合人群,尤其是长期服用左旋多巴(美多芭或息宁)以后疗效减退,出现了开关现象、异动症和剂末现象的患者。

(3)术后并发症:因手术靶点的不同,会有不同的并发症。苍白球腹后部切开术可能出现偏盲或视野缺损;丘脑腹外侧核毁损术可出现感觉异常,如嘴唇、指尖麻木等;底丘脑核毁损术可引起偏瘫。

(4)手术前护理。①术前教育:相关知识教育。②术前准备:术前一天头颅备皮;对术中、术后应用的抗生素遵医嘱做好皮试;嘱患者术前晚 12:00 后开始禁食、水、药;嘱患者清洁个人卫生,并在术前晨起为患者换好干净衣服。③术前 30 分钟给予患者哌替啶 25 mg 肌内注射,并将 1 片美多芭备好交至接手术者以备术后使用。④患者离病房后为其备好麻醉床、无菌小巾、一次性吸痰管、心电监护。

(5)术后护理:①交接患者,了解术中是否顺利、有无特殊情况发生、术后意识状态、伤口的引流情况等。②安置患者于麻醉床上,头枕于无菌小巾上,取平卧位,嘱患者卧床两天,减少活动,以防诱发颅内出血;嘱患者禁食、水、药 6 小时后逐渐改为流食、半流食、普通饮食。③术后治疗效果的观察,原有症状改善情况并记录。④术后并发症的观察,术后患者会出现脑功能障碍、脑水肿、颅内感染、颅内出血等并发症。因此,术后应严密观察患者神志、瞳孔变化,有无高热、头疼、恶心、呕吐等症状;有无偏盲、视野变窄及感知觉异常,观察患者伤口有无出血及分泌物等。⑤心电监测、颅脑监测 24 小时,低流量吸氧 6 小时。

9.给予患者及家属心理的支持

对于心情抑郁的患者,应鼓励其说出对别人的依赖。对于怀有敌意、罪恶感或无助感的患者,应给予帮助与支持,提供良好的照顾。寻找患者感兴趣的活动,鼓励患者参与。

10.健康教育

(1)指导术后服药(参见本章节治疗中所述)。针对手术的患者,要让患者认识到手术虽然能改善运动障碍,但体内多巴胺缺乏客观存在,仍需继续服药。

(2)指导日常生活中的运动训练。告知患者运动锻炼的目的在于防止、推迟关节僵直和肢体挛缩,与患者和家属共同制订锻炼计划,以克服运动障碍的不良影响。①关节活动度训练:脊柱、肩、肘、腕、指、髋、膝、踝及趾等各部位都应进行活动度训练。对于脊柱,主要进行前屈后伸、左右侧屈及旋转运动。②肌力训练:上肢可进行哑铃操或徒手训练;下肢股四头肌的力量和膝关节控制能力密切相关,可进行蹲马步或反复起坐练习;腰背肌可进行仰卧位的桥式运动或俯卧位的燕式运动;腹肌力量较差行仰卧起坐训练。③姿势转换训练:必须指导患者注意姿势,以预防畸形。应小心观察头与颈部是否有弯曲的倾向,正确姿势有助于头、颈直立。躺于床上时,不应垫枕头,且患者应定期俯卧,做翻身、卧位转为坐位、坐位转为站位训练。④重心转移和平衡训练:训练坐位平衡时可让患者重心在两臀间交替转移,也可训练重心的前后移动;训练站立平衡时双足分开 5～10 cm,让患者从前后方或侧方取物,待稳定后便可突然施加外力推或拉,最好能诱发患者完成迈步反射。⑤步行步态训练:对于下肢起步困难者,最初可用脚踢患者的足跟部向前,用膝盖推挤患者腘窝使其迈出第一步,以后可在患者足前地上放一矮小障碍物,提醒患者迈过后方能起步。患者抬腿低可进行抬高腿练习,步距短行走时予以提醒,步频快则应给予节律提示。对于上下肢动作不协调的患者,一开始嘱患者做一些站立相的两臂摆动,幅度可较大;还可站于患者身后,两人左、右手分别共握一根体操棒,然后喊口令一起往前走,手的摆动频率由治疗师通过体操棒传给患者。⑥让患者穿轻便宽松的衣服,可减少流汗与活动的束缚。

# 第二节 三叉神经痛

三叉神经痛是指在三叉神经分布范围内反复发作短暂性剧烈疼痛,分为原发性及继发性两种。前者病因未明,可能是某些致病因素使三叉神经脱髓鞘而产生异位冲动或伪突触传递。近年来,由于显微血管减压术的开展,多数认为主要是邻近血管压迫三叉神经根所致。后者常见原因有鼻咽癌颅底转移、中颅窝脑膜瘤、听神经瘤、半月节肿瘤、动脉瘤压迫、颅底骨折、脑膜炎、颅底蛛网膜炎、三叉神经节带状疱疹病毒感染等。

## 一、病因和发病机制

近年来,由于显微血管减压术的开展,多数认为三叉神经痛的病因是邻近血管压迫三叉神经根。绝大部分为小脑上动脉从三叉神经根的上方或内上方压迫了神经根,少数为小脑前下动脉从三叉神经根的下方压迫了神经根。血管对神经的压迫,使神经纤维挤压在一起,逐渐使其发生脱髓鞘改变,从而引起相邻纤维之间的短路现象,轻微的刺激即可形成一系列的冲动通过短路传入中枢,引起一阵阵剧烈的疼痛。

## 二、临床表现

三叉神经痛多发生于40岁以上人群,女性略多于男性,多为单侧发病。突发闪电样、刀割样、钻顶样、烧灼样剧痛,严格限三叉神经感觉支配区内,伴有面部抽搐,又称"痛性抽搐",每次发作持续数秒或1～2分钟即骤然停止,间歇期无任何疼痛。在疲劳或紧张时发作较频繁。

## 三、治疗原则

三叉神经痛,无论是原发性还是继发性,在未明确病因或难以查出病因的情况下均可用药物治疗或封闭疗法,以缓解症状,一旦确定病因,应针对病因进行治疗,除非因高龄、身患严重疾患等因素难以接受或病因去除治疗后仍疼痛发作,可继续采用药物治疗或封闭疗法。若服药后不良反应大,亦可先选择封闭疗法。

## 四、治疗

### (一)药物治疗

三叉神经痛的药物治疗,主要用于患者发病初期或症状较轻时。经过一段时间的药物治疗,部分患者可达到完全治愈或症状得到缓解,表现在发作程度减轻、发作次数减少。

目前应用最广泛、最有效的药物是抗癫痫药。在用药方面应根据患者的具体情况进行具体分析,各药可单独使用,亦可联合应用。在采用药物治疗过程中,应特别注意各种药物不良反应,进行必要的检测,以免发生不良反应。

#### 1.痛痉宁

痛痉宁亦称卡马西平、痛可宁等。该药对三叉神经脊束核及丘脑中央内侧核部位的突触传导有显著的抑制作用。用药达到有效治疗量后,多数患者于24小时内发作性疼痛消失或明显减轻。文献报道,卡马西平可使70％以上的患者完全止痛,使20％的患者疼痛缓解,此药需长期服用才能维持疗效,多数停药后疼痛再现。不少患者服药后疗效有时会逐渐下降,需加大剂量。此药不能根治三叉神经痛,复发者再次服用仍有效。

用法与用量：口服，开始时每次 0.1～0.2 g，每日 1～2 次，然后逐日增加 0.1 g。每日最大剂量不超过1.6 g，取得疗效后，可逐日逐次地减量，维持在最小有效量。如最大剂量应用两周后疼痛仍不消失或减轻，则应停止服用，改用其他药物或治疗方法。

不良反应有眩晕、嗜睡、步态不稳、恶心，数天后消失，偶有白细胞减少、皮疹，可停药。

2.苯妥英钠

苯妥英钠为一种抗癫痫药，在开始应用卡马西平之前，该药曾被认为是治疗三叉神经痛的首选药物。本药疗效不如卡马西平，止痛效果不完全，长期使用止痛效果减弱，因此目前已被列为第二位选用药物。

本品主要通过增高周围神经对电刺激的兴奋阈值及抑制脑干三叉神经脊髓束的突触间传导而起作用。其疗效仅次于卡马西平，文献报道有效率为 88 ％～96 ％，但需长期用药，停药后易复发。

用法与用量：成人开始时每次 0.1 g，每日 3 次口服。如用药后疼痛不见缓解，可加大剂量到每日0.2 g，每日 3 次，但最大剂量不超过 0.8 g/d。取得疗效后再逐渐递减剂量，以最小量维持。肌内注射或静脉注射：每次 0.125～0.25 g，每日总量不超过 0.5 g。临用时用等渗盐水溶解后方可使用。

不良反应为长期服用该药或剂量过大，可出现头痛、头晕、嗜睡、共济失调及神经性震颤等，一般减量或停药后可自行恢复。本品对胃有刺激性，易引起厌食、恶心、呕吐及上腹痛等症状，饭后服用可减轻上述症状。长期服用可出现黏膜溃疡，多见于口腔及生殖器，并可引起牙龈增生，同时服用钙盐及抗过敏药可减轻症状。苯妥英钠还可引起白细胞减少、视力减退等症状。大剂量静脉注射，可引起心肌收缩力减弱、血管扩张、血压下降，严重时可引起心脏传导阻滞、心搏骤停。

3.氯硝西泮

本品为抗癫痫药物，对三叉神经痛也有一定疗效。服药 4～12 天，血浆药浓度达到稳定水平，为30～60 μg/mL。口服氯硝西泮后，30～60 分钟作用逐渐显著，维持 6～8 小时，一般在最初两周内可达最大效应，其效果次于卡马西平和苯妥英钠。

用法与用量：氯硝西泮药效强，开始剂量为 1 mg/d，分 3 次服，即可产生治疗效果。而后每 3 日调整药量0.5～1 mg，直至达到满意的治疗效果。维持剂量为 3～12 mg/d。最大剂量为20 mg/d。

不良反应有嗜睡、行为障碍、共济失调、眩晕、言语不清、肌张力低下等，对肝肾功能也有一定的损害，有明显肝脏疾病的禁用。

4.山莨菪碱(654-2 针)

山莨菪碱为从我国特产茄科植物山莨菪中提取的一种生物碱，其作用与阿托品相似，可使平滑肌松弛，解除血管痉挛(尤其是微血管)，同时具有镇痛作用。本药对三叉神经痛有一定疗效，近期效果满意，据文献报道有效率为76.1 ％～78.4 ％，止痛时间一般为 2～6 个月，个别有5 年之久。

用法与用量。①口服：每次 5～10 mg，每日 3 次，或每次 20～30 mg，每日 1 次。②肌内注射：每次10 mg，每日 2～3 次，待疼痛减轻或疼痛发作次数减少后改为每次 10 mg，每日

1次。

不良反应有口干、面红、轻度扩瞳、排尿困难、视近物模糊及心率增快等反应。以上反应多在1~3小时消失,长期用药不会蓄积中毒。有青光眼和心脏病患者忌用。

5.巴氯芬

巴氯芬化学名为 β-(P-氯苯基)－γ-氨基丁酸,是抑制性神经递质 γ-氨基丁酸的类似物,临床实验研究表明本品能缓解三叉神经痛。

用法与用量。开始每次 10 mg,每日 3 次,隔日增加,每日增加 10 mg,直到治疗的第2周结束时,将用量递增至每日 60~80 mg。每日平均维持量:单用者为 50~60 mg,与卡马西平或苯妥英钠合用者为 30~40 mg。文献报道,巴氯芬治疗三叉神经痛的近期疗效与卡马西平几乎相同,但远期疗效不如卡马西平,巴氯芬与卡马西平或苯妥英钠均具有协同作用,且比卡马西平更安全,这一特点使巴氯芬在治疗三叉神经痛方面颇受欢迎。

6.麻黄碱

本品可以兴奋脑啡肽系统,因而具有镇痛作用,其镇痛程度为吗啡的 1/12~1/7。用法:每次 30 mg,肌内注射,每日两次。甲亢、高血压、动脉硬化、心绞痛等患者禁用。

7.硫酸镁

本品在眶上孔或眶下孔注射可治疗三叉神经痛。

8.维生素 $B_{12}$

文献报道,用大剂量维生素 $B_{12}$,对三叉神经痛确有较好疗效。方法:维生素 $B_{12}$ 4 000 $\mu g$ 加维生素 $B_1$ 200 mg 加 2 %普鲁卡因 4 mL 对准扳机点做深浅上、下、左、右四点式注药,对放射的始端做深层肌下进药,放射的终点做浅层四点式进药,药量可根据疼痛轻重适量进入。但由于药物作用扳机点可能变位,治疗时可酌情根据变位更换进药部位。

9.哌咪清(匹莫齐特)

文献报道,对用其他药物治疗无效的顽固性三叉神经痛患者本品有效,且其疗效明显优于卡马西平。开始剂量为每日 4 mg,逐渐增加至每日 12~14 mg,分两次服用。不良反应以锥体外系反应较常见,亦可有口干、无力、失眠等症状。

10.维生素 $B_1$

维生素 $B_1$ 在神经组织蛋白合成过程中起辅酶作用,参与胆碱代谢,但止痛效果差,只能作为辅助药物。用法与用量。①肌内注射:1 mg/d,每日 1 次,10 天后改为每周 2~3 次,持续 3 周为一个疗程。②三叉神经分支注射:根据疼痛部位可做眶上神经、眶下神经、上颌神经和下颌神经注射。每次 500~1 000 $\mu g$,每周2~3 次。③穴位注射:每次 25~100 $\mu g$,每周 2~3 次。常用颊车、下关、四白及阿是穴等。

11.激素

原发性三叉神经痛和继发性三叉神经痛的病例,其病理改变在光镜和电镜下都表现为三叉神经后根有脱髓鞘改变。在临床治疗中发现,许多用卡马西平、苯妥英钠等治疗无效的患者,改用泼尼松、地塞米松等治疗有效。这种激素治疗的原理与治疗脱髓鞘疾病相同,利用激素的免疫抑制作用达到治疗三叉神经痛的目的。由于各学者报告的病例少,其只是对一部分卡马西平、苯妥英钠治疗无效者应用有效,其长期效果和机理有待进一步观察。剂量与用量:

①泼尼松(强的松、脱氧可的松),每次 5 mg,每日 3 次。②地塞米松(氟美松),每次 0.75 mg,每日 3 次口服;或每次 5 mg,每日 1 次,肌内或静脉注射。

**(二)神经封闭法**

神经封闭法主要包括三叉神经半月节及其周围支酒精封闭法和半月节射频热凝法,其原理是酒精的化学作用或热凝的物理作用作用于三叉神经纤维,使其发生坏变,从而阻断神经传导达到止痛目的。

1.三叉神经酒精封闭法

封闭用酒精一般为浓度 80 ％左右(因封闭前注入局部麻醉药物,故常用 98 ％浓度)。

(1)眶上神经封闭:适用于三叉神经第一支痛。方法为:患者取坐或卧位,位于眶上缘中内 1/3 交界处触及切迹,皮肤消毒及局部麻醉后,用短细针头自切迹刺入皮肤直达骨面,找到骨孔后刺入,待患者出现放射痛时,先注入 2 ％利多卡因 0.5～1 mL,待眶上神经分布区针感消失,再缓慢注入酒精 0.5 mL 左右。

(2)眶下神经封闭:在眶下孔封闭三叉神经上颌支的眶下神经。适用于三叉神经第二支痛(主要疼痛局限在鼻旁、下眼睑、上唇等部位)。方法为:患者取坐或卧位,位于距眶下缘约 1 cm 处,距鼻中线 3 cm,触及眶下孔,该孔走向与矢状面成 40°～45°角,长约 1 cm,故穿刺时针头由眶下孔做 40°～45°角向外上、后进针,深度不超过 1 cm,患者出现放射痛时,以下操作同眶上神经封闭。

(3)后上齿槽神经封闭:在上颌结节的后上齿槽孔处进行。适用于三叉神经第二支痛(痛区局限在上白齿及其外侧黏膜者)。方法为:患者取坐或卧位,头转向健侧,穿刺点在颧弓下缘与齿槽嵴成角处,即相当于过眼眶外缘的垂线与颧骨下缘相交点,局部消毒后,先用左手手指将附近皮肤向下前方拉紧,继之以 4～5 cm 长穿刺针自穿刺点稍向后上方刺入直达齿槽嵴的后侧骨面,然后紧贴骨面缓慢深入 2 cm 左右,即达后上齿槽孔处,先注入 2 ％利多卡因,再注入酒精 0.5 mL。

(4)颏神经封闭:在下颌骨的颏孔处进行,适用于三叉神经第三支痛(主要痛区局限在颏部、下唇)。方法为:在下颌骨上、下缘间的中点相当于咬肌前缘和颏正中线之间的中点找到颏孔,然后自后上方并与皮肤成 45°角向前下进针刺入骨面,插入颏孔,以下操作同眶上神经封闭。

(5)上颌神经封闭:用于三叉神经第二支痛(痛区广泛及眶下神经封闭失效者)。上颌神经主干自圆孔穿出颅腔至翼腭窝。常用侧入法,穿刺点位于眼眶外缘至耳道间连线中点下方,穿刺针自该点垂直刺入深约 4 cm,触及翼突板,继之退针 2 cm 左右稍改向前方 15°角重新刺入,滑过翼板前缘,再深入 0.5 cm 即入翼腭窝内,患者有放射痛时,回抽无血后,先注入 2 ％利多卡因,待上颌部感觉麻木后,注入酒精 1 mL。

(6)下颌神经封闭:用于三叉神经第三支痛(痛区广泛及眶下神经封闭失效者)。下颌神经主干自卵圆孔穿出。常用侧入法,穿刺点同上颌神经穿刺点,垂直进针达翼突板后,退针 2 cm 再改向上后方 15°角进针,患者出现放射痛后,注药同上颌神经封闭。

(7)半月神经节封闭:用于三叉神经二、三支痛或一、二、三支痛。常用前入法,穿刺点在口角上方及外侧约 3 cm 处,自该点进针,方向为后、上、内即正面看应对准向前直视的瞳孔,从侧面看朝颧弓中点,约进针 5 cm 处达颅底触及试探,当刺入卵圆孔时,患者即出现放射痛(下颌区),则再推进 0.5 cm,上颌部亦出现剧痛即确入半月节内。回抽无血、无脑脊液,先注入 2 %利多卡因0.5 mL,同侧面部麻木后,再缓慢注入酒精 0.5 mL。

以上酒精封闭法的治疗效果差异较大,短者数月,长者可达数年。复发者可重复封闭,但难以根治。

2.三叉神经半月节射频热凝法

该法首先由斯威特(Sweat)于 1974 年提出,它通过穿刺半月节插入电极后用电刺激确定电极位置,从而有选择地用射频温控定量灶性破坏法,达到止痛目的。方法如下。

(1)半月节穿刺:同半月节封闭术。

(2)电刺激:穿入成功后,插入电极通入 0.2～0.3 V,用 50～75 W/s 的方波电流,这时患者感觉有刺激区的蚁行感。

(3)射频温挖破坏:电刺激准确定位后,打开射频发生器,产生射频电场,此时为进一步了解电极位置,可将温度控制在 42～44 ℃,这种电流可造成可逆性损伤并刺激产生疼痛,一旦电极位置无误,则可将温度增高,每次增高 5 ℃,增高至 60～80 ℃,每次 30～60 秒,在破坏第一支时,则稍缓慢加热并检查角膜反射。此方法有效率在 85 %左右,但仍会复发且不能根治。

3.三叉神经痛的 γ 刀放射疗法

1991 年,有学者利用 MRI 定位像输入 HP-9 000 计算机,使用 Gamma plan 进行定位和定量计算,选择三叉神经感觉根进脑干区为靶点照射,达到缓解症状的目的,其疗效尚不明确。

## 五、护理

### (一)护理评估

1.健康史评估

(1)原发性三叉神经痛是一种病因尚不明确的疾病。但三叉神经痛可继发于脑桥、小脑脚占位性病变压迫三叉神经及多发硬化等。因此,应询问患者是否患有多发硬化,检查有无占位性病变,每次面部疼痛有无诱因。

(2)评估患者年龄。此病多发生于中老年人。40 岁以上起病者占 70 %～80 %,女性略多于男性,比例为3∶1。

2.临床观察与评估

(1)评估疼痛的部位、性质、程度、时间。通常疼痛无预兆,大多数人单侧疼痛,开始和停止都很突然,间歇期可完全正常。发作表现为电击样、针刺样、刀割样或撕裂样的剧烈疼痛,每次数秒至两分钟。疼痛以面颊、上下颌及舌部最为明显,口角、鼻翼、颊部和舌部为敏感区。轻触即可诱发,称为扳机点,当碰及触发点如洗脸、刷牙时疼痛发作,或当因咀嚼、呵欠和讲话等引起疼痛,以致患者不敢做这些动作。表现为面色憔悴、精神抑郁和情绪低落。

(2)严重者伴有面部肌肉的反复性抽搐、口角牵向患侧,称为痛性抽搐。并可伴有面部发红、皮温增高、结膜充血和流泪等。严重者可昼夜发作,夜不成眠或睡后痛醒。

(3)病程可呈周期性。每次发作期可为数日、数周或数月不等;缓解期亦可数日至数年不等。病程越长,发作越频繁且越重。神经系统检查一般无阳性体征。

（4）心理评估。使用焦虑量表评估患者的焦虑程度。

**（二）患者问题**

1.疼痛

三叉神经受损引起面颊、上下颌及舌疼痛。

2.焦虑

焦虑与疼痛反复、频繁发作有关。

**（三）护理目标**

（1）患者自感疼痛减轻或缓解。

（2）患者述舒适感增加，焦虑症状减轻。

**（四）护理措施**

1.治疗护理

（1）药物治疗：原发性三叉神经痛首选卡马西平治疗。其不良反应为头晕、嗜睡、口干、恶心、皮疹、再生障碍性贫血、肝功能损害、智力下降和体力衰弱等。护理者必须注意观察，每1～2个月复查肝功和血常规。偶有皮疹、肝功能损害和白细胞减少，需停药；也可按医师建议单独或联合使用苯妥英钠、氯硝西泮、巴氯芬、野木瓜等治疗。

（2）封闭治疗：三叉神经封闭是注射药物于三叉神经分支或三叉神经半月节上，阻断其传导，导致面部感觉丧失，从而获得一段时间的止痛效果。注射药物有酒精、甘油等。封闭术的止痛效果往往不够满意，远期疗效较差，还有可能引起角膜溃疡、失明、颅神经损害、动脉损伤等并发症，且对三叉神经第一支疼痛不适用。但对全身状况差不能耐受手术的患者、鉴别诊断及为手术创造条件的过渡性治疗仍有一定的价值。

（3）经皮选择性半月神经节射频电凝治疗：在 X 射线监视下或经 CT 导向将射频电极针经皮插入半月神经节，通电加热至 65～75 ℃，维持 1 分钟，可选择性地破坏节后无髓鞘的传导痛温觉的 Aβ 和 C 细纤维，保留有髓鞘的传导触觉的 Aα 和粗纤维，疗效可在 90 ％以上，但有面部感觉异常、角膜炎、咀嚼无力、复视和带状疱疹等并发症。长期随访复发率为 21 ％～28 ％，但重复应用仍有效。本方法尤其适用于年老体弱不适合手术治疗的患者、手术治疗后复发者，以及不愿意接受手术治疗的患者。

射频电凝治疗后并发症的观察护理：观察患者的恶心、呕吐反应，随时处理污物，遵医嘱补液、补钾；询问患者有无局部皮肤感觉减退，观察其是否有同侧角膜反射迟钝、咀嚼无力、面部异样等不适感觉，并注意让患者进软食，洗脸水温要适宜。如有术中穿刺方向偏内、偏深误伤视神经引起视力减退、复视等并发症，应积极遵医嘱给予治疗并防止患者活动摔伤、碰伤。

（4）外科治疗。①三叉神经周围支切除及抽除术：两种手术较简单，但因神经再生而容易复发，故有效时间短，目前较少采用，仅限于第一支疼痛者姑息治疗。②三叉神经感觉根切断术：经枕下入路三叉神经感觉根切断术，三叉神经痛均适用此种入路，手术操作较复杂，危险性大，术后反应较多，但常可发现病因，可很好地保护运动根及保留部分面部和角膜触觉，复发率低，至今仍广泛使用。③三叉神经脊束切断术：此手术危险性太大，术后并发症严重，现很少采用。④微血管减压术：已知有 85 ％～96 ％的三叉神经痛是三叉神经根存在血管压迫所致，用手术方法将压迫神经的血管从三叉神经根部移开，疼痛则会消失，这就是微血管减压术。微血管减压术是针对三叉神经痛的主要病因进行治疗,去除血管对神经的压迫后,约90％的患者疼痛可以完全消失,面部感觉完全保留,从而达到根治的目的。微血管减压术可以保留三叉神经功能,运用显微外科技术进行手术,减小了手术创伤,很少遗留永久性神经功能障碍,术中手术探查可以发现引起三叉神经痛的少见病因,如影像学未发现的小肿瘤、蛛网膜增厚及粘连等,因而成为原发性三叉神经痛的首选手术治疗方法。

三叉神经微血管减压术的手术适应证:正规药物治疗一段时间后,药物效果不明显或疗效明显减退;药物过敏或严重不良反应不能耐受;疼痛严重,影响工作、生活和休息。

微血管减压术治疗三叉神经痛的临床有效率为90％～98％,影响其疗效的因素很多,其中压迫血管的类型、神经受压的程度及减压方式的不同对其临床治疗和预后的判断有着重要的意义。微血管减压术治疗三叉神经痛也存在5％～10％的复发率,不同术者和手术方法的不同差异很大。研究表明,患者的性别、年龄、疼痛的支数、疼痛部位、病程、近期疗效及压迫血管的类型可能与复发存在一定的联系。导致三叉神经痛术后复发的主要原因有:①病程大于8年;②静脉为压迫因素;③术后无即刻症状消失。三叉神经痛复发最多见于术后两年内,两年后复发率明显降低。

**2.心理支持**

由于本病为突然发作的反复的阵发性剧痛,患者易出现精神抑郁和情绪低落等表现。护士应关心、理解、体谅患者,帮助其减轻心理压力,增强战胜疾病的信心。

**3.健康教育**

指导患者生活有规律,合理休息、娱乐;鼓励患者运用指导式想象、听音乐、阅读报刊等分散注意力,消除紧张情绪。

# 第三节 心绞痛

心绞痛是冠状动脉供血不足,由急剧、暂时的心肌缺血与缺氧引起的临床综合征。其特点为有阵发性的前胸压榨性疼痛感觉,主要位于胸骨后部,可放射至心前区和左上肢,常发生于劳动或情绪激动时,持续数分钟,休息或用硝酸酯制剂后消失。

## 一、病因和发病机制

本病多见于男性,多数患者在40岁以上,劳累、情绪激动、饱食、受寒、阴雨天气、急性循环衰竭等为常见诱因。除冠状动脉粥样硬化外,本病还可由主动脉瓣狭窄或关闭不全、梅毒性主动脉炎、原发性肥厚型心肌病、先天性冠状动脉畸形、风湿性冠状动脉炎等引起。

对心脏予以机械性刺激并不引起疼痛,但心肌缺血与缺氧则引起疼痛。当冠状动脉的供血与心肌的需血之间发生矛盾,冠状动脉血流量不能满足心肌代谢的需要,引起心肌急剧的、暂时的缺血与缺氧时,即产生心绞痛。

心肌耗氧的多少由心肌张力、心肌收缩强度和心率决定。心肌张力＝左室收缩压(动脉收缩压)×心室半径。心肌收缩强度和心室半径经常不变,因此常用"心率×收缩压"(二重乘积)作为估计心肌氧耗的指标。心肌能量的产生要求大量的氧供,心肌细胞摄取血液氧含量的

65％～75％,而身体其他组织则仅摄取10％～25％,因此心肌平时对血液中氧的吸收已接近最大量,氧需要增加时已难以从血液中更多地摄取氧,只能依靠增加冠状动脉的血流量来提供。在正常情况下,冠状循环有很大的储备力,其血流量可增加到休息时的6～7倍。缺氧时,冠状动脉也扩张,能使其流量增加4～5倍。动脉粥样硬化而致冠状动脉狭窄或部分分支闭塞时,其扩张性减弱,血流量减少,且对心肌的供血量相对稳定。心肌的血液供给如降低到尚能应付心脏平时的需要,休息时可无症状。一旦心脏负荷突然增加,如劳累、激动、左心衰竭等,使心肌张力增加(心腔容积增加、心室舒张末期压力增高)、心肌收缩力增加(收缩压增高、心室压力曲线最大压力随时间变化率增加)和心率增快等而致心肌氧耗量增加时,心肌对血液的需求增加;或当冠状动脉发生痉挛(如吸烟过度或神经体液调节障碍)时,冠状动脉血流量进一步减少;或在突然发生循环血流量减少的情况下(如休克、极度心动过速等),心肌血液供求之间的矛盾加深,心肌血液供给不足,遂引起心绞痛。严重贫血的患者,在心肌供血量虽未减少的情况下,可由红细胞减少、血液携氧量不足而引起心绞痛。

在多数情况下,劳累诱发的心绞痛常在同一"心率×收缩压"值的水平上发生。产生疼痛的直接因素,可能是在缺血、缺氧的情况下,心肌内积聚过多的代谢产物,如乳酸、丙酮酸、磷酸等酸性物质;或类似激肽的多肽类物质,刺激心脏内自主神经的传入纤维末梢,经第1～5胸交感神经节和相应的脊髓段,传至大脑,产生疼痛的感觉。这种痛觉反映在与自主神经进入水平相同脊髓的脊神经所分布的皮肤区域,即胸骨后及两臂的前内侧与小指,尤其是在左侧,而多不在心脏解剖位置处。有人认为,在缺血区内富有神经供应的冠状血管的异常牵拉和收缩,可以直接产生疼痛冲动。

病理解剖检查显示,心绞痛的患者至少有一支冠状动脉的主支管腔显著狭窄为横切面的75％以上。有侧支循环形成者,冠状动脉的主支有更严重的阻塞时才会发生心绞痛。此外,冠状动脉造影发现5％～10％的心绞痛患者,其冠状动脉的主要分支无明显病变,提示这些患者的心肌血供和氧供不足,可能是冠状动脉痉挛、冠状循环的小动脉病变、血红蛋白和氧的离解异常、交感神经过度活动、儿茶酚胺分泌过多或心肌代谢异常等所致。

患者在心绞痛发作之前,常有血压增高、心率增快、肺动脉压增高和肺毛细血管压增高的变化,反映心脏和肺的顺应性减低,发作时可有左心室收缩力和收缩速度降低、喷血速度减慢、左心室收缩压下降、心搏量和心排血量降低、左心室舒张末期压力和血容量增加等左心衰竭的病理生理变化。左心室壁可呈收缩不协调或部分心室壁有收缩减弱的现象。

## 二、临床表现

### (一)症状

1.典型发作

突然发生在胸骨后上、中段可波及心前区,产生压榨性、闷胀性或窒息性疼痛,可放射至左肩、左上肢前内侧及无名指和小指。重者有濒死的恐惧感和出冷汗,往往迫使患者停止活动。疼痛历时1～5分钟,很少超过15分钟,休息或含化硝酸甘油多在1～2分钟(很少超过5分钟)缓解。

2.不典型发作

(1)疼痛部位可出现在上腹部、颈部、下颌、左肩胛部或右前胸、左大腿内侧等。

(2)疼痛轻微或无疼痛,出现胸部闷感、胸骨后烧灼感等,被称为心绞痛的相当症状。上述症状亦应为发作型,休息或含化硝酸甘油可缓解。

心前区刺痛,手指能明确指出疼痛部位,以及持续性疼痛或胸闷,多不是心绞痛。

### (二)体征

平时一般无异常体征。心绞痛发作时可出现心率增快、血压增高、表情焦虑、出冷汗,有时出现第四或第三心音奔马律,可有暂时性心尖区收缩期杂音(乳头肌功能不全)。

### (三)心绞痛严重程度的分级

根据加拿大心血管学会分类分为四级。①Ⅰ级:一般体力活动(如步行和登楼)不受限,仅在强、快或长时间劳力时发生心绞痛。②Ⅱ级:一般体力活动轻度受限。快步、饭后、寒冷或刮风中、精神应激或醒后数小时内步行或登楼;步行两个街区以上、登楼一层以上和爬山,均引起心绞痛。③Ⅲ级:一般体力活动明显受限,步行1~2个街区、登楼一层引起心绞痛。④Ⅳ级:一切体力活动都引起不适,静息时可发生心绞痛。

## 三、分型

### (一)劳力性心绞痛

劳力性心绞痛由活动和其他可引起心肌耗氧增加的情况而诱发,可分为以下三种。

#### 1.稳定型劳力性心绞痛

(1)病程大于1个月。

(2)胸痛发作与心肌耗氧量增加多有固定关系,即心绞痛阈值相对不变。

(3)诱发心绞痛的劳力强度相对固定,并可重复。

(4)胸痛发作在劳力当时,被迫停止活动,症状可缓解。

(5)心电图运动试验多呈阳性。

此型冠脉固定狭窄度超过管径70%,多支病变居多,冠脉动力性阻塞多不明显,粥样斑块无急剧增大或破裂出血,故临床病情较稳定。

#### 2.初发型劳力性心绞痛

(1)病程小于1个月。

(2)年龄较轻。

(3)男性居多。

(4)临床症状差异大。①轻型:中等度劳力时偶发。②重型:轻微用力或休息时频发;梗死前心绞痛为回顾性诊断。

此型单支冠脉病变多,侧支循环少,因冠脉痉挛或粥样硬化进展迅速,斑块破裂出血,血小板聚集,甚至有血栓形成,导致病情不稳定。

#### 3.恶化型劳力性心绞痛

(1)心绞痛发作次数、持续时间、疼痛程度在短期内突然加重。

(2)活动耐量较以前明显降低。

(3)日常生活中轻微活动均可诱发,甚至安静睡眠时也可发作。

(4)休息或用硝酸甘油对缓解疼痛作用差。

(5)发作时心电图有明显的缺血性ST-T改变。

(6)血清心肌酶正常。

此型多属多支冠脉严重粥样硬化,并存在左主干病变,病情突然恶化可能因斑块脂质浸润急剧增大或破裂、出血,血小板凝聚血栓形成,使狭窄管腔更堵塞,致活动耐量下降。

**(二)自发性心绞痛**

心绞痛发作与心肌耗氧量增加无明显关系,与冠状血流储备量减少有关,可单独发生或与劳力性心绞痛并存。与劳力性心绞痛相比,自发性心绞痛疼痛持续时间一般较长,程度较重,且不易为硝酸甘油所缓解,包括以下四种类型。

1.卧位型心绞痛

(1)有较长的劳力性心绞痛史。

(2)平卧时发作,多在午夜前,即入睡1～2小时发作。

(3)发作时需坐起甚至需站立。

(4)疼痛较剧烈,持续时间较长。

(5)发作时 ST 段下降显著。

(6)预后差,可发展为急性心肌梗死(Acute Myocardial Infarction, AMI)或发生严重心律失常而死亡。

此型发生机制尚有争论,可能与夜梦、夜间血压降低或发生未被察觉的左心室衰竭,以致狭窄的冠状动脉远端心肌灌注不足,或与平卧时静脉回流增加,心脏工作量增加,需氧增加等有关。

2.变异型心绞痛

(1)发病年龄较轻。

(2)发作与劳累或情绪多无关。

(3)易于午夜到凌晨时发作。

(4)几乎在同一时刻呈周期性发作。

(5)疼痛较重,历时较长。

(6)发作时心电图显示有关导联的 ST 段抬高,与之相对应的导联则 ST 段可压低。

(7)含化硝酸甘油可使疼痛迅速缓解,抬高的 ST 段随之恢复。

(8)血清心肌酶正常。

本型心绞痛是在冠状动脉狭窄的基础上,该支血管发生痉挛,引起一片心肌缺血所致。冠状动脉造影正常的患者,也可由该动脉痉挛引起。冠状动脉痉挛可能与 α 肾上腺素能受体受到刺激有关,患者迟早会发生心肌梗死。

3.中间综合征(亦称急性冠状动脉功能不全)

(1)心绞痛发作持续时间长,可为30分钟至1小时。

(2)常在休息或睡眠中发作。

(3)心电图、放射性核素和血清学检查无心肌坏死的表现。

本型心绞痛其性质介于心绞痛与心肌梗死之间,常是心肌梗死的前奏。

4.梗死后心绞痛

梗死后心绞痛是急性心肌梗死发生后1个月内(不久或数周)又出现的心绞痛。由于供血的冠状动脉阻塞发生心肌梗死,但心肌尚未完全坏死,一部分未坏死的心肌在处于严重缺血的状态下又发生疼痛,随时有再发生梗死的可能。

### (三)混合性心绞痛

混合性心绞痛的特点如下。

(1)劳力性与自发性心绞痛并存,如兼有大支冠状动脉痉挛,除劳力性心绞痛外可并存变异型心绞痛,如兼有中等大冠脉收缩,则劳力性心绞痛可在通常能耐受的劳动强度以下发生。

(2)心绞痛阈值可变性大,临床表现为在当天不同时间、当年不同季节的心绞痛阈值有明显变化,如伴有 ST 段压低的心绞痛患者运动能力的昼夜变化,或一天中首次劳力性发作的心绞痛。劳力性心绞痛患者遇冷诱发及餐后发作的心绞痛多属此型。

此类心绞痛为一支或多支冠脉有临界固定狭窄病变限制了最大冠脉储备力,同时有冠脉痉挛收缩的动力性阻塞使血流减少,故心肌耗氧量增加与心肌供氧量减少两个因素均可诱发心绞痛。

近年"不稳定型心绞痛"一词在临床上被广泛应用,指介于稳定型劳力性心绞痛与急性心肌梗死和猝死之间的中间状态。它包括除稳定型劳力性心绞痛外的上述所有类型的心绞痛,还包括冠状动脉成形术后心绞痛、冠状动脉旁路术后心绞痛等新近提出的心绞痛类型。其病理基础是在原有病变基础上发生冠状动脉内膜下出血、粥样硬化斑块破裂、血小板或纤维蛋白凝集、血栓形成、冠状动脉痉挛等。

## 四、辅助检查

### (一)心电图

#### 1.静息时心电图

约半数患者在正常范围,也可有非特异性 ST-T 异常或陈旧性心肌梗死图形,有时有房室或束支传导阻滞、期前收缩等。

#### 2.心绞痛发作时心电图

绝大多数患者可出现由暂时性心肌缺血引起的 ST 段移位;ST 段水平或下斜压低大于等于 1 mm,ST 段抬高大于等于 2 mm(变异型心绞痛);T 波低平或倒置,平时 T 波倒置者发作时变直立(伪改善)。可出现各种心律失常。

#### 3.心电图负荷试验

该试验用于心电图正常或可疑时。有马斯特二级梯运动试验、活动平板运动试验、蹬车试验、潘生丁负荷试验、心房调搏和异丙肾上腺素静脉滴注试验等。

#### 4.动态心电图

24 小时持续记录以证实患者胸痛时有无心电图缺血改变及无痛性禁忌缺血发作。

### (二)放射性核素检查

#### 1. $^{201}$铊($^{201}$Tl)心肌显像或兼做负荷(运动)试验

休息时铊显像所示灌注缺损主要见于心肌梗死后瘢痕部位。而缺血心肌常在心脏负荷后显示灌注缺损,并在休息后复查出现缺损区再灌注现象。近年用 $^{99m}$Tc-MIBI 做心肌灌注显像(静息或负荷)取得良好效果。

2.放射性核素心腔造影

静脉内注射焦磷酸亚锡被细胞吸附后,再注射$^{99m}$Tc,即可使红细胞被标记上放射性核素,得到心腔内血池显影。可测定左心室射血分数及显示室壁局部运动障碍。

**(三)超声心动图**

二维超声心动图可检出部分冠状动脉左主干病变,结合运动试验可观察到心室壁节段性运动异常,有助于心肌缺血的诊断,静息状态下心脏图像阴性,尚可通过负荷试验确定,近年三维、经食管、血管内和心内超声检查增加了其诊断的阳性率和准确性。

**(四)心脏 X 线检查**

心脏 X 线检查无异常发现或见心影增大、肺充血等。

**(五)冠状动脉造影**

冠状动脉造影可直接观察冠状动脉解剖及病变程度与范围,是确诊冠心病的最可靠方法。但它是一种有一定危险的有创检查,不宜作为常规诊断手段。其主要指征如下。

(1)胸痛疑似心绞痛不能确诊者。

(2)内科治疗无效的心绞痛,需明确冠脉病变情况而考虑手术者。

**(六)激发试验**

为诊断冠脉痉挛,常用冷加压、过度换气及麦角新碱做激发试验。前两种试验较安全,但敏感性差,麦角新碱可引起冠脉剧烈收缩,仅适用于造影时冠脉正常或固定狭窄病变小于50 %的可疑冠脉痉挛患者。

## 五、诊断

根据典型的发作特点和体征,含用硝酸甘油后缓解,结合年龄和存在冠心病易患因素除外其他原因所致的心绞痛,一般即可建立诊断。下列几方面有助于临床上判别心绞痛。

**(一)性质**

心绞痛应是压榨紧缩、压迫窒息、沉重闷胀性疼痛,而非刀割样尖锐痛或抓痛、短促的针刺样或触电样痛或昼夜不停的胸闷感觉。其实也并非都感到"绞痛",少数患者可为烧灼感、紧张感或呼吸短促伴有咽喉或气管上方紧窄感。疼痛或不适感开始时较轻,逐渐增剧,然后逐渐消失,很少为体位改变或呼吸所影响。

**(二)部位**

疼痛或不适处常位于胸骨或其邻近处,也可发生在上腹部至咽部之间的任何水平处,但极少在咽部以上。有时可位于左肩或左臂,偶尔也可位于右臂、下颌、下颈椎、上胸椎、左肩胛骨间或肩胛骨上区,然而位于左腋下或左胸下者很少。对于疼痛或不适感分布的范围,患者常需用整个手掌或拳头来指示,仅用一手指的指端来指示者极少。

**(三)时限**

时限为 1～15 分钟,多数为 3～5 分钟,偶有达 30 分钟的(中间综合征除外)。疼痛持续仅数秒钟或不适感(多为闷感)持续整天或数天者均不似心绞痛。

**(四)诱发因素**

诱发因素以体力劳累为主,其次为情绪激动,以及寒冷环境、进冷饮和身体其他部位的疼痛。在体力活动后而不是在体力活动当时发生的不适感,不似心绞痛。体力活动若再加情绪激动,则更易诱发,自发性心绞痛可在无任何明显诱因下发生。

### (五)硝酸甘油的效应

舌下含用硝酸甘油片如有效,心绞痛应在1~2分钟缓解(也有需5分钟的,要考虑到患者可能对时间的估计不够准确),对卧位型的心绞痛,硝酸甘油可能无效。在评定硝酸甘油的效应时,还要注意患者所用的药物是否已经失效或接近失效。

### (六)心电图

发作时心电图检查可见以R波为主的导联,ST段压低,T波平坦或倒置(变异型心绞痛者则有关导联ST段抬高),发作过后数分钟内逐渐恢复。心电图无改变的患者可考虑做负荷试验。发作不典型者,诊断要依靠观察硝酸甘油的疗效和发作时心电图的改变;如仍不能确诊,可多次复查心电图、心电图负荷试验或24小时动态心电图连续监测,若心电图出现阳性变化或负荷试验诱致心绞痛发作时亦可确诊。

## 六、鉴别诊断

### (一)特纳综合征

目前临床上被称为特纳综合征的有两种情况:一是1973年肯普(Kemp)所提出的原因未明的心绞痛;二是1988年基文(Keaven)所提出的与胰岛素抵抗有关的代谢失常。心绞痛需与Kemp的特纳综合征相鉴别。特纳综合征(Kemp)目前被认为是由小的冠状动脉舒缩功能障碍所致,以反复发作劳力性心绞痛为主要表现,疼痛亦可在休息时发生,发作时或负荷后心电图可示心肌缺血表现、核素心肌灌注可示灌注缺损、超声心动图可示节段性室壁运动异常。本病多见于女性,冠心病的易患因素不明显,疼痛症状不甚典型,冠状动脉造影阴性,左心室无肥厚表现,麦角新碱试验阴性,若治疗反应不稳定而预后良好则与冠心病心绞痛不同。

### (二)心脏神经官能症

心脏神经官能症多发于青年或更年期的女性患者,心前区刺痛或经常性胸闷,与体力活动无关,常伴心悸及叹息样呼吸、手足麻木等。过度换气或自主神经功能紊乱时可有T波低平或倒置,但心电图心得安试验或氯化钾试验时T波多能恢复正常。

### (三)急性心肌梗死

本病疼痛部位与心绞痛相仿,但程度更剧烈,持续时间多在半小时以上,硝酸甘油不能缓解。常伴有休克、心律失常及心衰;心电图面向梗死部位的导联ST段抬高,常有异常Q波;血清心肌酶增高。

### (四)其他心血管病

其他心血管病如主动脉夹层形成、主动脉窦瘤破裂、主动脉瓣病变、肥厚型心肌病、急性心包炎等。

### (五)颈胸疾患

颈胸疾患如颈椎病、胸椎病、肋软骨炎、肩关节周围炎、胸肌劳损、肋间神经痛、带状疱疹等。

### (六)消化系统疾病

消化系统疾病如食管裂孔疝、贲门痉挛、胃及十二指肠溃疡、急性胰腺炎、急性胆囊炎及胆石症等。

## 七、治疗

预防主要是防止动脉粥样硬化的发生和发展。治疗原则是改善冠状动脉的供血和减轻心肌的耗氧,同时治疗动脉粥样硬化。

### (一)发作时的治疗

**1.休息**

发作时立刻休息,一般患者在停止活动后症状即可消除。

**2.药物治疗**

较重的发作,可使用作用快的硝酸酯制剂。这类药物除扩张冠状动脉、降低其阻力、增加其血流量外,还通过对周围血管的扩张作用,减少静脉回心血量,降低心室容量、心腔内压、心排血量和血压,减低心脏前后负荷和心肌的需氧,从而缓解心绞痛。

(1)硝酸甘油:可用 0.3～0.6 mg 片剂,置于舌下含化,使其迅速为唾液所溶解而吸收,1～2 分钟即开始起作用,约半小时后作用消失,对约 92 % 的患者有效,其中对 76 % 的患者在 3 分钟内见效。延迟见效或完全无效时提示患者并非患冠心病或患严重的冠心病,也可能所含的药物已失效或未溶解,如属后者可嘱患者轻轻嚼碎并继续含化。长期反复应用可产生耐药性而效力减低,停用 10 天以上,可恢复有效性。近年还有喷雾剂和胶囊制剂,能达到更迅速起效的目的。不良反应有头晕、头胀痛、头部跳动感、面红、心悸等,偶尔有血压下降,因此第一次用药时,患者宜取平卧位,必要时吸氧。

(2)硝酸异山梨酯(消心痛):可用 5～10 mg,舌下含化,2～5 分钟见效,作用维持 2～3 小时;或用喷雾剂喷到口腔两侧黏膜上,每次 1.25 mg,1 分钟见效。

(3)亚硝酸异戊酯:为极易气化的液体,盛于小安瓿内,每安瓿 0.2 mL,用时以小手帕包裹敲碎,立即盖于鼻部吸入。作用快且短,10～15 秒起效,几分钟即消失。本药作用与硝酸甘油相同,其降低血压的作用更明显,有引起晕厥的可能,目前多数学者不推荐使用。同类制剂还有亚硝酸辛酯。

在应用上述药物的同时,可考虑用镇静药。

### (二)缓解期的治疗

宜尽量避免各种确知足以诱致发作的因素。调节饮食,特别是每次进食不应过饱,禁烟酒。调整日常生活与工作量;减轻精神负担;保持适当的体力活动,但以不致发生疼痛症状为度;有血脂质异常者积极调整血脂;一般不需要卧床休息。在初次发作(初发型)或发作增多、加重(恶化型),或卧位型、变异型、中间综合征、梗死后心绞痛时,疑为心肌梗死前奏的患者,应予休息一段时间。

使用作用持久的抗心绞痛药物,应防止心绞痛发作,可单独选用、交替应用或联合应用下列作用持久的药物。

**1.硝酸酯制剂**

(1)硝酸异山梨酯。①硝酸异山梨酯:口服后半小时起作用,持续 3～5 小时,常用量为每 4～6 小时服用10～20 mg,初服时常有头痛反应,可将单剂改为 5 mg,以后逐渐加量。②单硝酸异山梨酯(异乐定):口服后吸收完全,解离缓慢,药效达 8 小时,常用量为每 8～12 小时服用 20～40 mg。近年倾向于应用缓释制剂以减少服药次数,硝酸异山梨酯的缓释制剂 1 次口服作用持续 8 小时,每 8 小时可用20～60 mg;单硝酸异山梨酯的缓释制剂用量为 50 mg,每天 1～2 次。

(2)长效硝酸甘油制剂。①硝酸甘油缓释制剂:口服后使硝酸甘油部分药物得以避免被肝脏代谢,进入体循环而发挥其药理作用。一般服后半小时起作用,作用持续时间可长达 8～12 小时,常用剂量为2.5 mg,每天两次。②硝酸甘油软膏和贴片制剂:前者为 2 %软膏,均匀涂于皮肤上,每次直径2～5 cm,涂药 60～90 分钟起作用,维持 4～6 小时;后者每贴含药 20 mg,贴于皮肤后 1 小时起作用,维持 12～24 小时。胸前或上臂皮肤是最适合涂药或贴药的部位。

患青光眼、颅内压增高、低血压或休克者不宜选用本类药物。

2.β肾上腺素能受体阻滞剂(β受体阻滞剂)

β受体有 $\beta_1$ 和 $\beta_2$ 两个亚型。心肌组织中 $\beta_1$ 受体占主导地位,而支气管和血管平滑肌中以 $\beta_2$ 受体为主。所有β受体阻滞剂对两型β受体都能抑制,但有些制剂对心脏有选择性作用。它们具有阻断拟交感胺类药物对心率和心收缩力受体的刺激作用,减慢心率,降低血压,减低心肌收缩力和氧耗量,从而缓解心绞痛的发作。此外,还减低运动时血流动力的反应,使在同一运动量水平上心肌耗氧量减少;使不缺血的心肌区小动脉(阻力血管)缩小,从而使更多的血液通过极度扩张的侧支循环(输送血管)流入缺血区。国外学者建议用量要大。不良反应有心室射血时间延长和心脏容积增加,这虽可能使心肌缺血加重或引起心力衰竭,但其使心肌耗氧量减少的作用远超过其不良反应。常用制剂如下。

(1)普萘洛尔(心得安):每天 3～4 次,开始时每次 10 mg,逐步增加剂量为每天 80～200 mg;其缓释制剂用 160 mg,每天 1 次。

(2)氧烯洛尔(心得平):每天 3～4 次,每次 20～40 mg。

(3)阿普洛尔(心得舒):每天 2～3 次,每次 25～50 mg。

(4)吲哚洛尔(心得静):每天 3～4 次,每次 5 mg,逐步增至 60 mg/d。

(5)索他洛尔(心得怡):每天 2～3 次,每次 20 mg,逐步增至 200 mg/d。

(6)美托洛尔(美多心安):每天两次,每次 25～100 mg;其缓释制剂用 200 mg,每天 1 次。

(7)阿替洛尔(氨酰心安):每天两次,每次 12.5～75 mg。

(8)醋丁洛尔(醋丁酰心安):每天 200～400 mg,分 2～3 次服。

(9)纳多洛尔(康加多尔):每天 1 次,每次 40～80 mg。

(10)噻吗洛尔(噻吗心安):每天两次,每次 5～15 mg。

本类药物有引起心动过缓、降低血压、抑制心肌收缩力、引起支气管痉挛等作用,有些药物长期应用可以引起血脂增高,故选用药物时和用药过程中要加以注意和观察。新一代制剂中,赛利洛尔具有心脏选择性 $\beta_1$ 受体阻滞作用,同时有部分的 $\beta_2$ 受体激动及血管扩张作用。其减缓心率的作用较轻,甚至可使夜间心率增快;有轻度兴奋心脏的作用;有轻度扩张支气管平滑肌的作用;使血胆固醇、低密度脂蛋白和甘油三酯降低,而使高密度脂蛋白胆固醇增高;使纤维蛋白降低而使纤维蛋白原增高。长期应用对血糖无影响,因而更适用于老年冠心病患者。剂量为 200～400 mg,每天 1 次。我国患者对β受体阻滞剂的耐受性较差,宜用低剂量。

β受体阻滞剂可与硝酸酯合用,但要注意:①β受体阻滞剂可与硝酸酯有协同作用,因而剂量应偏小,开始剂量尤其要注意减小,以免引起直立性低血压等不良反应。②停用β受体阻滞剂时应逐步减量,如突然停用有诱发心肌梗死的可能。③心功能不全、支气管哮喘及心动过缓者不宜用。其有减慢心律的不良反应,因而限制了剂量的加大。

**3.钙通道阻滞剂(也称钙拮抗剂)**

此类药物既抑制钙离子进入细胞内,也抑制心肌细胞兴奋—收缩偶联中钙离子的利用,因而可以:抑制心肌收缩,减少心肌耗氧;扩张冠状动脉,解除冠状动脉痉挛,改善心内膜下心肌的血供;扩张周围血管,降低动脉压,减轻心脏负荷;降低血液黏度,抗血小板聚集,改善心肌的微循环。常用制剂如下。

(1)苯烷胺衍生物:最常用的是维拉帕米(异搏定),用量为 80~120 mg,每天 3 次;其缓释制剂用量为240~480 mg,每天 1 次。不良反应有头晕、恶心、呕吐、便秘、心动过缓、PR 间期延长、血压下降等。

(2)二氢吡啶衍生物。①硝苯地平(心痛定):用量为 10~20 mg,每 4~8 小时 1 次,口服;舌下含用3 分钟后起效;其缓释制剂用量为 20~40 mg,每天 1~2 次。②氨氯地平(络活喜):用量为5~10 mg,每天 1 次。③尼卡地平:用量为 10~30 mg,每天 3~4 次。④尼索地平:用量为 10~20 mg,每天2~3 次。⑤非洛地平(波依定):用量为 5~20 mg,每天 1 次。⑥伊拉地平:用量为 2.5~10 mg,每 12 小时 1 次。

本类药物的不良反应有头痛、头晕、乏力、面部潮红、血压下降、心率增快、下肢水肿等,也可有胃肠道反应。

(3)苯噻氮䓬衍生物:最常用的是地尔硫䓬(恬尔心、合心爽),用量为 30~90 mg,每天 3 次,其缓释制剂用量为 45~90 mg,每天两次。

不良反应有头痛、头晕、皮肤潮红、下肢水肿、心率减慢、血压下降、胃肠道不适等。

以钙通道阻滞剂治疗变异型心绞痛的疗效最好。本类药可与硝酸酯同服,其中二氢吡啶衍生物类如硝苯地平尚可与 β 受体阻滞剂同服,但维拉帕米和地尔硫䓬与 β 受体阻滞剂合用时则有过度抑制心脏的危险。停用本类药时也宜逐渐减量,然后停服,以免发生冠状动脉痉挛。

**4.冠状动脉扩张剂**

冠状动脉扩张剂为能扩张冠状动脉的血管扩张剂,从理论上说将能增加冠状动脉的血流,改善心肌的血供,缓解心绞痛。但由于冠心病时冠状动脉病变情况复杂,有些血管扩张剂如双嘧达莫,可能扩张无病变或轻度病变的动脉较扩张重度病变的动脉显著,减少侧支循环的血流量,引起"冠状动脉窃血",增加了正常心肌的供血量,使缺血心肌的供血量反而减少,因而不再用于治疗心绞痛。目前仍用的有以下七种。

(1)吗多明:1~2 mg,每天 2~3 次,不良反应有头痛、面红、胃肠道不适等。

(2)胺碘酮:100~200 mg,每天 3 次,也用于治疗快速心律失常,不良反应有胃肠道不适、药疹、角膜色素沉着、心动过缓、甲状腺功能障碍等。

(3)乙氧黄酮:30~60 mg,每天 2~3 次。

(4)卡波罗孟:75~150 mg,每天 3 次。

(5)奥昔非君:8~16 mg,每天 3~4 次。

(6)氨茶碱:100~200 mg,每天 3~4 次。

(7)罂粟碱:30~60 mg,每天 3 次。

### (三)中医中药治疗

根据祖国医学辨证论治,采用治标和治本两种方法。治标,主要在疼痛期应用,以"通"为主,有活血、化瘀、理气、通阳、化痰等法;治本,一般在缓解期应用,以调整阴阳、脏腑、气血为主,有补阳、滋阴、补气血、调理脏腑等法。其中,以活血化瘀法(常用丹参、红花、川芎、蒲黄、郁金等)和芳香温通法(常用苏合香丸、苏冰滴丸、宽胸丸、保心丸、麝香保心丸等)最为常用。此外,针刺或穴位按摩治疗也有一定疗效。

### (四)其他药物和非药物治疗

右旋糖酐 40 或羟乙基淀粉注射液:用量为 250~500 mL/d,静脉滴注 14~30 天为一个疗程;作用为改善微循环的灌流,可能改善心肌的血流灌注,可用于心绞痛的频繁发作。高压氧治疗增加全身的氧供应,可使顽固的心绞痛得到改善,但疗效不易巩固。体外反搏治疗可能增加冠状动脉的血供,也可考虑应用。兼有早期心力衰竭者,治疗心绞痛的同时宜用快速作用的洋地黄类制剂。鉴于不稳定型心绞痛的病理基础是在原有冠状动脉粥样硬化病变上发生冠状动脉内膜下出血、斑块破裂、血小板或纤维蛋白凝集形成血栓,近年对其采用抗凝血、溶血栓和抗血小板药物治疗,收到较好的效果。

### (五)冠状动脉介入性治疗

1.经皮冠状动脉腔内成形术(Percutaneous Transluminal Coronary Angiopla-sty, PTCA)

用带球囊的心导管经周围动脉送到冠状动脉,在导引钢丝的引导下进入狭窄部位,向球囊内注入造影剂使其扩张,在有指征的患者中可收到与外科手术治疗同样的效果。过去认为,理想的指征为:①心绞痛病程小于 1 年,药物治疗效果不佳,患者失健。②1 支冠状动脉病变,且病变在近端、无钙化或痉挛。③有心肌缺血的客观证据。④患者有较好的左心室功能和侧支循环。施行本术如不成功需做紧急主动脉-冠状动脉旁路移植手术。

近年随着技术的改进,经验的累积,手术指征已扩展到:①治疗多支或单支多发病变。②治疗近期完全闭塞的病变,包括发病 6 小时内的急性心肌梗死。③治疗病情初步稳定,两周后不稳定型心绞痛。④治疗主动脉-冠状动脉旁路移植术后血管狭窄。无血供保护的左冠状动脉主干病变为用本手术治疗的禁忌。本手术即时成功率在 90 % 左右,但术后 3~6 个月,25 %~35 %患者可再发生狭窄。

2.冠状动脉内支架安置术

以不锈钢、钴合金或钽等金属和高分子聚合物制成的筛网状、含槽的管状和环绕状的支架,通过心导管置入冠状动脉,由于支架自行扩张或借球囊膨胀作用使其扩张,支撑在血管壁上,从而维持血管内血流畅通。用于:①改善 PTCA 的疗效,降低再狭窄的发生率,尤其适于PTCA 扩张效果不理想者。②PTCA 术时由于冠状动脉内膜撕脱、血管弹性回缩、冠状动脉痉挛或血栓形成而出现急性血管闭塞者。③慢性病变冠状动脉近于完全阻塞者。④旁路移植血管段狭窄者。⑤急性心肌梗死者。

术后使用抗血小板治疗预防支架内血栓形成,目前认为新一代的抗血小板制剂——血小板GPⅡb/Ⅲ受体阻滞剂有较好效果,可用阿昔单抗静脉注射,0.25 mg/kg,然后静脉滴注10 μg/(kg·h),共12 小时;或依替巴肽静脉注射,180 μg/kg,然后静脉滴注每分钟2 μg/kg,共 96

小时;或替罗非班,静脉滴注每分钟 0.4 $\mu$g/kg,共 30 分钟,然后每分钟 0.1 $\mu$g/kg,滴注 48 小时。口服制剂:珍米洛非班,5~20 mg,每天两次。也可口服常用的抗血小板药物,如阿司匹林、双嘧达莫、噻氯吡啶或较新的氯吡格雷等。

**3.其他介入性治疗**

尚有冠状动脉斑块旋切术、冠状动脉斑块旋切吸引术、冠状动脉斑块旋磨术、冠状动脉激光成形术等,这些在 PTCA 的基础上发展的方法,期望使冠状动脉再通更好,使再狭窄的发生率降低。近年还有用冠状动脉内超声、冠状动脉内放射治疗(简称"放疗")的介入性方法,其结果有待观察。

**(六)运动锻炼疗法**

谨慎安排进度适宜的运动锻炼有助于促进侧支循环的发展,提高体力活动的耐受量,改善症状。

**(七)不稳定型心绞痛的处理**

各种不稳定型心绞痛患者均应住院卧床休息,在密切监护下进行积极的内科治疗,尽快控制症状和防止发生心肌梗死。需取血测血清心肌酶和观察心电图变化以除外急性心肌梗死,并注意胸痛发作时的 ST 段改变。胸痛时可先含硝酸甘油 0.3~0.6 mg,如反复发作可舌下含硝酸异山梨酯 5~10 mg,每2 小时 1 次,必要时加大剂量,以收缩压不过于下降为度,症状缓解后改为口服。如无心力衰竭可加用β受体阻滞剂和/或钙通道阻滞剂,剂量可偏大些。胸痛严重而频繁或难以控制者,可静脉内滴注硝酸甘油,以1 mg溶于 5 ％葡萄糖液 50~100 mL,开始时为 10~20 $\mu$g/min,需要时逐步增加为 100~200 $\mu$g/min;也可用硝酸异山梨酯 10 mg溶于 5 ％葡萄糖 100 mL 中,以 30~100 $\mu$g/min 静脉滴注。对发作时 ST 段抬高或有其他证据提示其发作主要由冠状动脉痉挛引起者,宜用钙通道阻滞剂取代β受体阻滞剂。鉴于本型患者常有冠状动脉内粥样斑块破裂、血栓形成、血管痉挛及血小板聚集等病变基础,近年主张用阿司匹林口服和肝素低分子肝素皮下或静脉内注射以预防血栓形成。情况稳定后行选择性冠状动脉造影,考虑介入或手术治疗。

## 八、护理

**(一)护理评估**

1.病史

询问有无高血压、高脂血症、吸烟、糖尿病、肥胖等危险因素,以及劳累、情绪激动、饱食、寒冷、吸烟、心动过速、休克等诱因。

2.身体状况

主要评估胸痛的特征,包括诱因、部位、性质、持续时间、缓解方式及心理感受等。典型心绞痛的特征为:①发作在劳力等诱因的当时。②疼痛部位在胸骨体上段或中段之后,可波及心前区约手掌大小范围,甚至横贯前胸,界限不清楚,常放射至左肩臂内侧达无名指和小指,或至颈、咽、下颌部。③疼痛性质为压迫、紧缩性闷痛或烧灼感,偶伴濒死感,迫使患者立即停止原来的活动,直至症状缓解。④疼痛一般持续3~5 分钟,经休息或舌下含化硝酸甘油,几分钟内缓解,可数日或数周发作 1 次,或一日发作多次。⑤发作时多有紧张或恐惧,发作后有焦虑、多梦情况。

发作时体检常有心率加快、血压升高、面色苍白、出冷汗,部分患者有暂时性心尖部收缩期杂音、舒张期奔马律、交替脉。

### 3.实验室及其他检查

(1)心电图检查:主要是在以 R 波为主的导联上,ST 段压低,T 波平坦或倒置等。

(2)心电图负荷试验:通过增加心脏负荷及心肌氧耗量,激发心肌缺血性 ST-T 改变,有助于临床诊断和疗效评定等。常用的方法有饱餐试验、双倍阶梯运动试验及次极量运动试验(蹬车运动试验、活动平板运动试验)等。

(3)动态心电图:可以连续 24 小时记录心电图,观察缺血时的 ST-T 改变,有助于诊断、观察药物治疗效果,以及有无心律失常。

(4)超声波检查:二维超声显示左主冠状动脉及分支管腔可能变窄,管壁不规则增厚及回声增强。心绞痛发作时或运动后局部心肌运动幅度减低或无运动及心功能减低。超声多普勒于二尖瓣上取样,可测出舒张早期血液速度减低,舒张末期流速增加,表示舒张早期心肌顺应性减低。

(5)X 射线检查:冠心病患者在合并有高血压病或心功能不全时,可有心影扩大、主动脉弓屈曲延长;心衰重时,可合并肺充血改变;有陈旧性心肌梗死合并室壁瘤时,X 射线下可见心室反向搏动(记波摄影)。

(6)放射性核素检查:静脉注射$^{201}$Tl,心肌缺血区不显像。$^{201}$Tl 运动试验以运动诱发心肌缺血,可使休息时无异常表现的冠心病患者呈现不显像的缺血区。

(7)冠状动脉造影:可发现中动脉粥样硬化引起的狭窄性病变及其确切部位、范围和程度,并能估计狭窄处远端的管腔情况。

### (二)护理目标

(1)患者主诉疼痛次数减少,程度减轻。

(2)患者能够掌握活动规律并保持最佳活动水平,表现为活动后不出现心律失常和缺氧表现。心率、血压、呼吸维持在预定范围。

(3)患者能够运用有效的应对机制减轻或控制焦虑。

(4)患者能了解本病防治常识,说出所服用药物的名称、用法、作用和不良反应。

(5)无并发症发生。

### (三)护理措施

#### 1.一般护理

(1)嘱患者应卧床休息,避免突然用力的动作,饭后不宜进行体力活动,防止精神紧张、情绪激动、受寒,禁止饱餐及吸烟、酗酒,宜少量多餐,进食清淡饮食,不宜进含动物脂肪及高胆固醇的食物。

对有恐惧和焦虑心理的患者,应向患者解释冠心病的性质,只要注意生活保健、坚持治疗,可以防止病情的发展;对情绪不稳者,可适当应用镇静药。

(2)嘱患者保持大小便通畅,做好皮肤及口腔的护理。

#### 2.病情观察与护理

(1)不稳定型心绞痛患者应放监护室予以监护,密切观察病情和心电图变化,观察胸痛持续的时间、次数,并注意观察硝酸盐类等药物的不良反应。若发现异常,及时报告医师,并协助相应的处理。

(2)患者心绞痛发作时,嘱其安静卧床休息,做心电图检查观察其 ST-T 的改变,并给予舌下含化硝酸甘油 0.6 mg,吸氧。对有频繁发作的心绞痛或属自发型心绞痛的患者,需提高警惕,用心电监护观察是否发展为心肌梗死。如有上述变化,应及时报告医师。

**(四)健康教育**

(1)向患者及家属讲解有关疾病的病因及诱发因素,防止患者过度脑力劳动,嘱其适当参加体力活动,合理搭配饮食结构,嘱肥胖者需限制饮食,戒烟酒。积极防治高血压、高脂血症和糖尿病。有上述疾病家族史的青年,应注意血压及血脂变化,争取早期发现,及时治疗。

(2)嘱患者在心绞痛症状控制后,应坚持服药治疗,避免导致心绞痛发作的诱因。对不经常发作者,需鼓励其做适当的体育锻炼如散步、打太极拳等,这样有利于冠状动脉侧支循环的建立。嘱患者随身携带硝酸甘油片或亚硝酸异戊酯等药物,以备心绞痛发作时自用。

(3)出院时指导患者根据病情调整饮食结构,坚持食用医师、护士建议的合理化饮食。教会家属正确测量血压、脉搏、体温的方法。教会患者及家属识别与自身有关的诱发因素,如吸烟、情绪激动等。

(4)出院带药,给患者提供有关的书面材料,指导患者正确用药。

(5)教会患者门诊随访知识。

# 第四节　急性心肌梗死

急性心肌梗死是急性心肌缺血性坏死,是在冠状动脉病变的基础上,发生冠状动脉血供急剧减少或中断,使相应的心肌严重而持久地急性缺血,通常是在冠状动脉样硬化病变的基础上继发血栓形成的。非动脉粥样硬化所导致的心肌梗死可由感染性心内膜炎、血栓脱落、主动脉夹层形成、动脉炎等引起。

本病在欧美常见,20 世纪 50 年代美国本病死亡率大于 300/10 万,20 世纪 70 年代以后降到小于200/10 万。在美国 35～84 岁人群中,年发病率男性为 71 ‰,女性为 22 ‰;每年约有 80 万人发生心肌梗死,45 万人再梗死。在我国本病远不如欧美多见,20 世纪 70 年代和 80 年代,河北、黑龙江、北京、上海等省市年发病率仅为 0.2 ‰～0.6 ‰,其中以华北地区最高。

**一、病因和发病机制**

急性心肌梗死绝大多数(90 ％以上)是由冠状动脉粥样硬化所致。由于冠状动脉有弥漫而广泛的粥样硬化病变,管腔有大于 75 ％的狭窄。侧支循环尚未充分建立。一旦管腔内血栓形成、劳力、情绪激动、休克、外科手术或血压剧升等诱因导致血供进一步急剧减少或中断,使心肌严重而持久急性缺血在 1 小时以上,即可发生心肌梗死。

冠状动脉闭塞后约半小时,心肌开始坏死,1 小时后心肌凝固性坏死,心肌间质充血、水肿,炎性细胞浸润以后坏死心肌逐渐溶解,形成肌溶灶,随后渐有肉芽组织形成,坏死组织1周后开始吸收,逐渐纤维化,在 6～8 周形成瘢痕而愈合,即为陈旧性心肌梗死。坏死心肌波及心包可引起心包炎。心肌全层坏死,可产生心室壁破裂,游离壁破裂或室间隔穿孔,也可引起乳头肌断裂。若仅有心内膜下心肌坏死,在心室腔压力的冲击下,外膜下层向外膨出,形成室壁膨胀瘤,造成室壁运动障碍甚至矛盾运动,严重影响左心室射血功能。冠状动脉可有一支或几支闭塞而引起所供血区部位的梗死。

急性心肌梗死时,心脏收缩力减弱,顺应性减低,心肌收缩不协调,心排血量下降,严重时发生泵衰竭、心源性休克及各种心律失常,病死率高。

## 二、病理生理

病理生理主要出现左心室舒张和收缩功能障碍等一些血流动力学变化,其严重度和持续时间取决于梗死的部位、程度和范围。心脏收缩力减弱、顺应性减低、心肌收缩不协调,左心室压力曲线最大上升速度(dp/dt)减低,左心室舒张末期压增高、舒张和收缩末期容量增多。射血分数减低,心搏量和心排血量下降,心率增快或有心律失常,血压下降,静脉血氧含量降低。心室重构出现心壁厚度改变、心脏扩大和心力衰竭(先左心衰竭然后全心衰竭),可发生心源性休克。右心室梗死在心肌梗死患者中少见,其主要病理生理改变是右心衰竭的血流动力学变化,右心房压力增高,高于左心室舒张末期压,心排血量减低,血压下降。

急性心肌梗死引起的心力衰竭称为泵衰竭,按 Killip 分级法可分为Ⅰ级尚无明显心力衰竭,Ⅱ级有左心衰竭,Ⅲ级有急性肺水肿,Ⅳ级有心源性休克等不同程度或阶段的血流动力学变化。心源性休克是泵衰竭的严重阶段,但如兼有肺水肿和心源性休克则情况最严重。

## 三、临床表现

### (一)病史

发病前常有明显诱因,如精神紧张、情绪激动、过度体力活动、饱餐、高脂饮食、糖尿病未控制、感染、手术、大出血、休克等,少数在睡眠中发病。半数以上的患者过去有高血压及心绞痛史。部分患者则无明确病史及先兆表现,首次发展即是急性心肌梗死。

### (二)症状

#### 1.先兆症状

急性心肌梗死多突然发病,少数患者起病症状轻微。1/2～2/3 的患者起病前 1～2 日或 1～2 周或更长时间有先兆症状。其中,最常见的是稳定型心绞痛转变为不稳定型;或既往无心绞痛,突然出现心绞痛,且发作频繁,程度较重,用硝酸甘油难以缓解,持续时间较长。伴恶心、呕吐、血压剧烈波动。心电图显示 ST 段一时性明显上升或降低,T 波倒置或增高。这些先兆症状如诊断及时、治疗得当,半数以上患者可免于发生心肌梗死;即使发生心肌梗死,症状也较轻,预后较好。

#### 2.胸痛

胸痛为最早出现且突出的症状。其性质和部位多与心绞痛相似,但程度更为剧烈,呈难以忍受的压榨、窒息,甚至濒死感,伴有大汗淋漓及烦躁不安。持续时间可为 1～2 小时甚至 10 小时以上,或时重时轻达数天之久。用硝酸甘油无效,需用麻醉性镇痛药才能减轻。疼痛部位多在胸骨后,但范围较为广泛,常波及整个心前区,约 10 % 的病例波及剑突下及上腹部或颈、背部,偶尔到下颌、咽部及牙齿处。约 25 % 病例无明显的疼痛,多见于老年、糖尿病(由于感觉迟钝)或神志不清患者,或有急性循环衰竭者,疼痛被其他严重症状所掩盖。15 %～20 %的病例在急性期无症状。

3.心律失常

心律失常见于 75 %～95 %的患者,多发生于起病后 1～2 周,而以 24 小时内最多见。经心电图观察可出现各种心律失常,可伴乏力、头晕、晕厥等症状,且为急性期引起死亡的主要原因之一。其中,最严重的心律失常是室性异位心律(频发性期前收缩、阵发性心动过速和颤动)。频发(大于 5 次/分),多源,成对出现,或 R 波落在 T 波上的室性期前收缩可能为心室颤动的先兆。房室传导阻滞和束支传导阻滞也较多见,严重者可出现完全性房室传导阻滞。室上性心律失常则较少见,多发生于心力衰竭患者。前壁心肌梗死易发生室性心律失常,下壁(膈面)梗死易发生房室传导阻滞。

4.心力衰竭

心力衰竭主要是急性左心衰竭,由心肌梗死后收缩力减弱或不协调所致,可出现呼吸困难、咳嗽、烦躁及发绀等症状。严重时两肺满布湿啰音,形成肺水肿,进一步则导致右心衰竭。右心室心肌梗死者可一开始就出现右心衰竭。

5.低血压和休克

仅于疼痛剧烈时血压下降,未必是休克。但如疼痛缓解而收缩压仍低于 10.7 kPa(80 mmHg),伴有烦躁不安、大汗淋漓、脉搏细快、尿量减少(小于 20 mL/h)、神志恍惚甚至晕厥时,则为休克,主要为心源性,是由心肌广泛坏死、心排血量急剧下降所致。而神经反射引起的血管扩张尚属次要,有些患者还有血容量不足的因素参与。

6.胃肠道症状

疼痛剧烈时,伴有频繁的恶心呕吐、上腹胀痛、肠胀气等,与迷走神经张力增高有关。

7.坏死物质吸收引起的症状

此类症状主要是发热,一般在发病后 1～3 天出现,体温在 38 ℃左右,持续约 1 周。

**(三)体征**

①半数患者心浊音界轻度至中度增大,有心力衰竭时较显著。②心率多增快,少数可减慢。③心尖区第一心音减弱,有时伴有奔马律。④10 %～20 %的患者在病后 2～3 天出现心包摩擦音,多数在几天内又消失,是由坏死波及心包面引起的反应性纤维蛋白性心包炎所致。⑤心尖区可出现粗糙的收缩期杂音或收缩中晚期喀喇音,由二尖瓣乳头肌功能失调或断裂所致。⑥可听到各种心律失常的心音改变。⑦常见到血压下降到正常以下(病前高血压者血压可降至正常),且可能不再恢复到起病前水平。⑧还可有休克、心力衰竭的相应体征。

**(四)并发症**

心肌梗死除可并发心力衰竭及心律失常外,还可有下列并发症。

1.动脉栓塞

动脉栓塞主要由左室壁血栓脱落引起。根据栓塞的部位,可能产生脑部或其他部位的相应症状,常在起病后 1～2 周发生。

2.心室膨胀瘤

梗死部位在心脏内压的作用下显著膨出。心电图常示持久的 ST 段抬高。

### 3.心肌破裂

心肌破裂少见。可在发病 1 周内出现,患者常突然休克,甚至死亡。

### 4.乳头肌功能不全

乳头肌功能不全的病变可分为坏死性与纤维性两种,在发生心肌梗死后,心尖区突然出现响亮的全收缩期杂音,第一心音减低。

### 5.心肌梗死后综合征

心肌梗死后综合征发生率约为 10%,于心肌梗死后数周至数月出现,可反复发生,表现为发热、胸痛、心包炎、胸膜炎或肺炎等症状、体征,可能为机体对坏死物质的变态反应。

## 四、诊断要点

### (一)诊断标准

诊断 AMI 必须至少具备以下标准中的两条。

(1)缺血性胸痛的临床病史,疼痛常持续 30 分钟以上。

(2)心电图的特征性改变和动态演变。

(3)心肌坏死的血清心肌标记物浓度升高和动态变化。

### (二)诊断步骤

对疑为 AMI 的患者,应争取在 10 分钟内完成以下操作。

(1)临床检查(问清缺血性胸痛病史,如疼痛性质、部位、持续时间、缓解方式、伴随症状;查明心、肺、血管等的体征)。

(2)描记 18 导联心电图(常规 12 导联加 $V_7 \sim V_9$,$V_{3R} \sim V_{5R}$),并立即进行分析、判断。

(3)迅速进行简明的临床鉴别诊断后做出初步诊断(老年人突发原因不明的休克、心衰、上腹部疼痛伴胃肠道症状、严重心律失常或较重而持续性胸痛或胸闷,应慎重考虑有无本病的可能)。

(4)对病情做出基本评价并确定即刻处理方案。

(5)尽快进行相关的诊断性检查和监测,如血清心肌标记物浓度的检测,结合缺血性胸痛的临床病史、心电图的特征性改变,做出 AMI 的最终诊断。此外,尚应进行血常规、血脂、血糖、凝血时间、电解质等检测,二维超声心动图检查,床旁心电监护等。

### (三)危险性评估

(1)伴下列任一项者,如高龄(大于 70 岁)、既往有心肌梗死史、心房颤动、前壁心肌梗死、心源性休克、急性肺水肿或持续低血压等,可确定为高危患者。

(2)病死率随心电图 ST 段抬高的导联数的增加而增加。

(3)血清心肌标记物浓度与心肌损害范围呈正相关,可助估计梗死面积和患者预后。

## 五、鉴别诊断

### (一)不稳定型心绞痛

疼痛的性质、部位与心肌梗死相似,但发作持续时间短、次数频繁、含服硝酸甘油有效。心电图的改变及酶学检查是与心肌梗死鉴别的主要依据。

### (二)急性肺动脉栓塞

大块的栓塞可引起胸痛、呼吸困难、咯血、休克,但多出现右心负荷急剧增加的表现,如有心室增大,$P_2$亢进、分裂和有心力衰竭体征。无心肌梗死时的典型心电图改变和血清心肌酶的变化。

### (三)主动脉夹层

该病也具有剧烈的胸痛,有时出现休克,其疼痛常为撕裂样,一开始即达高峰,多放射至背部、腹部、腰部及下肢。两上肢的血压和脉搏常不一致是本病的重要体征。可出现主动脉瓣关闭不全的体征,心电图和血清心肌酶学检查无 AMI 时的变化。X 射线和超声检查可出现主动脉明显增宽。

### (四)急腹症

急性胆囊炎、胆石症、急性坏死性胰腺炎、溃疡病穿孔等常出现上腹痛及休克的表现,但应有相应的腹部体征,心电图及酶学检查有助于鉴别。

### (五)急性心包炎

急性心包炎尤其是非特异性急性心包炎,也可出现严重胸痛、心电图 ST 段抬高,但该病发病前常有上呼吸道感染,呼吸和咳嗽时疼痛加重,早期即有心包摩擦音。无心电图的演变及酶学异常。

## 六、处理

### (一)治疗原则

改善冠状动脉血液供给,减少心肌耗氧,保护心脏功能,挽救因缺血而濒死的心肌,防止梗死面积扩大,缩小心肌缺血范围,及时发现、处理、防治严重心律失常、泵衰竭和各种并发症,防止猝死。

### (二)院前急救

流行病学调查发现,50 %的患者发病后 1 小时在院外猝死,死因主要是可救治的心律失常。因此,院前急救的重点是尽可能缩短患者就诊延误的时间和院前检查、处理、转运所用的时间;尽量帮助患者安全、迅速地转送到医院;尽可能及时给予相关急救措施,如嘱患者停止任何主动性活动和运动,舌下含化硝酸甘油,高流量吸氧,镇静止痛(吗啡或派替啶),必要时静脉注射或滴注利多卡因,或给予除颤治疗和心肺复苏;缓慢性心律失常给予阿托品肌内注射或静脉注射;及时将患者情况通知给急救中心或医院,在严密观察、治疗下迅速将患者送至医院。

### (三)住院治疗

急诊室医师应力争在 10～20 分钟完成病史、临床检数记录、18 导联心电图,尽快明确诊断。对 ST 段抬高者应在 30 分钟内收住冠心病监护病房(CCU)并开始溶栓,或在 90 分钟内开始行急诊 PTCA 治疗。

1.休息

患者应卧床休息,保持环境安静,减少探视,防止不良刺激。

2.监测

在冠心病监护病房中进行 5～7 日的心电图、血压和呼吸监测,必要时进行床旁血流动力学监测,以便于观察病情和指导治疗。

3.护理

第一周完全卧床,加强护理,进食、洗漱、大小便、翻身等都需要别人帮助。第二周可从床上坐起,第三至第四周可逐步离床和在室内缓步走动。但病重或有并发症者,卧床时间宜适当延长。食物以易消化的流质或半流质为主,病情稳定后逐渐改为软食。便秘3日者可服轻泻剂或用甘油栓等,必须防止用力大便造成病情突变。焦虑、不安患者可用地西泮等镇静药。禁止吸烟。

### 4.吸氧

在急性心肌梗死早期,即便未合并有左侧心力衰竭或肺疾病,也常有不同程度的动脉低氧血症。其原因可能是细支气管周围水肿,使小气道狭窄,增加小气道阻力,气流量降低,局部换气量减少,特别是两肺底部最为明显。有些患者虽未测出动脉低氧血症,但由于增加肺间质液体,肺顺应性一过性降低,而有气短症状。因此,应给予吸氧,通常在发病早期用鼻塞给氧24～48小时,3～5 L/min,有利于将氧气运送到心肌,可能减轻气短、疼痛或焦虑症状。严重左侧心力衰竭、肺水肿合并有机械并发症的患者,多伴有严重低氧血症,需面罩加压给氧或气管插管并机械通气。

### 5.补充血容量

心肌梗死患者,由于发病后出汗、呕吐或进食少,以及应用利尿药等因素,故血容量不足和血液浓缩,从而加重缺血和血栓形成,有导致心肌梗死面积扩大的危险。因此,如每日摄入量不足,应适当补液,以保持出入量的平衡。一般可用极化液。

### 6.缓解疼痛

AMI时,剧烈胸痛使患者交感神经过度兴奋,产生心动过速、血压升高和心肌收缩力增强,从而增加心肌耗氧量,并易诱发快速性室性心律失常,应迅速给予有效镇痛药。本病早期疼痛是难以区分坏死心肌疼痛和可逆性心肌缺血疼痛,二者常混杂在一起。先予含服硝酸甘油,随后静脉点滴硝酸甘油,如疼痛不能迅速缓解,应立即用强镇痛药,吗啡和派替啶最为常用。吗啡是解除急性心肌梗死后疼痛最有效的药物,其作用于中枢阿片受体而发挥镇痛作用,并阻滞中枢交感神经冲动的传出,导致外周动、静脉扩张,从而降低心脏前后负荷及心肌耗氧量。通过镇痛,减轻疼痛引起的应激反应,使心率减慢。1次给药后10～20分钟发挥镇痛作用,1～2小时作用最强,持续4～6小时。通常静脉注射吗啡3 mg,必要时每5分钟重复1次,总量不宜超过15 mg。应用治疗剂量吗啡时即可发生不良反应,随剂量增加,发生率增加。不良反应有恶心、呕吐、低血压和呼吸抑制,其他不良反应有眩晕、嗜睡、表情淡漠、注意力分散等。一旦出现呼吸抑制,可每隔3分钟静脉注射有拮抗吗啡作用的纳洛酮,剂量为0.4 mg,总量不超过1.2 mg。一般用药后呼吸抑制症状可很快消除,必要时采用人工辅助呼吸。哌替啶有消除迷走神经作用和镇痛作用,其血流动力学作用与吗啡相似,75 mg哌替啶相当于10 mg吗啡,不良反应有致心动过速和呕吐,但较吗啡轻,可用阿托品0.5 mg对抗。临床上可肌内注射25～75 mg,必要时2小时后重复,过量使用可出现麻醉作用和呼吸抑制。当引起呼吸抑制时,也可应用纳洛酮治疗。对重度烦躁者可应用冬眠疗法,经肌内注射哌替啶25 mg、异丙嗪(非那根)12.5 mg,必要时4小时后重复1次。

中药可用复方丹参滴丸、麝香保心丸口服,或将复方丹参注射液16 mL加入5％葡萄糖液250～500 mL中静脉滴注。

### (四)再灌注心肌

起病 3～6 小时,可使闭塞的冠状动脉再通,心肌得到再灌注,濒临坏死的心肌可能得以存活或使坏死范围缩小,预后改善,是一种积极的治疗措施。

#### 1.急诊溶栓治疗

溶栓治疗是 20 世纪 80 年代初兴起的一项新技术,其治疗原理是针对急性心肌梗死发病的基础,即大部分穿壁性心肌梗死是由冠状动脉血栓性闭塞引起的。血栓是凝血酶原在异常刺激下被激活,形成凝血酶,使纤维蛋白原转化为纤维蛋白,然后与其他有形成分如红细胞、血小板一起形成的。机体内存在一个纤维蛋白溶解系统,它是由纤维蛋白溶解原和内源性或外源性激活物组成的。在激活物的作用下,纤维蛋白溶酶原被激活,形成纤维蛋白溶酶,它可以溶解稳定的纤维蛋白血栓,还可以降解纤维蛋白原,促使纤维蛋白裂解,使血栓溶解。但是纤维蛋白溶酶的半衰期很短,要想获得持续的溶栓效果,只有依靠连续输入外源性补给激活物的办法。现在临床常用的纤溶激活物有两大类:一类为非选择性纤溶剂,如链激酶、尿激酶。它们除了激活与血栓相关的纤维蛋白溶酶原,还激活循环中的纤溶酶原,导致全身呈现纤溶状态,可以引起出血并发症。另一类为选择性纤溶剂,有重组组织型纤溶酶原激活剂(rt-Pa)、单链尿激酶型纤溶酶原激活剂(scu-PA)及乙酰化纤溶酶原-链激酶激活剂复合物(APSAC)。它们选择性地激活与血栓有关的纤溶酶原,而对循环中的纤溶酶原仅有中等度的作用,这样可以避免或减少出血并发症的发生。

(1)溶栓治疗的适应证:①持续性胸痛超过半小时,含服硝酸甘油片后症状不能缓解。②相邻两个或更多导联 ST 段抬高大于 0.2 mV。③发病 6 小时内,或虽超过 6 小时,患者仍有严重胸痛,并且 ST 段抬高的导联有 R 波者,也可考虑溶栓治疗。

(2)溶栓治疗的禁忌证:①近 10 天内施行过外科手术,包括活检、胸腔或腹腔穿刺和心脏体外按压术等。②10 天内进行过动脉穿刺术。③颅内病变,包括出血、梗死或肿瘤等。④有明显出血或潜在的出血性病变,如溃疡性结肠炎、胃十二指肠溃疡或有空洞形成的肺部病变。⑤有出血性或脑栓死倾向的疾病,如各种出血性疾病、肝肾疾病、心房纤颤、感染性心内膜炎、收缩压大于24 kPa(180 mmHg)、舒张压大于14.7 kPa(110 mmHg)等。⑥妊娠期和分娩后头10 天。⑦在半年至 1 年进行过链激酶治疗。⑧年龄大于65 岁,因为高龄患者溶栓疗法引起颅内出血者多,而且冠脉再通率低于中年。

链激酶(streptokinase, SK):SK 是 C 类乙型链球菌产生的酶,在体内将前活化素转变为活化素,后者将纤溶酶原转变为纤溶酶。有抗原性,用前需做皮肤过敏试验。静脉滴注常用量为 50 万～100 万 U 加入 5 ％葡萄糖液 100 mL 内,30～60 分钟滴完,后每小时给予 10 万 U,滴注 24 小时。治疗前半小时肌内注射异丙嗪 25 mg,加少量(2.5～5 mg)地塞米松同时滴注可减少变态反应的发生。用药前后进行凝血方面的化验检查,用量大时尤应注意出血倾向。冠脉内注射时先做冠脉造影,经导管向闭塞的冠状动脉内注入硝酸甘油 0.2～0.5 mg,后注入SK 2 万 U,继之每分钟 2 000～4 000 U,共 30～90 分钟,至再通后继用每分钟 2 000 U,共30～60 分钟。患者胸痛突然消失,ST 段恢复正常,心肌酶峰值提前出现为再通征象,可每分钟注入1 次造影剂观察是否再通。

尿激酶(urokinase, UK):作用于纤溶酶原使其转变为纤溶酶。本品无抗原性,作用较 SK弱。50 万～100 万U 静脉滴注,60 分钟滴完。冠状动脉内应用时每分钟 6 000 U,持续 1 小时以上至溶栓后再维持 0.5～1 小时。

重组组织型纤维蛋白溶酶原激活剂:对血凝块有选择性,故疗效高于 SK。冠脉内滴注,用量为0.375 mg/kg,持续 45 分钟。静脉滴注用量为 0.75 mg/kg,持续 90 分钟。

其他制剂还有单链尿激酶型纤维蛋白溶酶原激活剂、异化纤维蛋白溶酶原链激酶激酶激活剂复合物等。

(3)以上溶栓剂的选择:文献资料显示,用药 2～3 小时的开通率 rt-PA 为 65 %～80 %,SK 为 65 %～75 %,UK 为 50 %～68 %,APSAC 为 68 %～70 %。究竟选用哪一种溶栓剂,不能根据以上数据武断地选择,而应根据患者的病变范围、部位、年龄、起病时间的长短及经济情况等因素选择。比较而言,如患者年轻(年龄小于 45 岁)、大面积前壁 AMI、到达医院时间较早(2 小时内)、无高血压,应首选rt-PA。如果年龄较大(大于 70 岁)、下壁 AMI、有高血压,应选 SK 或 UK。由于 APSAC 的半衰期最长(70～120 分钟),因此它可在患者家中或救护车上一次性快速静脉注射;rt-PA 的半衰期最短(3～4 分钟),需静脉持续滴注 90～180 分钟;SK 的半衰期为 18 分钟,给药持续时间为 60 分钟;UK 半衰期为 40 分钟,给药时间为 30 分钟。SK 与 APSAC 可引起低血压和变态反应,UK 与 rt-PA 无这些不良反应。rt-PA 需要联合使用肝素,SK、UK、APSAC除具有纤溶作用外,还有明显的抗凝作用,不需要积极使用静脉肝素。另外,rt-PA 价格较贵,SK、UK 较低廉。以上这些因素在临床选用溶栓剂时应予以考虑。

(4)溶栓治疗的并发症。

①出血。轻度出血:皮肤、黏膜、肉眼及显微镜下血尿,或小量咯血、呕血等(穿刺或注射部位少量瘀斑不作为并发症)。重度出血:大量咯血或消化道大出血、腹膜后出血等引起失血性休克或低血压,需要输血者。危及生命的出血:颅内、蛛网膜下隙、纵隔内或心包出血。

②再灌注心律失常,注意其对血流动力学的影响。

③一过性低血压及其他的变态反应。

溶栓治疗急性心肌梗死的价值是肯定的:加速血管再通,减少和避免冠脉早期血栓性再堵塞,可望进一步增加疗效。已证实有效的抗凝治疗可加速血管再通,有助于保持血管通畅。今后研究应着重于改进治疗方法或使用特异性溶栓剂,以减少纤维蛋白分解,防止促凝血活动和纤溶酶原偷窃,以及研制合理的可联合使用的药物和方法。如此,可望使现已明显降低的急性心肌梗死死亡率进一步下降。

2.经皮腔内冠状动脉成形术

(1)直接 PTCA(direct PTCA):急性心肌梗死发病后直接做 PTCA。指征:静脉溶栓治疗有禁忌证者;合并心源性休克者(急诊 PTCA 挽救生命作为首选治疗);诊断不明患者,如急性心肌梗死病史不典型或左束支传导阻滞(LBBB)者,可从直接冠状动脉造影和 PTCA 中受益;有条件在发病后数小时内行 PTCA 者。

(2)补救性 PTCA(rescue PTCA):在发病 24 小时内,静脉溶栓治疗失败,患者胸痛症状不缓解时,行急诊 PTCA,以挽救存活的心肌,限制梗死面积进一步扩大。

(3)半择期 PTCA(semi-elective PTCA):溶栓成功患者在梗死后 7～10 天,有心肌缺血指征或冠脉再闭塞。

(4)择期 PTCA(elective PTCA):在急性心肌梗死后 4～6 周,用于再发心绞痛或有心肌缺血客观指征,如运动试验、动态心电图、$^{201}$Tl 运动心肌断层显像等证实有心肌缺血。

(5)冠状动脉旁路移植术(Coronary Artery Bypass Grafting, CABG):适用于溶栓疗法及 PTCA 无效,而仍有持续性心肌缺血;急性心肌梗死合并有左房室瓣关闭不全或室间隔穿孔等机械性障碍需要手术矫正和修补,同时进行 CABG;多支冠状动脉狭窄或左冠状动脉主干狭窄。

**(五)缩小梗死面积**

AMI 是心肌氧供/氧需的严重失衡,纠正这种失衡,就能挽救濒死的心肌,限制梗死的扩大,有效减少并发症和改善患者的预后。控制心律失常,适当补充血容量和治疗心力衰竭,均有利于减少梗死区。目前多主张采用以下药物。

1.扩血管药物

扩血管药物必须应用于梗死初期的发展阶段,即起病后 4～6 小时。一般首选硝酸甘油静脉滴注或消心痛舌下含化,也可在皮肤上用硝酸甘油贴片或软膏。使用时应注意:静脉给药时,最好有血流动力学监测,当肺动脉楔压小于 2 kPa,动脉压正常或增高时,其疗效较好,反之则可使病情恶化;应从小剂量开始,在应用过程中保持肺动脉楔压不低于 2 kPa(2～2.4 kPa),且动脉压不低于正常低限,以保证必需的冠状动脉灌注。

2.β 受体阻滞剂

大量临床资料表明,在 AMI 发生后的 4～12 小时,给心得安或心得舒、阿替洛尔(氨酰心安)、美多心安等药治疗(最好是早期静脉内给药),常能达到明显降低患者的最高血清酶(CPK,CK-MB 等)水平,提示有限制梗死范围扩大的作用。但因这些药的负性肌力、负性频率作用,临床应用时,当心率低于每分钟 60 次,收缩压小于等于 14.6 kPa 时,有心力衰竭及下壁心梗者应慎用。

3.低分子右旋糖酐及复方丹参等活血化瘀药物

一般可选用低分子右旋糖酐每日静脉滴注 250～500 mL,7～14 天为一个疗程。在低分子右旋糖酐内加入活血化瘀药物,如血栓通 4～6 mL、川芎嗪 80～160 mg 或复方丹参注射液 12～30 mL,疗效更佳。心功能不全者低分子右旋糖酐者慎用。

4.极化液

极化液可减少心肌坏死,加速缺血心肌的恢复。但近几年因其效果不显著,已趋向不用,仅用于 AMI 伴有低血容量者。其他改善心肌代谢的药物有维生素 C(3～4 g)、辅酶 A(50～100 U)、肌苷(0.2～0.6 g)、维生素 B$_6$(50～100 mg),每日 1 次静脉滴注。

5.其他

有人提出用大量激素(氢化可的松 150 mg/kg)或透明质酸酶(每次 500 U/kg,每 6 小时 1 次,每日 4 次),或用钙拮抗剂(硝苯地平 20 mg,每 4 小时 1 次)治疗 AMI,但对此分歧较大,尚无统一结论。

**(六)严密观察,及时处理并发症**

1.左心功能不全

AMI 时左心功能不全因病理生理改变的程度不同,可表现轻度肺瘀血、急性左心衰竭(肺水肿)、心源性休克。

(1)急性左心衰竭(肺水肿)的治疗:可选用吗啡、利尿剂(呋塞米等)、硝酸甘油(静脉滴

注),尽早口服血管紧张素转化酶抑制剂(以短效制剂为宜)。肺水肿合并严重高血压时应静脉滴注硝普钠,由小剂量(10 $\mu$g/min)开始,据血压调整剂量。伴严重低氧血症者可行人工机械通气治疗。洋地黄制剂在 AMI 发病 24 小时内不主张使用。

(2)心源性休克:在严重低血压时应静脉滴注多巴胺 5~15 $\mu$g/(kg·min),一旦血压升为 90 mmHg 以上,则可同时静脉滴注多巴酚丁胺 3~10 $\mu$g/(kg·min),以减少多巴胺用量。如血压不升应使用大剂量多巴胺[大于等于 15 $\mu$g/(kg·min)]。大剂量多巴胺无效时,可静脉滴注去甲肾上腺素 2~8 $\mu$g/min。轻度低血压时,可用多巴胺或与多巴酚丁胺合用。药物治疗无效者,应使用主动脉内球囊反搏(Intra-aortic Balloon Pump,IABP)。AMI 合并心源性休克提倡 PTCA 再灌注治疗。中药可酌情选用独参汤、参附汤、生脉散等。

2.抗心律失常

急性心肌梗死约有 90 % 出现心律失常,绝大多数发生在梗死后 72 小时内,无论是快速性还是缓慢性心律失常,对急性心肌梗死患者均可引起严重后果。因此,应及早发现心律失常,特别是严重的心律失常前驱症状,并给予积极的治疗。

(1)对出现室性期前收缩的急性心肌梗死患者,均应严密进行心电监护及处理。频发的室性期前收缩或室性心动过速,应以利多卡因 50~100 mg 静脉注射,无效时 5 分钟后可重复,控制后以每分钟 1~3 mg 静脉滴注维持,情况稳定后可改为药物口服;美西律的用量为 150~200 mg,普鲁卡因胺的用量为 250~500 mg,溴苄胺的用量为 100~200 mg,每 6 小时 1 次维持。

(2)对已发生的心室颤动应立即行心肺复苏术,在进行心脏按压和人工呼吸的同时争取尽快实行电除颤,一般首次即采取较大能量(200~300 J),争取 1 次成功。

(3)对窦性心动过缓,如心率小于每分钟 50 次,或心率在每分钟 50~60 次但合并低血压或室性心律失常,可以静脉注射阿托品,每次用量为 0.3~0.5 mg,无效时 5 分钟后重复,但总量不超过 2 mg。也可以将0.25 g氨茶碱或 1 mg 异丙肾上腺素分别加入 300~500 mL 液体中静脉滴注,但这些药物有可能增加心肌氧耗或诱发室性心律失常,故均应慎用。以上治疗无效症状严重时可采用临时起搏措施。

(4)对房室传导阻滞Ⅰ度和Ⅱ度量型者,可应用肾上腺皮质激素、阿托品、异丙肾上腺素治疗,但应注意其不良反应。对Ⅲ度及Ⅱ度Ⅱ型者宜行临时心脏起搏。

(5)对室上性快速心律失常可选用 β 受体阻滞剂、洋地黄类(24 小时内尽量不用)、维拉帕米、胺碘酮、奎尼丁、普鲁卡因胺等治疗,对阵发性室上性心房颤动及房扑动药物治疗无效,可考虑直流同步电转复或人工心脏起搏器复律。

3.机械性并发症的处理

(1)心室游离壁破裂:可引起急性心包填塞致突然死亡,临床表现为电-机械分离或心脏停搏,患者常因难以及时救治而死亡。对亚急性心脏破裂应积极争取冠状动脉造影后行手术修补及血管重建术。

(2)室间隔穿孔:对伴血流动力学失代偿者,提倡在血管扩张剂和利尿剂治疗及 IABP 支持下,早期或急诊手术治疗。如穿孔较小、无充血性心力衰竭、血流动力学稳定,可保守治疗,6 周后择期手术。

（3）急性二尖瓣关闭不全：急性乳头肌断裂时突发左心衰竭和（或）低血压，主张用血管扩张剂、利尿剂及 IABP 治疗，在血流动力学稳定的情况下急诊手术。对因左心室扩大或乳头肌功能不全者，应积极应用药物治疗心力衰竭，改善心肌缺血并行血管重建术。

### （七）恢复期处理

患者住院 3 周后，如病情稳定、体力增进，可考虑出院。近年主张出院前做症状限制性运动负荷心电图、放射性核素和（或）超声显像检查，如显示心肌缺血或心功能较差，宜行冠状动脉造影检查考虑进一步处理。心室晚电位检查有助于预测发生严重室性心律失常的可能性。

## 七、护理

### （一）护理评估

#### 1.病史

发病前常有明显诱因，如精神紧张、情绪激动、过度体力活动、饱餐、高脂饮食、糖尿病未控制、感染、手术、大出血、休克等。少数在睡眠中发病。半数以上的患者过去有高血压及心绞痛史。部分患者则无明确病史及先兆表现，首次发病即是急性心肌梗死。

#### 2.身体状况

（1）先兆：半数以上患者在梗死前数日至数周，有乏力、胸部不适、活动时心悸、气急、心绞痛等，最突出为心绞痛发作频繁，持续时间较长，疼痛较剧烈，甚至伴恶心、呕吐、出大汗、心动过缓、硝酸甘油疗效差等，特称为梗前先兆。患者应警惕近期内发生心肌梗死的可能，要及时住院治疗。

（2）症状：急性心肌梗死的临床表现与梗死的大小、部位、发展速度及原来心脏的功能情况等有关。①疼痛：最常见的起始症状。典型的疼痛部位和性质与心绞痛相似，但疼痛更剧烈，诱因多不明显，持续时间较长，多在 30 分钟以上，也可达数小时或更长，休息和含服硝酸甘油多不能缓解。患者常烦躁不安、出汗、恐惧，或有濒死感。老年人、糖尿病患者，以及脱水、休克患者常无疼痛。少数患者以休克、急性心力衰竭、突然晕厥为始发症状。部分患者疼痛位于上腹部，或者疼痛放射至下颌、颈部、背部上方，易被误诊，应与相关疾病鉴别。②全身症状：发热和心动过速等。发热由坏死物质吸收所引起，一般在疼痛后 24～48 小时出现，体温一般在 38 ℃左右，持续约 1 周。③胃肠道症状：常伴有恶心、呕吐、肠胀气和消化不良，特别是下后壁梗死者。重症者可发生呃逆。④心律失常：见于 75 ％～95 ％的患者，以发病 24 小时内最多见，可伴心悸、乏力、头晕、晕厥等症状。其中以室性心律失常居多，可出现室性期前收缩、室性心动过速、心室颤动或加速性心室自主心律。如出现频发的、成对的、多源的和 R 落在 T 的室性期前收缩，或室性心动过速，常为心室颤动的先兆。心室颤动是急性心肌梗死早期主要的死因。室上性心律失常则较少，多发生在心力衰竭者中。缓慢型心律失常中以房室传导阻滞最为常见，束支传导阻滞和窦性心动过缓也较多见。⑤低血压和休克：见于 20 ％～30 ％的患者。疼痛期的血压下降未必是休克。如疼痛缓解后收缩压仍低于 10.7 kPa(80 mmHg)，伴有烦躁不安、面色苍白、皮肤湿冷、大汗淋漓、脉细而快、少尿、精神迟钝甚至昏迷，则为休克表现。休克多在起病后数小时至 1 周发生，主要是心源性，由心肌收缩力减弱、心排血量急剧下降所致，尚有血容量不足、严重心律失常、周围血管舒缩功能障碍和酸中毒等因素参与。⑥心力衰竭：主要为急性左心衰竭。可在发病最初的几天内发生，或在疼痛、休克好转阶段出现，是由心肌梗死后心脏收缩力显著减弱或不协调所致。患者可突然出现呼吸困难、咯泡沫痰、发绀等，严重时可发生急性肺水肿，也可继而出现全心衰竭。

(3)体征。①一般情况：患者常呈焦虑不安或恐惧，手抚胸部，面色苍白，皮肤潮湿，呼吸增快；如左心功能不全时呼吸困难，常采半卧位或咯粉红色泡沫痰；发生休克时四肢厥冷，皮肤有蓝色斑纹。多数患者于发病第二天体温升高，一般在 38 ℃左右，1 周内退至正常。②心脏：心脏浊音界可轻度至中度增大；心率增快或减慢；可有各种心律失常；心尖部第一心音常减弱，可出现第三或第四音奔马律；一般听不到心脏杂音，二尖瓣乳头肌功能不全或腱索断裂时心尖部可听到明显的收缩期杂音；室间隔穿孔时，胸骨左缘可闻及响亮的全收缩期杂音；发生严重的左心衰竭时，心尖部也可闻及收缩期杂音；1 %～20 %的患者可在发病 1～3 天出现心包摩擦音，持续数天，少数可持续 1 周以上。③肺部：发病早期肺底可闻及少数湿啰音，常在 1～2 天消失，啰音持续存在或增多常提示左心衰竭。

3.实验室及其他检查

(1)心电图：可起到定性、定位、定期的作用。透壁性心肌梗死典型改变是出现异常、持久的 Q 波或 QS 波。损伤型 ST 段的抬高，弓背向上与 T 波融合形成单向曲线，起病数小时之后出现，数日至数周回到基线。T 波改变：起病数小时内异常增高，数日至两周变为平坦，继而倒置。但有 5 %～15 %的病例心电图表现不典型，其原因有小灶梗死、多处或对应性梗死、再发梗死、心内膜下梗死，以及伴室内传导阻滞、心室肥厚或预激综合征等。以上情况可不出现坏死性 Q 波，只表现为 QRS 波群高度，ST 段、T 波的动态改变。另外，右室心肌梗死、真后壁和局限性高侧壁心肌梗死，常规导联中不显示梗死图形，应加做特殊导联以明确诊断。

(2)心向量图：当心电图不能肯定诊断为心肌梗死时，往往可通过心向量图得到证实。

(3)超声心动图：超声心动图并不用来诊断急性心肌梗死，但对探查心肌梗死的各种并发症极有价值，尤其是室间隔穿孔破裂、乳头肌或腱索断裂或功能不全造成的二尖瓣关闭不全、脱垂、室壁瘤和心包积液。

(4)放射性核素检查：放射性核素心肌显影及心室造影$^{99m}$Tc、$^{131}$I 等形成热点成像或$^{201}$铊、$^{42}$钾等冷点成像可判断梗死的部位和范围。用门电路控制 γ 闪烁照相法进行放射性核素血池显像，可观察壁动作及测定心室功能。

(5)心室晚电位检查：心肌梗死时心室晚电位阳性率为 28 %～58 %，其出现不似陈旧性心肌梗死稳定，但与室性心动过速度心室颤动有关，阳性者应进行心电监护及予以有效治疗。

(6)磁共振成像：易获得清晰的空间隔像，故对发现间隔段运动障碍、间隔心肌梗死并发症较其他方法优越。

(7)血常规：白细胞计数上升，达$(10～20)×10^9/L$，中性粒细胞增至 75 %～90 %。

(8)红细胞沉降率：增快，可持续 1～3 周。

(9)血清酶学检查：心肌细胞内含有大量的酶，受损时这些酶进入血液，测定心肌酶谱对诊断及估计心肌损害程度有十分重要的价值。常用的有：①血清肌酸磷酸激酶（Creatine Phosphokinase, CPK），发病 4 小时后在血中出现，24 小时达峰值，后很快下降，2～3 天消失。②乳酸脱氢酶（Lactate Dehyrogenase, LDH），在起病 8 小时后升高，达到高峰时间为2～3 天，持续1～2 周恢复正常。其中，CPK 的同工酶 CPK-MB 和 LDH 的同工酶 CDH 诊断的特异性最高,其增高程度还能更准确地反映梗死的范围。

(10)肌红蛋白测定:血清肌红蛋白升高出现时间比 CPK 略早,在 4 小时左右,多数 24 小时即恢复正常;尿肌红蛋白在发病后 5～40 小时开始排泄,持续时间平均 83 小时。

**(二)护理目标**

(1)患者疼痛减轻。

(2)患者能遵医嘱服药,说出治疗的重要性。

(3)患者的活动量增加、心率正常。

(4)患者生命体征维持在正常范围。

(5)患者看起来放松。

**(三)护理措施**

*1.一般护理*

(1)安置患者于冠心病监护病房,连续监测心电图、血压、呼吸 5～7 日,对行漂浮导管检查者做好相应护理,询问患者有无心悸、胸闷、胸痛、气短、乏力、头晕等不适。

(2)病室保持安静、舒适,限制探视,有计划地护理患者,减少对患者的干扰,保证患者充足的休息和睡眠时间,防止任何不良刺激。据病情安置患者于半卧位或平卧位。第 1～3 日绝对卧床休息,翻身、进食、洗漱、排便等均由护理人员帮助料理;第 4～6 日可在床上活动肢体,无并发症者可在床上坐起,逐渐过渡到坐在床边或椅子上,每次 20 分钟,每日 3～5 次,鼓励患者深呼吸;第 1 周后开始在室内走动,逐步过渡到室外行走;第 3～4 周可试着上下楼梯或出院。病情严重或有并发症者应适当延长卧床时间。

(3)向患者介绍本病知识和监护室的环境。关心、尊重、鼓励、安慰患者,以和善的态度回答患者提出的问题,帮助其树立战胜疾病的信心。

(4)给予低钠、低脂、低胆醇、无刺激、易消化的饮食,少量多餐,避免进食过饱。

(5)心肌梗死患者由于卧床休息、消化功能减退、哌替啶或吗啡等止痛药物的应用,胃肠功能和膀胱收缩无力抑制,易发生便秘和尿潴留。应予以足够的重视,酌情给予轻泻剂,嘱患者排便时勿屏气,避免增加心脏负担和附壁血栓脱落。排便不畅时宜加用开塞露,对 5 日无大便者可保留灌肠或给低予压盐水灌肠。对排尿不畅者,可采用物理或诱导法,协助排尿,必要时行导尿。

(6)吸氧:氧治疗可提高改善低氧血症,有利于心肌梗死的康复。急性期给患者高流量吸氧,持续48 小时。氧流量在每分钟 3～5 L,病情变化可延长吸氧时间。待疼痛减轻,休克解除,可减低氧流量。注意鼻导管的通畅,24 小时更换 1 次。如果合并急性左心衰竭,出现重度低氧血症时,死亡率较高,可采用加压吸氧或乙醇除泡沫吸氧。

(7)防止血栓性静脉炎或深部静脉血栓形成:血栓性静脉炎表现为受累静脉局部红、肿、痛,可延伸呈条索状,多为反复静脉穿刺输液和多种药物输注所致。所以行静脉穿刺时应严格无菌操作,患者感觉输液局部皮肤疼痛或红肿,应及时更换穿刺部位,并予以热敷或理疗。下肢静脉血栓形成一般在血栓较大引起阻塞时才出现患肢肤色改变、皮肤温度升高和可凹性水肿。应注意每日协助患者做被动下肢活动 2～3 次,注意下肢皮肤温度和颜色的变化,避免选用下肢静脉输液。

2.病情观察与护理

急性心肌梗死系危重疾病,应早期发现危及患者生命的先兆表现,如能得到及时处理,可使病情转危为安。故需严密观察以下情况。

(1)血压:始发病时应每 0.5～1 小时测量一次血压,随血压恢复情况逐步减少测量次数为每日4～6次,基本稳定后每日 1～2 次。若收缩压在 12 kPa(90 mmHg)以下,脉压减小,且音调低落,要注意患者的神志状态、脉搏、面色、皮肤色泽及尿量等,是否有心源性休克的发生。此时,在通知医师的同时,对休克者采取抗休克措施,如补充血容量,应用升压药、血管扩张剂,以及纠正酸中毒、避免脑缺氧、保护肾功能等。有条件者应准备好中心静脉压测定装置或漂浮导管测定肺微血管楔压设备,以正确应用输液量及调节液体滴速。

(2)心率、心律:在冠心病监护病房进行连续的心电、呼吸监测,在心电监测示波屏上,应注意观察心率及心律变化。及时检出可能作为恶性心动过速先兆的任何室性期前收缩,以及室颤动或完全性房室传导阻滞、严重的窦性心动过缓、房性心律失常等。如发现室性期前收缩在每分钟 5 次以上,呈二、三联律,多源性室性期前收缩,室性期前收缩的 R 波落在前一次主搏的 T 波之上,均为转变阵发性室性心动过速及心室颤动的先兆,易造成心搏骤停。遇有上述情况,在立即通知医师的同时,需应用相应的抗心律失常药物,并准备好除颤器和人工心脏起搏器,协同医师抢救处理。

(3)胸痛:急性心肌梗死患者常伴有持续剧烈的胸痛。因此,应注意观察患者的胸痛程度,剧烈胸痛可导致低血压,加重心肌缺氧,扩大梗死面积,引起心力衰竭、休克及心律失常。常用的止痛剂有罂粟碱肌内注射或静脉滴注,或硝酸甘油 0.6 mg 含服,疼痛较重者可用哌替啶或吗啡。在护理中应注意可能出现的药物不良反应,同时注意观察血压、尿量、呼吸及一般状态,确保用药的安全。

(4)呼吸急促:注意观察患者的呼吸状态,对有呼吸急促的患者应注意观察血压、皮肤黏膜的血循环情况、肺部体征的变化及血流动力学和尿量的变化。发现患者有呼吸急促、不能平卧、烦躁不安、咳嗽、咯泡沫样血痰时,立即取半坐位,给予吸氧,准备好快速强心药、利尿剂,配合医师按急性心力衰竭处理。

(5)体温:急性心肌梗死患者可有低热,体温在 37～38.5 ℃,多持续 3 天左右。如体温持续升高,1 周后仍不下降,应疑有继发肺部或其他部位感染,及时向医师报告。

(6)意识变化:如发现患者意识恍惚、烦躁不安,应注意观察血流动力学及尿量的变化。警惕心源性休克的发生。

(7)器官栓塞:在急性心肌梗死第1、第 2 周内,注意观察组织或脏器有无发生栓塞现象。左心室内附壁血栓可脱落,从而引起脑、肾、四肢、肠系膜等动脉栓塞,应及时向医师报告。

(8)心室膨胀瘤:在心肌梗死恢复过程中,心电图表现虽有好转,但患者仍有顽固性心力衰竭或心绞痛发作,应疑有心室膨胀瘤的发生。这是由于在心肌梗死区愈合过程中,心肌被结缔组织替代,成为无收缩力的薄弱纤维瘢痕区。该区内受心腔内的压力而向外呈囊状膨出,造成心室膨胀瘤。应配合医师进行 X 射线检查以确诊。

(9)心肌梗死后综合征:需注意在急性心肌梗死后两周、数月甚至两年内,可并发心肌梗死后综合征。表现为肺炎、胸膜炎和心包炎征象,同时有发热、胸痛、红细胞沉降率和白细胞升高现象,酷似急性心肌梗死的再发,这是坏死心肌引起机体自身免疫变态反应所致。如心肌梗死的特征性心电图变化有好转现象又有上述表现时,应做好 X 射线检查的准备,配合医师做出鉴别诊断。本病应用激素治疗效果良好,若因误诊而用抗凝药物,可导致心腔内出血而发生急性心包填塞。故应严密观察病情,在确诊为本病后,应向患者及家属做好解释工作,解除顾虑,必要时给患者应用镇痛及镇静剂。做好休息、饮食等生活护理。

### (四)健康教育

(1)注意劳逸结合,根据心功能进行适当的康复锻炼。

(2)避免紧张、劳累、情绪激动、饱餐、便秘等诱发因素。

(3)节制饮食,禁忌烟酒、咖啡、酸辣刺激性食物,多吃蔬菜、蛋白质类食物,少食动物脂肪、胆固醇含量较高的食物。

(4)按医嘱服药,随身常备硝酸甘油等扩张冠状动脉药物,定期复查。

(5)指导患者及家属,病情突变时,采取简易应急措施。

# 第五节　心力衰竭

心力衰竭是由心脏收缩机能及(或)舒张功能障碍,不能将静脉回心血量充分排出心脏,造成静脉系统瘀血及动脉系统血液灌注不足而出现的综合征。

## 一、病因

### (一)基本病因

1.心肌损伤

任何大面积(大于心室面积的 40 %)的心肌损伤都会导致心脏收缩和(或)舒张功能的障碍。

2.心脏负荷过重

心脏压力负荷(后负荷)过重,心脏排血阻力增大,心排血量降低,心室收缩期负荷过度,引起心室肥厚性心力衰竭;容量负荷(前负荷)过重,心脏舒张期容量增大,心排血量降低,引起心室扩张性心力衰竭。

3.机械障碍

由腱索或乳头肌断裂、心室间隔穿孔、心脏瓣膜严重狭窄或关闭不全等引起的心脏机械功能衰退,导致心力衰竭。

4.心脏负荷不足

心脏负荷不足如缩窄性心包炎、大量心包积液、限制性心肌病等,使静脉血液回心受限,因而心室心房充盈不足,腔静脉及门脉系统瘀血,心排血量降低。

5.血液循环容量过多

如静脉过多、过快输液,尤其在无尿、少尿时超量输液,急性或慢性肾炎引起高度水钠潴留、高度水肿等,均引起血液循环容量急剧膨胀而致心力衰竭。

### (二)诱发因素

**1.感染**

感染可增加基础代谢、机体氧耗、心脏排血量而诱发心力衰竭,尤其呼吸道感染较多见。

**2.体力过劳**

正常心脏在体力活动时,随身体代谢增高心脏排血量也随之增加。而有器质性心脏病患者在体力活动时,心率增快、心肌耗氧量增加、心排血量减少、冠状动脉血液灌注不足,导致心肌缺血、心慌气急,诱发心力衰竭。

**3.情绪激动**

情绪激动促使儿茶酚胺释放,心率增快,心肌耗氧增加,动脉与静脉血管痉挛,增加心脏前后负荷而诱发心力衰竭。

**4.妊娠与分娩**

风湿性心脏病或先天性心脏病患者,心脏功能减退,在妊娠32～34周,以及在分娩期及产褥期最初3天内心脏负荷最重,易诱发心力衰竭。

**5.动脉栓塞**

心脏病患者长期卧床,静脉系统长期处于瘀血状态,容易形成血栓,一旦血栓脱落导致肺栓塞,会加重肺循环阻力,诱发心力衰竭。

**6.水、钠摄入量过多**

心脏功能减退时,肾脏排水、排钠机能减弱,如果水、钠摄入量过多可引起水钠潴留,血容量扩增。

**7.心律失常**

心动过速可使心脏无效收缩次数增加而加重心脏负荷;心脏舒张期缩短使心室充盈受限进而降低心排血量,同时心脏氧渗透期缩短不利于心肌代谢。

**8.冠脉痉挛**

冠状动脉粥样硬化易发生冠脉痉挛,引起心肌缺血,导致心脏收缩或舒张功能障碍。

**9.药物反应**

用药或停药不当导致的心力衰竭或心力衰竭恶化不在少数。例如,慢性心力衰竭不该停用强心剂而停用,服用过量洋地黄、利尿药或抗心律失常药,都可导致心力衰竭恶化。

## 二、病理生理

### (一)心脏的代偿机制

正常心脏有比较充足的储备能力,以适应一般生活需要所增加的心脏负担。当心脏功能减退,心排血量降低不足以供应机体需要时,机体将同时通过神经、体液等机制进行调整,力争恢复心排血量。

(1)反射性交感神经兴奋,迷走神经抑制,代偿性心率加快及心肌收缩力加强,以维持心排血量。由于交感神经兴奋,周围血管及小动脉收缩可使血压维持正常,不随心排血量降低而下降;小静脉收缩可使静脉回心血量增加,从而使心搏血量增加。

(2)心肌肥厚:长期的负荷加重,使心肌肥厚和心室扩张,维持心排血量。然而,扩大和肥厚的心脏虽然能完成较多的工作,但耗氧量也随之增加,可是心肌内毛细血管数量并没有相应地增加,所以扩大肥厚的心肌细胞相对地供血不足。

(3)心率增快:心率增加快在一定范围内使心排血量增加,但如果心率太快则心脏舒张期显著缩短,使心室充盈不足,导致心排血量降低及静脉瘀血加重。

**(二)心脏的失代偿机制**

当心脏储备力耗损至不能适应机体代谢的需要时,心功能便由代偿转为失代偿阶段,即心力衰竭。

心力衰竭时,心排血量相对或绝对降低。一方面,供给各器官的血流不足,引起各器官组织的功能改变,血液重新分配,首先为保证心、脑、肾血液供应,皮肤、内脏、肌肉的供血相应有较大的减少。肾血流量减少时,可使肾小球滤过率降低和肾素分泌增加,进而促使肾上腺皮质的醛固酮分泌增加,引起水钠潴留,血容量增加,静脉和毛细血管充血和压力增加。另一方面,心脏收缩力减弱,不能完全排出静脉回流的血液,心室收缩末期残留血量增多,心室舒张末期压力升高,遂使静脉回流受阻,引起静脉瘀血和静脉压力升高,从而引起外周毛细血管的漏出增加,水分渗入组织间隙引起各脏器瘀血、水肿,肝脏瘀血时对醛固酮的灭活减少,以及抗利尿激素分泌增加,肾排水量进一步减少,水钠潴留进一步加重,这也是水肿发生和加重的原因。

根据心脏代偿功能发挥的情况及失代偿的程度,可将心力衰竭分为心力衰竭Ⅲ度或心功能Ⅳ级。

Ⅰ级:有心脏病的客观证据,而无呼吸困难、心悸、水肿等症状(心功能代偿期)。

Ⅱ级:日常劳动并无异常感觉,但稍重劳动即有心悸、气急等症状(心力衰竭Ⅰ度)。

Ⅲ级:普通劳动也有症状,但休息时消失(心力衰竭Ⅱ度)。

Ⅳ级:休息时也有明显症状,甚至卧床仍有症状(心力衰竭Ⅲ度)。

## 三、临床表现

心力衰竭在早期可仅有一侧衰竭,临床上以左心衰竭多见,但左心衰竭后,右心也相继发生功能损害,最后导致全心衰竭。临床表现的轻重,常依病情发展的快慢和患者的耐受能力的不同而不同。

**(一)左心衰竭**

1.呼吸困难

轻症患者自觉呼吸困难,重者同时有呼吸困难和短促的征象。早期仅发生于劳动或运动时,休息后很快消失,这是由于劳动促使回心血量增加、肺瘀血加重。随着病情加重,轻度劳动即感到呼吸困难,严重者休息时也感到呼吸困难,以致被迫采取半卧位或坐位,端坐呼吸。

2.阵发性呼吸困难

阵发性呼吸困难多发生于夜间,故又称为阵发性夜间性呼吸困难。患者常在熟睡中惊醒,出现严重呼吸困难及窒息感,被迫坐起,咳嗽频繁,咯粉红色泡沫样痰液。轻者数分钟,重者经1~2小时逐渐停止。阵发性呼吸困难的发生原因可能为:①睡眠时平卧位,回心血量增加,超过左心负荷的限度,加重了肺瘀血。②睡眠时,膈肌上升,肺活量减少。③夜间迷走神经兴奋性增高,使冠状动脉和支气管收缩,影响了心肌的血液供应,发生支气管痉挛,降低心肌收缩性能和肺通气量,肺瘀血加重。④熟睡时中枢神经敏感度降低,因此肺瘀血必须达到一定程度后方能使患者因气喘惊醒。

**3.急性肺水肿**

急性肺水肿是左心衰竭的重症表现,是阵发性呼吸困难的进一步发展。常突然发生,呈端坐呼吸,表情焦虑不安,频频咳嗽,咯大量泡沫状或血性泡沫性痰液,严重时可有大量泡沫样液体由鼻涌出,面色苍白,口唇青紫,皮肤湿冷,两肺布满湿啰音及哮鸣音,血压可下降,甚至休克。

**4.咳嗽和咯血**

咳嗽和咯血为肺泡和支气管黏膜瘀血所致,多与呼吸困难并存,咯白色泡沫样黏痰或血性痰。

**5.其他症状**

其他症状可有疲乏无力、失眠、心悸、发绀等。严重患者脑缺氧、缺血时可出现陈-施呼吸、嗜睡、眩晕、意识丧失、抽搐等。

**6.体征**

除原有心脏病体征外,可有舒张期奔马律、交替脉、肺动脉瓣区第二心音亢进。轻症肺底部可听到散在湿性啰音,重症则湿啰音满布全肺,有时可伴哮鸣音。

**7.X 射线及其他检查**

X 射线检查可见左心扩大及肺瘀血,肺纹理增粗。急性肺水肿时可见由肺门伸向肺野呈蝶形的云雾状阴影。心电图检查可出现心率快及左心室肥厚图形。臂舌循环时间延长(正常为10~15秒),臂肺循环时间正常(4~8秒)。

**(二)右心衰竭**

**1.水肿**

皮下水肿是右心衰竭的典型症状。在水肿出现前,由于体内已有水钠潴留,体液潴留在 5 kg 以上才出现水肿,故多只有体重增加。水肿多先见于下肢,卧床患者则在腰、背及骶部等低重部位明显,呈凹陷性水肿。重症则波及全身。水肿多于傍晚发生或加重,休息一夜后消失或减轻,伴有夜间尿量增加。这是由于夜间休息时,回心血量比白天活动时增多,心脏能将静脉回流血量排出,心室收缩末期残留血量减少,静脉和毛细血管压力有所减轻,因而水肿减轻或消退。

少数患者可出现胸腔积液和腹腔积液。胸腔积液可同时见于左、右两侧胸腔,但以右侧较多,其原因不甚明了。壁层胸膜静脉血回流体静脉,而脏层胸膜静脉血流入肺静脉,因而胸腔积液多见于左、右心衰竭并存时。腹腔积液多由心源性肝硬化引起。

**2.颈静脉怒张和内脏瘀血**

坐位或半卧位时可见颈静脉怒张,其出现常较皮下水肿或肝大出现为早,同时可见舌下、手臂等浅表静脉异常充盈。肝大并压痛可先于皮下水肿出现。长期肝瘀血、缺氧可引起肝细胞变性、坏死,并发展为心源性肝硬化,肝功能检查异常或出现黄疸。若与三尖瓣关闭不全并存,肝脏触诊呈扩张性搏动。胃肠道瘀血常引起消化不良、食欲减退、腹胀、恶心和呕吐等症状。肾瘀血致尿量减少,尿中可有少量蛋白和细胞。

**3.发绀**

右心衰竭患者多有不同程度发绀,首先见于指端、口唇和耳郭,与单纯左心功能不全者相比较显著,除血红蛋白在肺部氧合不全外,其与血流缓慢,以及组织自身毛细血管中吸取较多的氧而使脱氧血红蛋白增加有关。严重贫血者则不出现发绀。

4.神经系统症状

神经系统症状可有神经过敏、失眠、嗜睡等症状。重者可发生精神错乱,可能是由脑出血、缺氧或电解质紊乱等原因引起的。

5.心脏及其他检查

主要为原有心脏病体征,由于右心衰竭常继发于左心衰竭的基础上,因而左、右心均可扩大。右心扩大引起了三尖瓣关闭不全时,在三尖瓣音区可听到收缩期吹风样杂音。静脉压增高,臂肺循环时间延长,因而臂舌循环时间也延长。

### (三)全心衰竭

左、右心功能不全的临床表现同时存在,但患者或以左心衰竭的表现为主或以右心衰竭的表现为主,左心衰竭肺充血的临床表现可因右心衰竭的发生而减轻。

## 四、护理

### (一)护理要点

(1)减轻患者心脏负担,预防心力衰竭的发生。

(2)合理使用强心、利尿、扩血管药物,改善心功能。

(3)密切观察患者病情变化,及时救治急性心力衰竭。

(4)对患者进行健康教育。

### (二)减轻心脏负担,预防心力衰竭

休息可减少全身肌肉活动,减少氧的消耗,也可减少静脉回心血量及减慢心率,从而减轻心脏负担。根据患者病情适当安排其生活和劳动,可以尽量减轻心脏负荷。对于轻度心力衰竭患者,可仅限制其体力活动,并规定充分的午睡时间或较健康人多一些的夜间睡眠时间。较重的心力衰竭患者均应卧床休息,并尽可能使卧床休息患者的体位舒适。当心力衰竭表现有明显改善时,应尽快允许和鼓励患者逐渐恢复体力活动,恢复体力活动的速度和程度视患者心力衰竭的严重程度、发作时间的长短及患者对治疗的反应等而定。如心脏功能已完全恢复正常或接近正常,则每日可做轻度的体力活动。

饮食应少食多餐,给予低热量、多维生素、易消化食物,避免过饱而加重心脏负担。目前由于利尿剂应用方便,对钠盐限制不必过于严格,一般轻度心力衰竭患者每日摄入食盐 5 g 左右(健康人每日摄入食盐 10 g 左右),中度心力衰竭患者给予低盐饮食(含钠 2~4 g),重度心力衰竭患者给予无钠饮食。对经一般限盐、利尿,病情未能得到很好控制者,则应进一步严格限盐,摄入量不超过 1 g。饮水量一般不加限制,仅对并发稀释性低钠血症者,限制每日入水量 500 mL 左右。

### (三)合理使用强心药物并观察毒性反应

洋地黄类强心苷是目前治疗心力衰竭的主要药物,能直接加强心肌收缩力,增加心排血量,从而使心脏收缩末期残余血量减少,舒张末期压力下降,有利于缓解各器官的瘀血,增加尿量,减慢心率。常用的给药方法:负荷量加维持量,在短期内 1~3 天给予一定的负荷量,以后每日用维持量,适用于急性心力衰竭、较重的心力衰竭或需尽快控制病情的患者;单用维持量,近年来证实,洋地黄类药物治疗剂量的大小与其增强心肌收缩力作用呈线性关系,故对较轻的

心力衰竭和易发生中毒的患者可用较小的剂量,而不采用惯用的洋地黄负荷量法,尤其对慢性心力衰竭更适用。

洋地黄用量的个体差异大,且治疗剂量与中毒剂量较接近,故用药期间需要密切观察洋地黄的毒性反应。洋地黄毒性反应如下。①消化道反应:食欲不振、恶心、呕吐、腹泻等。②神经系统反应:头痛、眩晕、视觉改变(黄视或绿视)。③心脏反应:可发生各种心律失常。常见的心律失常类型为室性期前收缩,尤其是呈二联、三联或多源性者;其他的有房性心动过速伴有房室传导阻滞交界性心动过速各种不同程度的房室传导阻滞室性心动过速心房纤维颤动等。④血清洋地黄含量:放射性核素免疫法测定血清地高辛含量小于 2.0 ng/mL,或洋地黄毒苷小于20 $\mu$g/mL为安全剂量。中毒者多数大于以上浓度。

使用洋地黄类药物时的注意事项:①服药前要先了解病史,如询问已用洋地黄情况、利尿剂的使用情况及电解质浓度如何,如果存在低钾、低镁易诱发洋地黄中毒。②心力衰竭反复发作、严重缺氧、心脏明显扩大的患者对洋地黄药物耐受性差,宜小剂量使用。③询问有无合并使用增加或降低洋地黄敏感性的药物。例如,心得安、利血平、利尿剂、抗甲状腺药物、维拉帕米、胺碘酮、肾上腺素等可增加洋地黄敏感性;而消胆胺、抗酸药物、降胆固醇药及巴比妥类药则可降低洋地黄敏感性。④了解肝脏肾脏功能,地高辛主要自肾脏排泄,肾功能不全者,宜减少用量;洋地黄毒苷经肝脏代谢胆管排泄,部分转化为地高辛。⑤密切观察洋地黄毒性反应。⑥静脉给药时应用 5 %～20 %的 GS 溶液稀释,混匀后缓慢静推,一般不少于 15 分钟,用药时注意听诊心率及节律的变化。

**(四)观察应用利尿剂后的反应**

慢性心力衰竭患者,首选噻嗪类药,采用间歇用药,即每周固定服药 2～3 天,停用 4～5 天。若无效可加服氨苯蝶啶或安体舒通。如果上两药联用效果仍不理想,可以用速尿代替噻嗪类药物。急性心力衰竭或肺水肿者,首选速尿或利尿酸钠等快速利尿药。在应用利尿剂 1 小时后,静脉缓慢注射氨茶碱0.25 g,可增加利尿效果。应用利尿剂后要密切观察尿量,每日测体重,准确记录 24 小时液体出入量,大量利尿者应测血压、脉搏和抽血查电解质,观察有无利尿过度引起的脱水、低血容量和电解质紊乱的表现,尤其是应用排钾利尿剂后有无乏力、恶心、呕吐、腹胀等低钾表现。对于利尿反应差者,应找出利尿不佳的原因,如了解肾脏功能情况,是否存在低血压、低血钾、低血镁或稀释性低钠血症,以及用药是否合理等。

**(五)合理使用扩血管药物并观察用药反应**

血管扩张剂既可以扩张周围小动脉,减轻心脏排血时的阻力,从而减轻心脏后负荷,又可以扩张周围静脉,减少回心血量,减轻心脏前负荷,进而改善心功能。常用的以扩张静脉为主的药物有硝酸甘油、硝酸脂类及吗啡类药物;以扩张动脉为主的药物有苄胺唑啉、肼屈嗪、硝苯地平;兼有扩张动脉和静脉的药物有硝普钠、哌唑嗪及卡托普利等。在开始使用血管扩张剂时,要密切观察病情和用药前后血压、心率的变化,慎防血管扩张过度、心脏充盈不足、血压下降、心率加快等不良反应。用血管扩张药时要注意,应从小剂量开始,用药前后对比心率、血压变化情况或床边监测血流动力学。根据具体情况,每 5～10 分钟测量 1 次,若用药后血压较用药前降低 1.33～2.66 kPa,应谨慎调整药物浓度或停用。

**(六)急性肺水肿的救治及护理**

急性肺水肿为急性左心功能不全或急性左心衰竭的主要表现,多为突发严重的左心室排血不足或左心房排血受阻引起肺静脉及肺毛细血管压力急剧升高所致。当肺毛细血管压升高超过血浆胶体渗透压时,液体即从毛细血管漏到肺间质、肺泡甚至气道内,引起肺水肿。典型发作表现为突然严重气急,每分钟呼吸可为 30～40 次,端坐呼吸,阵阵咳嗽,面色苍白,出大汗,常咯出泡沫样痰,严重者可从口腔和鼻腔内涌出大量粉红色泡沫液体。发作时心率、脉搏增快,血压在起始时可升高,以后降至正常或低于正常。两肺内可闻及广泛的水泡音和哮鸣音,心尖部可听到奔马律。

**1.治疗原则**

(1)减少肺循环血量和静脉回心血量。

(2)增加心搏量,包括增强心肌收缩力和降低周围血管阻力。

(3)减少血容量。

(4)减少肺泡内液体漏出,保证气体交换。

**2.护理措施**

(1)使患者取坐位或半卧位,两腿下垂,减少下肢静脉回流,减少回心血量。

(2)立即皮下注射吗啡 10 mg 或派替啶 50～100 mg,使患者安静并减轻呼吸困难。但对昏迷、严重休克、有呼吸道疾病或痰液极多者忌用,对年老、体衰、瘦小者应减量。

(3)改善通气、换气功能,轻度肺水肿早期高流量氧气吸入,开始是 2～3 L/min,以后逐渐增为 4～6 L/min,氧气湿化瓶内加 75 %乙醇或选用有机硅消泡沫剂,以降低肺泡内泡沫的表面张力,使泡沫破裂,改善通气功能。肺水肿明显出现即应做气管插管进行加压辅助呼吸,改善通气与氧的弥散,减少肺内分流,提高血氧分压。肺水肿基本控制后,可采用呼吸机间歇正压呼吸,当动脉血氧分压小于 9.31 kPa 时,可改为持续正压呼吸。

(4)速给西地兰 0.4 mg 或毒毛花苷 K 0.25 mg,加入葡萄糖溶液中缓慢静推。

(5)快速利尿,如速尿 20～40 mg 或利尿酸钠 25 mg 静脉注射。

(6)静脉注射氨茶碱 0.25 g 用 50 %葡萄糖溶液 20～40 mL 稀释后缓慢注入,减轻支气管痉挛,增加心肌收缩力和促进尿液排出。

(7)氢化可的松 100～200 mg 或地塞米松 10 mg 溶于葡萄糖溶液中静脉注射。

**(七)健康教育**

随着人们生活水平的不断提高,人们对生活质量的要求也越来越高。心力衰竭的转归及治愈程度将直接影响患者的生活质量,预防心力衰竭发生以保证患者的生活质量就显得更为重要。首先,要避免诱发因素,例如,气候转换时要预防感冒,及时添加衣服;以乐观的态度对待生活,情绪平稳,不要大起大落、过于激动;体力劳动不要过重;适当掌握有关的医学知识以便自我保健;等等。其次,对已明确心功能Ⅱ级、Ⅲ级的患者要按一般治疗标准,合理正确按医嘱服用强心、利尿、扩血管药物,注意休息和营养,并定期门诊随访。

# 第六节　消化性溃疡

消化性溃疡是一种常见的胃肠道疾病,简称"溃疡病",通常指发生在胃或十二指肠球部的溃疡,并分别被称为胃溃疡(Gastric Ulcer, GU)或十二指肠溃疡(Duodenal Ulcer, DU)。事实上,本病可以发生在与酸性胃液相接触的其他胃肠道部位,包括食管下端、胃肠吻合术后的吻合口及其附近的肠祥,以及含有异位胃黏膜的 Meckel 憩室。

消化性溃疡是一组常见病、多发病,人群中患病率为 5 %～10 %,严重危害人们的健康。本病可见于任何年龄,以 20～50 岁为多,占 80 %,10 岁以下或 60 岁以上者较少。胃溃疡常见于中年和老年人,男性多于女性,二者之比约为 3∶1。十二指肠溃疡患病率高于胃溃疡,是胃溃疡的 5 倍。

## 一、病因及发病机制

消化性溃疡病因和发病机制尚不十分明确,学说甚多,归纳起来有三个方面:损害因素的作用,即化学性、药物性等因素的直接破坏作用;保护因素的减弱;易感及诱发因素(遗传、性激素、工作负荷等)。目前认为,胃溃疡多以保护因素减弱为主,而十二指肠球部溃疡则以损害因素的作用为主。

### (一)损害因素作用

#### 1.胃酸及胃蛋白酶分泌异常

31 %～46 %的 DU 患者胃酸分泌率高于正常高限(正常男性为 11.6～60.6 mmol/h,女性为 8.0～40.1 mmol/h)。因胃蛋白酶原随胃酸分泌,故患者中胃蛋白酶原分泌增加的百分比大致与胃酸分泌增加的百分比相同。

多数 GU 患者酸分泌率正常或低于正常,仅少数患者(如佐林格－埃利森综合征)酸分泌率高于正常。虽然如此,并不能排除胃酸及胃蛋白酶是某些 GU 的病因。通常认为,在胃酸分泌高的溃疡患者中,胃酸和胃蛋白酶是导致发病的重要因素。

基础胃酸分泌增加可由下列因素所致:①胃泌素分泌增加(佐林格－埃利森综合征等)。②乙酰胆碱刺激增加(迷走神经功能亢进)。③组织胺刺激增加(系统性肥大细胞病或嗜碱性粒细胞白血病)。

#### 2.药物性因素

阿司匹林、糖皮质激素、非甾体消炎药等可直接破坏胃黏膜屏障,被认为与消化性溃疡的发病有关。

#### 3.胆汁及胰液反流

胆酸、溶血卵磷脂及胰酶是一些消化性溃疡的致病因素,尤其见于某些 GU。这些 GU 患者幽门括约肌功能不全,胆汁和(或)胰酶反流入胃造成胃炎,继发 GU。

胆汁及胰液损伤胃黏膜的机制可能是改变覆盖上皮细胞表面的黏液,损伤胃黏膜屏障,使黏膜更易受胃酸和胃蛋白酶的损害。

### (二)保护因素减弱

**1.黏膜防护异常**

胃黏膜屏障由黏膜上皮细胞顶端的一层脂蛋白膜组成,使黏膜免受胃内容损伤或在损伤后迅速修复。黏液的分泌减少或结构异常均能使凝胶层黏液抵抗力减弱。胃黏膜血流减少导致细胞损伤与溃疡。胃黏膜缺血是严重内、外科疾病患者发生急性胃黏膜损伤的直接原因。胃小弯处易发溃疡可能与其侧枝血管较少有关。黏膜碳酸氢盐和前列腺素分泌减少也可使黏膜防御功能降低。

**2.胃肠道激素**

胃肠道黏膜与胰腺的内分泌细胞分泌多种肽类和胺类胃肠道激素(胰泌素、胆囊收缩素、血管活性肠肽、高血糖素、肠抑胃肽、生长抑素、前列腺素等)。它们具有一定生理作用,主要参与食物消化过程,调节胃酸/胃蛋白酶分泌,并能营养和保护胃肠黏膜,一旦这些激素分泌和调节失衡,即易产生溃疡。

### (三)易感及诱发因素

**1.遗传倾向**

消化性溃疡有相当高的家族发病率。曾有报告 20 %～50 %的患者有家族史,而一般人群的发病率仅为 5 %～10 %。许多临床调查研究表明,DU 患者的血型以 O 型多见,消化性溃疡伴并发症者也以 O 型多见,这与 50 %DU 患者和 40 %GU 患者不分泌 ABH 血型物质有关。DU 与 GU 的遗传易感基因不同,提示 GU 与 DU 是两种不同的疾病。GU 患者的子女患GU 风险为一般人群的 3 倍,而 DU 患者的子女患 DU 风险则并不比一般人群高。曾有报道,62 %的儿童 DU 患者有家族史。消化性溃疡的遗传因素还直接表现为某些少见的遗传综合征。

**2.性腺激素因素**

国内报道,消化性溃疡的男女性别比为(3.9～8.5)∶1,这种差异被认为与性激素作用有关。女性激素对消化道黏膜具有保护作用。生育期妇女罹患消化性溃疡明显少于绝经期后妇女,妊娠期妇女的发病率也明显低于非妊娠期妇女。现认为,女性性腺激素,特别是黄体酮,能阻止溃疡病的发生。

**3.心理—社会因素**

研究认为,消化性溃疡属于心理生理疾患的范畴,特别是 DU 与心理社会因素的关系尤为密切。与溃疡病的发生有关的心理社会因素主要有以下三种。

(1)长期的精神紧张:不良的工作环境和劳动条件,长期的脑力活动造成的精神疲劳,加之睡眠不足,缺乏应有的休息和调节导致精神过度紧张。

(2)强烈的精神刺激:重大的生活事件,生活情景的突然改变,社会环境的变迁,如丧偶、离婚、自然灾害、战争动乱等造成的心理应激。

(3)不良的情绪反应:不协调的人际关系,工作生活中的挫折,无所依靠而产生的心理上的"失落感"和愤怒、抑郁、忧虑、沮丧等不良情绪。消化系统是情绪反应的敏感器官系统,所以这些心理社会因素会在其他一些内外致病因素的综合作用下,促使溃疡病的发生。

4.个性和行为方式

个性特点和行为方式与本病的发生也有一定关系,它既可作为本病的发病基础,又可改变疾病的过程,影响疾病的转归。溃疡病患者的个性和行为方式有以下五个特点。

(1)竞争性强,雄心勃勃。有的人在事业上虽取得了一定成就,但其精神往往过于紧张,即使在休息时,也不能出现良好的精神松弛状态。

(2)独立和依赖之间的矛盾。生活中希望独立,但行动上又不愿吃苦,因循守旧、被动、顺从、缺乏创造性、依赖性强,因而引起心理冲突。

(3)情绪不稳定。遇到刺激,内心情感反应强烈,易产生挫折感。

(4)惯于自我克制。情绪虽易波动,但往往喜怒不形于色,即使在愤怒时,也常常是"怒而不发",情绪反应被阻抑,导致更为强烈的自主神经系统功能紊乱。

(5)其他。性格内向、孤僻、过分关注自己、不好交往、自负、焦虑、易抑郁、事无巨细、苛求井井有条等。

5.吸烟

吸烟与溃疡发病是否有关,尚不明确。但流行病学研究发现:溃疡患者中吸烟比例较对照组高,吸烟量与溃疡病流行率呈正相关,吸烟者死于溃疡病者比不吸烟者多,吸烟者的DU较不吸烟者难愈合,吸烟者的DU复发率比不吸烟者高。吸烟与GU的发病关系则不清楚。

6.酒精及咖啡饮料

酒精及咖啡饮料都能刺激胃酸分泌,但缺乏引起胃、十二指肠溃疡的确定依据。

## 二、症状和体征

### (一)疼痛

溃疡疼痛的确切机制尚不明确。较早曾提出胃酸刺激是溃疡疼痛的直接原因。因溃疡疼痛发生于进餐后一段时期,此时胃内胃酸浓度达到最高水平。然而,以酸灌注溃疡病患者却不能诱发疼痛,"酸理论"也不能解释十二指肠溃疡疼痛。由于溃疡痛与胃内压力的升高同步,故胃壁肌紧张度增高与十二指肠球部痉挛均被认为是溃疡痛的原因。溃疡周围水肿与炎症区域的肌痉挛,或溃疡基底部与胃酸接触可引起持续烧灼样痛。给溃疡病患者服用安慰剂,发现其具有与抗酸剂同样的缓解疼痛的疗效,有些患者在进食时反而会疼痛加重,因此溃疡疼痛的另一种机制可能与胃、十二指肠运动功能异常有关。

1.疼痛的性质与强度

溃疡痛常为绞痛、针刺样痛、烧灼样痛和钻痛,也可仅为烧灼样感或类似饥饿性胃收缩感以致难与饥饿感相区别。疼痛的程度因人而异,多数呈钝痛,可忍受,无须立即停止工作。老年人感觉迟钝,疼痛往往较轻。少数人则剧痛,需使用止痛剂才可缓解。约 10 %的患者在病程中不觉疼痛,直至出现并发症时才被诊断,故被称为无痛性溃疡。

2.疼痛的部位和放射

无并发症的 GU 的疼痛部位常在剑突下或上腹中线偏左;DU 多在剑突下偏右,范围较局限。疼痛常不放射,一旦发生穿透性溃疡或溃疡穿孔,则疼痛向背部、腹部其他部位,甚至肩部放射。有报道在一些吸烟的溃疡病患者中,疼痛可向左下胸放射,类似心绞痛,称为胃心综合征。患者戒烟和溃疡治愈后,左下胸痛即消失。

3.疼痛的节律性

消化性溃疡病中一项最特别的表现是疼痛的出现与消失呈节律性,这与胃的充盈和排空有关。疼痛常与进食有明显关系。GU 疼痛多在餐后 0.5～2 小时出现,至下餐前消失,即有"进食－疼痛－舒适"的规律。DU 疼痛多在餐后 3～4 小时出现,进食后可缓解,即有"进食－舒适－疼痛"的规律。疼痛还可出现在晚间睡前或半夜痛醒,称为夜间痛。

4.疼痛的周期性

消化性溃疡的疼痛发作可延续数天或数周后自行缓解,称为溃疡痛小周期。每逢深秋至冬春季节交替时疼痛发作,构成溃疡痛的大周期。溃疡病病程的周期性原因不明,可能与机体全身反应,特别是神经系统兴奋性的改变有关,也与气候变化和饮食失调有关,一般饮食不当、情绪波动、气候突变等可加重疼痛。进食、饮牛奶、休息、局部热敷、服制酸药物可缓解疼痛。

### (二)胃肠道症状

1.恶心、呕吐

溃疡病的呕吐为胃性呕吐,属反射性呕吐。呕吐前常有恶心感且与进食有关,但恶心与呕吐并非单纯性胃、十二指肠溃疡的症状。消化性溃疡患者发生呕吐很可能伴有胃潴留或与幽门附近溃疡刺激有关。刺激性呕吐于进食后迅速发生,患者在呕吐大量胃内容物后感觉轻松。幽门梗阻胃潴留所致呕吐很可能发生于清晨,呕吐物中含有隔宿的食物,并带有酸馊气味。

2.嗳气与胃灼热

(1)嗳气可见于溃疡病患者,此症状无特殊意义。多见于年轻的 DU 患者,可伴有幽门痉挛。

(2)胃灼热(也称烧心)是位于心窝部或剑突后的发热感,见于 60 ％～80 ％溃疡病患者,患者多有高酸分泌。可在消化性溃疡发病之前多年发生。胃灼热与溃疡痛相似,有在饥饿时与夜间发生的特点,且同样具有节律性与周期性。胃灼热发病机制仍有争论,目前多认为是由反流的酸性胃内容物刺激下段食管的黏膜引起的。

3.其他消化系统症状

消化性溃疡患者食欲一般无明显改变,少数有食欲亢进。由于疼痛常与进食有关,患者往往不敢多食。因有些患者长期疼痛或并发慢性胃、十二指肠炎,胃分泌与运动功能减退,导致食欲减退,这较多见于慢性 GU。有些 DU 患者有周期性唾液分泌增多,可能与迷走神经功能亢进有关。

痉挛性便秘是消化性溃疡常见症状之一,但其原因与溃疡病无关,而与迷走神经功能亢进、严重偏食使纤维食物摄取过少,以及药物(铝盐、铋盐、钙盐、抗胆碱能药)的不良反应有关。

### (三)全身性症状

除胃肠道症状外,患者可有自主神经功能紊乱的症状,如缓脉、多汗等。久病更易出现焦虑、抑郁和失眠等精神症状。疼痛剧烈影响进食者可有消瘦及贫血情况。

## 三、并发症

约 1/3 的消化性溃疡患者病程中出现出血、穿孔或梗阻等并发症。

**（一）出血**

出血是消化性溃疡最常见的并发症，见于15％～20％的DU患者和10％～15％的GU患者。它标志着溃疡病变处于高度活动期。发生出血的危险率与病期长短无关，1/4～1/3患者发生出血时无溃疡病史。出血多见于寒冷季节。

出血是溃疡腐蚀血管所致。急性出血最常见现象为黑便和呕血，仅50～75 mL的少量出血即可表现为黑便。GU者大量出血时有呕血伴黑便。DU则多为黑便，量多时反流入胃也可表现为呕血。如大量血流快速通过胃肠道，粪色则为暗红或酱色。大量出血导致急性循环血量下降，出现体位性心动过速、脉压减小和直立性低血压，严重者发生休克。

**（二）穿孔**

溃疡严重，穿破浆膜层可致穿孔：十二指肠内容物经过溃疡穿孔进入腹膜腔即游离穿孔；溃疡侵蚀穿透胃、十二指肠壁，但被胰、肝、脾等实质器官所封闭而不形成游离穿孔；溃疡扩展至空腔脏器如胆总管、胰管、胆囊或肠腔形成瘘管。

6％～11％的DU患者和2％～5％的GU患者发生游离穿孔，甚至以游离穿孔为起病方式。老年男性及服用非类固醇抗炎药者较易发生游离穿孔。十二指肠前壁溃疡容易穿孔，偶有十二指肠后壁溃疡穿孔至小网膜囊引起背痛而非弥漫性腹膜炎症。GU穿孔多位于小弯处。

游离穿孔的特点为突然出现，发展很快，有持续的剧烈疼痛。痛始于上腹部，很快发展为全腹痛，活动可加剧，患者多取仰卧不动的体位。腹部触诊压痛明显，腹肌广泛板样强直。由于体液向腹膜腔内渗出，常有血压降低、心率加快、血液浓缩及白细胞增高，少有发热。16％患者血清淀粉酶轻度升高。75％患者直立位胸腹部X射线检查可见游离气体。经鼻胃管注入400～500 mL空气或碘造影剂后摄片，更易发现穿孔。

有时，游离穿孔的临床表现可不典型：如穿孔很快闭合，腹腔细菌污染很轻，临床症状可很快自动改善；老年或有神经精神障碍者，腹痛及腹部体征不明显，仅表现为原因不明的休克；体液缓慢渗入腹膜腔而集积于右结肠旁沟，临床表现似急性阑尾炎。

溃疡穿孔至胰腺者通常有难治性溃疡疼痛。十二指肠后壁穿透者血清淀粉酶及脂酶水平可升高。偶尔穿孔可引起瘘管，如十二指肠穿孔至胆总管瘘管，胃溃疡穿通至结肠或十二指肠瘘管。

穿孔死亡率为5％～15％，而靠近贲门的高位胃溃疡的死亡率更高。

**（三）幽门梗阻**

约5％的DU和幽门溃疡患者出现幽门梗阻。梗阻由水肿、平滑肌痉挛、纤维化或诸种因素合并所致，梗阻多为溃疡病后期表现。消化性溃疡并发梗阻的死亡率为7％～26％。

由于梗阻使胃排空延缓，患者常出现恶心、呕吐、上腹部饱满、胀气、食欲减退、早饱、畏食和体重明显下降。上腹痛经呕吐后可暂时缓解。呕吐多在进食后1小时或更长时间后出现，吐出量大，为不含胆汁的未消化食物，此种症状可持续数周至数月。体格检查可见血容量不足征象（低血压、心动过速、皮肤黏膜干燥），上腹部蠕动波及胃部振水音。

实验室检查常有血液浓缩、肾前性氮质血症等血容量不足征象及由呕吐引起的低钾低氯代谢性碱中毒。若体重丧失明显，可出现低蛋白血症。

**（四）癌变**

少数 GU 患者发生癌变，发生率不详。凡 45 岁以上患者，内科积极治疗无效，以及营养状态差、贫血、粪便隐血试验持续阳性者均应做钡餐、纤维胃镜检查及活组织病理检查，以尽早发现癌变。

### 四、检查

**（一）血清胃泌素含量**

放免法检测胃泌素可检出佐林格－埃利森综合征及其他高胃酸分泌性消化性溃疡。未服过大剂量的抗酸剂、$H_2$ 受体拮抗剂或质子泵抑制剂等药者，如空腹血清胃泌素水平大于200 pg/mL，应测定胃酸分泌量，以明确是否由恶性贫血、萎缩性胃炎、胃癌或迷走神经切除等因素致胃泌素反馈性增高。血清胃泌素含量及基础酸排量均增加仅见于少数疾病。测定静脉注射胰泌素后的血清胃泌素浓度，有助于确诊诊断不明的佐林格－埃利森综合征。

**（二）胃酸分泌试验方法**

胃酸分泌试验方法是在透视下将胃管置入胃内，管端位于胃窦，以吸引器吸取胃液，测定每次吸取的胃液量及酸浓度的试验方法。健康人胃酸分泌量见表 1-1。GU 患者的酸排量与健康人相似，而 DU 患者则在空腹和夜间均维持较高水平。胃酸分泌幅度在健康人和消化性溃疡患者之间重叠，GU 与 DU 之间亦有重叠，故胃酸分泌检查对溃疡病的定性诊断意义不大。对缺乏胃酸的溃疡病，应疑有癌变；胃酸很高，基础酸排量和最高酸排量明显增高，则提示胃泌素瘤的可能。

表 1-1　健康男、女性正常胃酸分泌的高限及低限值　　　　　　单位：mmol/h

| | 基础 | 最高 | 最大 | 基础/最大 |
| --- | --- | --- | --- | --- |
| 男性（N＝172）高限值 | 10.5 | 60.6 | 47.7 | 0.31 |
| 男性（N＝172）低限值 | 0 | 11.6 | 9.3 | 0 |
| 女性（N＝76）高限值 | 5.6 | 40.1 | 31.2 | 0.29 |
| 女性（N＝76）低限值 | 0 | 8.0 | 5.6 | 0 |

**（三）X 射线钡餐检查**

X 射线钡餐检查是确定诊断的有效方法，尤其对临床表现不典型者。消化性溃疡在 X 射线征象上出现形态和功能的改变，即直接征象与间接征象。由钡剂充填溃疡形成龛影为直接征象，是最可靠的诊断依据。溃疡病周围组织的炎性病变与局部痉挛产生钡餐检查时的局部压痛或激惹现象及溃疡愈合形成瘢痕收缩使局部变形均属于间接征象。

**（四）纤维胃镜检查**

胃镜检查对消化性溃疡的诊断和鉴别诊断有很大价值。该检查可以发现 X 射线难以发现的浅小溃疡，准切地判断溃疡的部位、数目、大小、深浅、形态及病期（活动期、愈合期、瘢痕期），对随访溃疡的过程和判定治疗的效果有价值。胃镜检查还可在直视下做胃黏膜活组织检查等，故对溃疡良性、恶性的鉴别价值较大。

**（五）粪便隐血试验**

溃疡活动期，溃疡面有微量出血，粪隐血试验大都阳性，治疗 1 周后多转为阴性。如持续阳性,则疑有癌变。

### (六)幽门螺杆菌(Helicobacter Pylori, HP)感染检查

近来 HP 在消化性溃疡发病中的重要作用备受重视。我国人群中 HP 感染率为 40 ％～ 60 ％。HP 在 GU 和 DU 中的检出率更是分别为 70 ％～80 ％和 90 ％～100 ％。诊断 HP 的 方法有多种:①直接从活检胃黏膜中细菌培养、组织涂片或切片染色查 HP。②用尿素酶试 验、$^{14}$C尿素呼吸试验、胃液尿素氮检测等方法测定胃内尿素酶活性。③血清学查抗 HP 抗体。 ④聚合酶链式反应技术查 HP。

## 五、护理

### (一)护理观察

**1.腹痛**

观察腹痛的部位、性质、强度,有无放射痛,与进食、服药的关系,腹痛有无周期性。

**2.呕吐**

观察呕吐物性质、气味、量、颜色,呕吐次数及与进食的关系,注意有无因呕吐而致脱水和 低钾、低钠血症及低氯性碱中毒。

**3.呕血和黑便**

观察呕血、便血的量、次数和性质。注意出血前有无恶心、呕吐、上腹不适,血中是否混有 食物,以便与咯血相区别。半数以上溃疡出血者有 38.5 ℃ 以下的低热,持续时间与出血时间 一致,可作为出血活动的一个标志,故应每日多次测体温。

**4.穿孔**

由于老年人常有其他慢性病,穿孔时腹痛、腹肌紧张不明显,可无显著压痛和反跳痛,常易 误诊,死亡率高,应予密切观察生命体征和腹部情况。

**5.幽门梗阻**

观察以下情况可了解胃潴留程度:餐后 4 小时后胃液量(正常小于 300 mL),禁食 12 小时 后胃液量(正常小于 200 mL),空腹胃注入 750 mL 生理盐水 30 分钟后胃液量(正常小于 400 mL)。

**6.其他**

注意观察有无影响溃疡愈合的焦虑和忧郁、饮食不节、熬夜、过度劳累、服药不正规、服用 阿司匹林和肾上腺皮质激素、吸烟等。

### (二)常规护理

**1.休息**

消化性溃疡属于典型的心身疾病,心理—社会因素对发病起着重要作用。因此,规律的生 活和劳逸结合的工作安排,无论是在本病的发作期还是缓解期都十分重要。休息是消化性溃 疡基本和重要的护理方式,包括精神休息和躯体休息。病情轻者可边工作边治疗,较重者应卧 床数天至两周,继之休息 1～2 月。平卧休息时胆汁反流明显减少,对胃溃疡患者有利。另外, 应保证充足的睡眠,服用适量镇静剂。

**2.戒烟、酒及其他嗜好品**

吸烟者,消化性溃疡的发病率较不吸烟者多。吸烟可使溃疡恶化或延迟溃疡愈合。吸烟

会削弱十二指肠液中和胃酸的能力,还能引起十二指肠液反流入胃。患者戒烟后溃疡症状明显改善。有研究认为就 DU 患者而言,戒烟比服西咪替丁更重要。

酒精能损坏胃黏膜屏障引起胃炎而加重症状,延迟愈合。此外,酒精还能减弱胰泌素对胰外分泌腺分泌水和碳酸氢根的作用,降低了胰液中和胃酸的能力。临床观察也显示消化性溃疡患者停止饮酒后症状减轻,故应劝患者戒酒。

咖啡等物质能刺激胃酸与胃蛋白酶分泌,还可使胃黏膜充血,加剧溃疡病症状,故应不饮或少饮咖啡、可乐、茶、啤酒等。

3.饮食

饮食护理是消化性溃疡病治疗的重要组成部分。饮食护理的目的是减轻机械性和化学性刺激、缓解和减轻疼痛。合理营养有利改善营养状况,纠正贫血,促进溃疡愈合,避免发生并发症。

**(三)饮食护理原则**

1.宜少量多餐,定时、定量进餐

每日 5~7 餐,每餐量不宜过饱,约为正常量的 2/3。因少量多餐既可中和胃酸,减少胃酸对溃疡面的刺激,又可供给足够营养。少量多餐在急性消化性溃疡时更为适宜。

2.宜选食营养价值高、质软且易于消化的食物

如牛奶、鸡蛋、豆浆、鱼、嫩的瘦猪肉等食物,经加工烹调变得细软易消化,对胃肠无刺激。同时注意补充足够的热量及蛋白质和维生素。

3.蛋白质、脂肪、碳水化合物的供给要求

蛋白质按每日每千克体重 1~1.5 g 供给;脂肪按每日 70~90 g 供给,选择易消化吸收的乳融状脂肪(如奶油、牛奶、蛋黄、黄油、奶酪等),也可用适量的植物油;碳水化合物按每日 300~350 g 供给。选择易消化的糖类如粥、面条、馄饨等,但蔗糖不宜供给过多,否则可使胃酸增加,且易胀气。

4.避免化学性和机械性刺激的食物

化学性刺激的食物有咖啡、浓茶、可可、巧克力等,这些食物可刺激胃酸分泌增加;机械性刺激的食物有油炸猪排、花生米、粗粮、芹菜、韭菜、黄豆芽等,这些食物可刺激胃黏膜表面血管和溃疡面。总之,溃疡病患者不宜吃过咸、过甜、过酸、过鲜、过冷、过热及过硬的食物。

5.食物烹调必须切碎制烂

可选用蒸、煮、氽、烧、烩、焖等烹调方法。不宜采用爆炒、滑溜、干炸、油炸、生拌、烟熏、腌腊等烹调方法。

6.必须预防便秘

溃疡病饮食中含粗纤维少,食物细软,易引起便秘,宜经常吃些润肠通便的食物如蜂蜜、果汁、菜汁等,可预防便秘。

溃疡病急性发作或出血刚停止后,进流质饮食,每日 6~7 餐。无消化道出血且疼痛较轻者宜进厚流质或少渣半流质饮食,每日 6 餐。病情稳定、自觉症状明显减轻或基本消失者,细软半流质每日 6 餐进饮食。基本愈合者每日 3 餐普食加 2 餐点心,不宜进食油煎、炸和粗纤维多的食物。

出现呕血、幽门梗阻严重或急性穿孔者均应禁食。

### (四)心理护理

在治疗护理过程中应注重教育,应把防病、治病的基本知识介绍给患者。如让患者注意避免精神紧张和不良情绪的刺激,注意精神卫生,注意锻炼身体,增强体质,培养良好的生活习惯,生活有规律,注意劳逸结合,节制烟酒,慎用对胃黏膜有损害的药物等,使患者了解本病的规律性、治疗原则和方法,从而坚定战胜疾病的信心,自觉配合治疗和护理。在心理护理过程中,护士应当了解患者在疾病的不同时期所出现的心理反应,如否认、焦虑、抑郁、孤独感、依赖等心理反应,护理上要重点给患者以心理支持,特别帮助他们克服紧张、焦虑、抑郁等常见的心理问题,帮助他们进行认识重建,即认识个人、认识社会,调整和处理好人与人、个人与社会之间的关系,找到自己新的起点,减少疾病造成的痛苦和不安。在心理护理中,护士应当实施针对性、个性化的心理护理。对那些有明显心理素质弱点的患者,如有易暴怒、抑郁、孤僻及多疑倾向者应及早通过心理指导加强其个性的培养,对那些有明显行为问题者,如酗酒、吸烟、多食、缺少运动及 A 型行为等,应用心理学技术指导其进行矫正;对那些在工作和生活环境中存在明显应激源的人,应及时帮助其进行适当的调整,减少不必要的心理刺激。

### (五)药物治疗护理

#### 1.制酸剂

胃酸、胃蛋白酶对消化性溃疡的发病有重要作用。制酸剂能中和胃酸从而缓解疼痛并降低胃蛋白酶的活性。常用的制酸剂分可溶性和不溶性两种。可溶性抗酸药主要为碳酸氢钠,该药止痛效果快,但自肠道吸收迅速,大量及长期应用可引起钠潴留和代谢性碱中毒,且与胃酸相遇可产生 $CO_2$,引起腹胀和继发胃酸增高,故不宜单独使用,而应小剂量与其他抗酸药混合服用。不溶性抗酸药有氢氧化铝、碳酸铝、氧化铝、三硅酸镁等,作用缓慢而持久,肠道不吸收,可单独或联合用药。各种抗酸剂均有其特点,临床上常联合应用,以提高疗效,减少不良反应。抗酸药对缓解溃疡疼痛十分有效,是否能促进溃疡愈合,尚无肯定结论。

使用抗酸药应注意:①在饭后 1～2 小时服用,可延长中和作用时间,不可在餐前或就餐时服药。睡前加服 1 次,可中和夜间分泌的大量酸。②片剂嚼碎后服用效果较好,因药物颗粒越小溶解越快,中和酸的作用越大,所以凝胶或溶液的效果最好,粉剂次之,片剂较差。③抗酸药除可引起便秘、腹泻外,尚可引起一些其他不良反应,特别是当患者有肾功能不全或心力衰竭时,如碳酸氢钠可造成钠潴留和碱中毒;碳酸钙剂量过大时,高血钙可刺激胃窦 G 细胞分泌大量胃泌素,引起胃酸分泌反跳而加重上腹痛;长期大量服用氢氧化铝后,铝结合饮食中的磷,使肠道对磷的吸收减少,严重缺磷可引起食欲不振、软弱无力等,甚至导致软骨病或骨质疏松。

#### 2.抗胆碱能药

这类药物可抑制迷走神经功能,因而具有减少胃酸分泌、解除平滑肌和血管痉挛、改善局部营养和延缓胃排空等作用,有利于延长抗酸药和食物对胃酸的中和,达到止痛的目的。但其延缓胃排空引起胃窦部潴留,可促使胃酸分泌,所以认为不宜用于胃溃疡。抗胆碱能药服后两小时出现最大药理作用,故常于餐后 6 小时及睡前服用。抗胆碱能药物最大缺点是不但能抑制胃酸分泌,也抑制乙酰胆碱在全身的生理作用,故有口干、视力模糊、心动过速、汗闭、便秘和尿潴留等不良反应,因此溃疡出血、幽门梗阻、反流性食管炎、青光眼、前列腺肥大等患者均不宜使用。常用的药物有普鲁本辛、胃疡平、胃复康、山莨菪碱、阿托品等。

3. H₂受体阻滞剂

组织胺通过两种受体产生效应，其中与胃酸分泌有关的是 H₂受体。阻滞 H₂受体能抑制胃酸的分泌。代表药是西咪替丁，它对胃酸的分泌具有强大的抑制作用。口服后很快被小肠吸收，在 1～2 小时血液浓度达高峰，可完全抑制由饮食或胃泌素引起的胃酸分泌并持续6～7小时。该药常于进餐时与食物同服。年龄大，伴有肾功能和其他疾病者易发生不良反应。常见的不良反应有头痛、腹泻、嗜睡、疲劳、肌痛、便秘等。其他常用的药物还有雷尼替丁、法莫替丁等。西咪替丁会影响华法林、茶碱或苯妥英的药物代谢，与抗酸剂合用时，间隔时间不小于2 小时。

4.丙谷胺及其他减少胃酸分泌药

丙谷胺的分子结构与胃泌素的末端相似，能抑制基础酸排量和最大酸排量，竞争性抑制胃泌素受体，并对胃黏膜有保护和促进愈合作用，其抑酸和缓解症状的作用较西咪替丁弱。该药常于饭前 15 分钟服用，无明显不良反应。哌吡氮平，能选择性拮抗乙酰胆碱的促胃分泌效应而不拮抗其他效应，很少有不良反应，宜餐前 90 分钟服用。胃复安为胃运动促进剂，能增强胃窦蠕动，加速胃排空，减少食糜等对胃窦部的刺激而使胃酸分泌减少，还可减少胆汁反流，减轻胆汁对胃黏膜的损害。一般用药后 60～90 分钟可达作用高峰，故宜在餐前 30 分钟服用，严重的不良反应为锥体外系反应。

5.细胞保护剂

临床常用的细胞保护剂有多种。生胃酮能加强胃黏液分泌，强固胃黏膜屏障，促进胃黏膜再生。但其具有醛固酮样效应，可引起高血压、水肿、水钠潴留、低血钾等不良反应，故高血压、心脏病、肾脏病和肝脏病患者慎用。服药的最佳时间为餐前 15～30 分钟和睡前。胶态次枸橼酸铋在酸性胃液中与溃疡坏死组织螯合，形成保护性铋蛋白凝固物，使溃疡面与胃酸、胃蛋白酶隔离。宜在餐前 1 小时和睡前服用。严重肾功能不全者忌用，少数人服药后便秘、转氨酶升高。硫糖铝可与胃蛋白酶直接络合或结合，使酶失去活性而发挥作用，宜餐前 30 分钟及睡前服用，偶见口干、便秘、恶心等不良反应。前列腺素 E₁（喜克溃）抑制胃酸分泌，保护黏膜屏障，主要用于非类固醇抗炎药合用者，最常见不良反应是腹泻和腹痛，孕妇忌用。

6.质子泵抑制剂

洛赛克（奥美拉唑）直接抑制质子泵，有强烈的抑酸能力，疗效明显，起效快，不良反应少且轻，无严重不良反应。

**(六)急性大量出血的护理**

1.急诊处理

首先按医嘱插入鼻胃管，建立静脉通道，输液开始宜快，可选用等渗盐水、林格液、右旋糖酐或其他血浆代用品，一般不用高渗溶液。观察患者意识、血压、脉搏、体温、面色、鼻胃管引出胃液量和颜色、皮肤（干、湿、温度）、肠鸣、上腹压痛、出入量。

2.重症监护

急诊处理后，患者应予重症监护。除密切观察患者生命体征和出血情况外，还应抽血查血红蛋白、血球压积（出血 4 小时后才开始变化）、血型和交叉反应、凝血酶原时间、部分凝血酶原时间或激活部分凝血酶原时间、血钠(开始代偿性升高,补液后降低)、血钾(大量呕吐后降低,多次输液后可增高)、尿素氮(急性出血后 24～48 小时升高,一般丢失 1 000 mL 血,尿素氮升高为正常值的 2～5 倍)、肌酐(肾灌注不足致肌酐升高)。向患者介绍为了确诊可能需要做的钡餐、纤维胃镜、胃液分析等检查的过程,使患者在受检时能更好地合作。告知患者检查时的体位、术前服镇静药可能会产生昏睡感、喉部喷局部麻醉药物会引起不适。及时了解胃镜检查结果,如无严重再出血应拔除鼻胃管以减少机械刺激。在恶心反射出现前,仍予禁食。

### 3.再出血

首先观察鼻胃管引出的出血量、颜色及患者生命体征;其次确定鼻胃管位置是否正确,引流瓶处于低位持续吸引,压力为 80 mmHg。如明确再次出血,安慰患者不必紧张,使患者相信医护人员可以很好地处理再次出血。

### 4.胃管灌注

为使血管收缩,减少黏膜血流量,达到一过性止血效果,常经胃管灌注冰生理盐水或冷开水。灌注时抬高头位 30°～45°,关闭吸引管。灌注时应加快滴注速度,观察血压、体温、脉搏、寒战。发生寒战可多盖被,给患者解释不必紧张。注意寒战易诱发心律失常。灌注后注意有无输液过多的症状(呼吸困难)和体征(脉搏快、颈静脉怒张、肺部捻发音)。

### (七)急性穿孔的护理

任何消化性溃疡均可发生穿孔,穿孔前常无明显诱因,有些可能由服肾上腺皮质激素、阿司匹林、饮酒和过度劳累诱发。上腹部难以忍受的剧痛及恶心呕吐,常是穿孔引起腹膜炎的症状。患者两腿卷曲,腹肌强直伴反跳痛,甚至出现面色苍白、出冷汗、脉搏细速、血压下降、休克。一般在穿孔后 6 小时内及时治疗,疗效较佳,若不及时抢救可危及生命。一经确诊,患者就应绝对卧床休息,禁食并留置胃管抽吸胃内容物进行胃肠减压。补液、应用抗生素控制腹腔感染。密切观察患者生命体征,及时发现和纠正休克,迅速做好各种术前准备。

### (八)幽门梗阻的护理

功能性或器质性幽门梗阻的早期处理基本相同,包括:①纠正体液和电解质紊乱,严格,正确记录每日出入量,抽血测定血清钾、钠、氯及血气分析,了解电解质及酸碱失衡情况,及时补充液体和电解质。②胃肠减压,幽门梗阻者每日清晨和睡前用 3 %盐水或苏打水洗胃,保留 1 小时后排出。必要时行胃肠减压,连续 72 小时吸引胃内容物,可解除胃扩张和恢复胃张力,抽出胃液也可减轻溃疡周围的炎症和水肿。若对梗阻的性质不明,应做上消化道内镜或钡餐检查,同时可估计治疗效果。病情好转给流质饮食,每晚餐后4 小时洗胃 1 次,测胃内潴留量,准确记录颜色、气味、性质。临床操作过程中常遇胃管不畅的情况,通常原因是胃管扭曲在口腔或咽部,胃管置入深度不够,胃管置入过深至幽门部或十二指肠内,胃管侧孔紧贴胃壁,食物残渣或凝血块阻塞。有报道胃管减压过程中发生少见的并发症,如下胃管困难致环构关节脱位,减压器故障使大量气体入胃致腹膜炎,蛔虫堵塞致无效减压,胃管结扎致拔管困难等。③能进流质时,同时服用抗酸剂、西咪替丁等药物治疗。禁用抗胆碱能药物。

观察并发症经处理后病情是否好转,若未见改善,做好手术准备,考虑外科手术。

# 第七节 急性胰腺炎

急性胰腺炎是常见的急腹症之一,为胰酶对胰脏本身自身消化所引起的化学性炎症。胰腺病变轻重不等:轻者以水肿为主,临床经过属自限性,一次发作数日后即可完全恢复,少数呈复发性急性胰腺炎;重者胰腺出血坏死,易并发休克、胰腺假性囊肿和脓肿等,死亡率为25 %～40 %。

关于急性胰腺炎的发病率,目前尚无精确统计。国内报告急性胰腺炎患者占住院患者的0.32 %～2.04 %。本病患者一般女性多于男性,患者的年龄在50～60岁。职业以工人多见。

## 一、病因及发病机制

胰腺是一个有内、外分泌功能的实质性器官,胰腺的腺泡分泌胰液(外分泌)对食物的消化起重要作用;而散在地分布在胰腺内的胰岛,其功能细胞主要分泌胰岛素和胰高糖素(内分泌)。正常情况下,当胰液中无活力的胰蛋白酶原等进入十二指肠时,在碱性环境中被胆汁和十二指肠液中的肠激酶激活,成为具有消化能力的胰蛋白酶。在胆总管、胰管、壶腹部炎症、梗阻等病理情况下,多种胰酶在胰腺内被激活,并大量溢出管壁及腺泡壁外,导致胰腺自身消化,引起水肿、出血、坏死等,产生急性胰腺炎。

引起急性胰腺炎的病因甚多。常见病因为胆道疾病、酗酒。急性胰腺炎的各种致病相关因素见表1-2。

**表 1-2　急性胰腺炎致病相关因素**

| 梗阻因素 | ①胆管结石。②乏特氏壶腹或胰腺肿瘤。③寄生虫或肿瘤使乳头阻塞。④胰腺分离现象并伴副胰管梗阻。⑤胆总管囊肿。⑥壶腹周围的十二指肠憩室。⑦奥狄氏括约肌压力增高。⑧十二指肠祥梗阻 |
|---|---|
| 毒素 | ①乙醇。②甲醇。③蝎毒。④有机磷杀虫剂 |
| 药物 | ①肯定有关(有重要试验报告):硫唑嘌呤/6-巯基嘌呤、丙戊酸、雌激素、四环素、灭滴灵、呋喃妥因、速尿、磺胺、甲基多巴、阿糖胞苷、甲氰咪呱。②不一定有关(无重要试验报告):噻嗪利尿剂、利尿酸、降糖灵、普鲁卡因胺、氯噻酮、L-门冬酰胺酶、醋氨酚 |
| 代谢因素 | ①高甘油三酯血症。②高钙血症 |
| 外伤因素 | ①创伤——腹部钝性伤。②医源性——手术后、内镜下括约肌切开术,奥狄氏括约肌测压术 |
| 先天性因素 | |
| 感染因素 | ①寄生虫——蛔虫、华支睾吸虫。②病毒——流行性腮腺炎、甲型肝炎、乙型肝炎、柯萨奇B病毒、EB病毒。③细菌——支原体、空肠弯曲菌 |
| 血管因素 | ①局部缺血——低灌性(如心脏手术)。②动脉粥样硬化性栓子。③血管炎——系统性红斑狼疮、结节性多发性动脉炎、恶性高血压 |
| 其他因素 | ①穿透性消化性溃疡。②十二指肠克罗恩病。③妊娠有关因素。④儿科有关因素——瑞氏综合征、囊性纤维化特发性 |

### (一)梗阻因素

胆石症常是老年人急性胰腺炎首次发作的原因,在老年女性中特别常见。一般认为是在胆石一过性阻塞胰管开口处或紧邻此开口处的胆总管时发生。如在胆石性胰腺炎发作后立即仔细收集和检查粪便,常常可以找到胆结石。胆石症引起胰腺炎的机制尚不清楚。可能是乏特氏壶腹被胆石阻塞,引起胆汁反流入胰管,损伤胰腺实质。也有认为是胰管一过性梗阻而无胆汁反流。

有人认为副乳头的先天畸形和狭窄必然引起胰腺炎。奥狄氏括约肌压力增高是急性胰腺炎反复发作的原因之一,据此内镜下括约肌切开术治疗已获得良好效果。胰小管或壶腹周围的小肿瘤也能引起胰腺炎。

### (二)毒素和药物因素

乙醇、甲醇、蝎毒和有机磷杀虫剂等均可引起急性胰腺炎。

药物诱发的胰腺炎通常与对药物的超敏有关而与剂量无关。其特点是在接触药物的第一个月内发生,通常病情轻且有自限性。与成人胰腺炎发病有关的药物常见的是硫唑嘌呤及其类似物 6-巯基嘌呤。应用这类药物的个体中有 3 ％～5 ％发生胰腺炎,引起儿童胰腺炎最常见的药物是丙戊酸。

### (三)代谢因素

甘油三酯水平超过 11.3 mmol/L 时,易发中度至重度的急性胰腺炎。如其水平降为 5.65 mmol/L 以下,反复发作次数可明显减少。各种原因引起的高钙血症易发生急性胰腺炎。

### (四)外伤因素

胰腺的创伤或手术都可引起胰腺炎。内窥镜逆行胰胆管造影所致创伤也可引起胰腺炎,发生率为 1 ％～5 ％。

### (五)先天性因素

胰腺炎的易感性呈常染色体显性遗传。临床特点是儿童或青年期起病,逐渐演变成慢性胰腺炎和胰功能不全。胰腺结石可显著。少数家族还合并有氨基酸尿症。

### (六)感染因素

血管功能不全(低容量灌注,动脉粥样硬化)和血管炎可能因减少胰腺血流而引起或加重胰腺炎。

## 二、临床表现

急性胰腺炎的临床表现和病程,取决于其病因、病理类型和治疗是否及时。水肿型胰腺炎一般在3～5 天症状即可消失,但常有反复发作。如症状持续一周以上,应警惕已演变为出血坏死型胰腺炎。出血坏死型胰腺炎也可在一开始时即发生,呈暴发性经过。

### (一)腹痛

腹痛为本病最主要表现,约见于95 ％急性胰腺炎病例,多数突然发作,常在饱餐和饮酒后发生。轻重不一,轻者上腹钝痛,患者常能忍受,重者呈腹绞痛、钻痛或刀割痛。疼痛常呈持续性伴阵发性加剧。疼痛的部位可因病变的部位不同而异,通常在上中腹部。如炎症以胰头部为主,疼痛常在右上腹及中上腹部;如炎症以胰体、尾部为主,常为中上腹及左上腹疼痛,并向腰背放射。疼痛在弯腰或起坐前倾时可减轻。病情轻者腹痛3～5 天缓解;出血坏死型的病情发展较快,腹痛延续较长。由于渗出液扩散至腹腔,腹痛可弥漫至全腹。极少数患者尤其年老体弱者可无腹痛或极轻微痛。

腹肌常紧张,并可有反跳痛。但不像消化道穿孔时表现的肌强硬,如检查者将手紧贴于患者腹部,仍可能按压下去,有时按压腹部反可使腹痛减轻。腹痛发生的原因:胰管扩张;胰腺炎症、水肿;渗出物、出血或胰酶消化产物进入后腹膜腔,刺激腹腔神经丛;化学性腹膜炎;胆管和十二指肠痉挛及梗阻。

**(二)恶心、呕吐**

84%的患者有频繁恶心和呕吐,常在进食后发生。呕吐物多为胃内容物,重者含胆汁甚至血样物。呕吐是机体对腹痛或胰腺炎症刺激的一种防御性反射。呕吐后,进入十二指肠的胃酸减少,从而减少胰泌素及缩胆素的释放,减少了胰液胰酶的分泌。

**(三)发热**

大多数患者有中度以上发热,少数可超过 39.0 ℃,一般持续 3～5 天。发热系胰腺炎症或坏死产物进入血循环,作用于中枢神经系统体温调节中枢所致。多数发热患者中找不到感染的证据,但如果高热不退强烈提示合并感染或并发胰腺脓肿。

**(四)黄疸**

黄疸可于发病后 1～2 天出现,常为暂时性阻塞性黄疸。黄疸的发生主要由肿大的胰头部压迫胆总管所致。合并存在的胆道病变如胆石症和胆道炎症也是黄疸的常见原因。少数患者后期可因并发肝损害而引起肝细胞性黄疸。

**(五)低血压及休克**

出血坏死型胰腺炎常发生低血压和休克。患者烦躁不安,皮肤苍白、湿冷、呈花斑状,脉细弱,血压下降,少数可在发病后短期内猝死。发生休克的机制主要如下。

(1)胰舒血管素原释放,被胰蛋白酶激活后致血浆中缓激肽生成增多。缓激肽可引起血管扩张,毛细血管通透性增加,使血压下降。

(2)血液和血浆渗出到腹腔或后腹膜腔,引起血容量不足,这种体液丧失量可达血容量的30%。

(3)腹膜炎时大量体液流入腹腔或积聚于麻痹的肠腔内。

(4)呕吐丢失体液和电解质。

(5)坏死的胰腺释放心肌抑制因子使心肌收缩不良。

(6)少数患者并发肺栓塞、胃肠道出血。

**(六)肠麻痹**

肠麻痹是重型或出血坏死型胰腺炎的主要表现。初期,邻近胰腺的上腹部可见扩张的充气肠袢,后期则整个肠道均发生肠麻痹性梗阻。临床上以高度腹胀、肠鸣音消失为主要表现。肠麻痹可能是肠管对腹膜炎的一种反应。另外,炎症的直接作用、血管和循环的异常、低钠和低钾血症、肠壁神经丛的损害也是肠麻痹发生的重要促发因素。

**(七)腹腔积液**

胰腺炎时常有少量腹腔积液,由胰腺和腹膜在炎症过程中液体渗出或漏出所致。淋巴管受阻塞或不畅可能也起作用。偶尔出现大量的顽固性腹腔积液,多由假性囊肿中液体外漏引起。胰性腹腔积液中淀粉酶含量甚高,以此可以与其他原因的腹腔积液区别。

**(八)胸膜炎**

胸膜炎常见于严重病例,系腹腔内炎性渗出透过横膈微孔进入胸腔所引起的炎性反应。

**（九）电解质紊乱**

胰腺炎时，机体处于代谢紊乱状态，可以发生电解质平衡失调，血清钠、镁、钾常降低。特别是血钙降低，约见于 25 ％的病例，常低于 2.25 mmol/L（9 mg/dL），如低于 1.75 mmol/L（7 mg/dL）提示预后不良。血钙下降的原因是大量钙沉积于脂肪坏死区，同时胰高糖素分泌增加刺激，降钙素分泌，抑制了肾小管对钙的重吸收。

**（十）皮下瘀血斑**

出血坏死型胰腺炎，因血性渗出物透过腹膜后渗入皮下，可在肋腹部形成蓝绿－棕色血斑，称为格雷－特纳征；如在脐周围出现蓝色斑，称为卡伦征。此两种征象无早期诊断价值，但有确诊意义。

### 三、并发症

急性水肿型胰腺炎很少有并发症发生，而急性出血坏死型则常出现多种并发症。

**（一）局部并发症**

1.胰腺脓肿形成

出血坏死型胰腺炎起病两周以后，如继发细菌感染，于胰腺内及其周围可有脓肿形成。检查局部有包块，全身感染中毒症状。

2.胰腺假性囊肿

胰假性囊肿系由胰液和坏死组织在胰腺本身或其周围被包裹形成的。常发生于出血坏死型胰腺炎起病后3～4周，多位于胰体尾部。囊肿可累及邻近组织，引起相应的压迫症状，如黄疸、门脉高压、肠梗阻、肾盂积水等。囊肿穿破可造成胰源性腹腔积液。

3.胰性腹膜炎

含有活性胰酶的渗出物进入腹腔，可引起化学性腹膜炎。出现渗出性腹腔积液。如继发感染，则可引起细菌性腹膜炎。

4.其他

胰局部炎症和纤维素性渗出可累及周围脏器，引起脾周围炎、脾梗阻、脾粘连、结肠粘连（常见为脾曲综合征）、小肠坏死出血及肾周围炎。

**（二）全身并发症**

1.败血症

败血症常见于胰腺炎并发胰腺脓肿时，死亡率甚高。病原体大多数为革兰氏阴性杆菌，如大肠埃希菌、产碱杆菌、产气杆菌、铜绿假单胞菌等。患者表现为持续高热、白细胞升高，以及明显的全身毒性症状。

2.呼吸功能不全

因腹胀、腹痛，患者的膈运动受限，加之磷脂酶 A 和在该酶作用下生成的溶血卵磷脂对肺泡的损害，可发生肺炎、肺瘀血、肺水肿、肺不张和肺梗死，患者出现呼吸困难、血氧饱和度降低，严重者发生急性呼吸窘迫综合征。

3.心律失常和心功能不全

有效血容量减少和心肌抑制因子的释放，导致心肌缺血和损害，临床上表现为心律失常和急性心衰。

4.急性肾衰

出血坏死型胰腺炎晚期,可因休克、严重感染、电解质紊乱和播散性血管内凝血而发生急性肾衰。

5.胰性脑病

出血坏死型胰腺炎时,大量活性蛋白水解酶、磷脂酶 A 进入脑内,损伤脑组织和血管,引起中枢神经系统损害综合征,称为胰性脑病。偶可引起脱髓鞘病变。患者可出现谵妄、意识模糊、昏迷、烦躁不安、抑郁、恐惧、妄想、幻觉、语言障碍、共济失调、震颤、反射亢进或消失及偏瘫等。脑电图可见异常。某些患者昏迷是并发糖尿病所致。

6.消化道出血

消化道出血可为上消化道或下消化道出血。上消化道出血主要为胃黏膜炎性糜烂或应激性溃疡,或由脾静脉阻塞引起食道静脉破裂。下消化道出血则由结肠本身或结肠血管受累所致。近年来发现胰腺炎时可发生胃肠型微动脉瘤,瘤破裂后可引起大出血。

7.糖尿病

5％～35％的患者在病程中出现糖尿病,常见于暴发性坏死型胰腺炎患者,系由 B 细胞遭到破坏,胰岛素分泌下降,A 细胞受刺激,胰高糖素分泌增加所致。严重病例可发生糖尿病酮症酸中毒和糖尿病昏迷。

8.慢性胰腺炎

重症胰腺炎病例可因胰腺泡大量破坏而并发胰外分泌功能不全,演变成慢性胰腺炎。

9.猝死

猝死见于极少数病例,由胰腺—心脏性反应所致。

## 四、检查

实验室检查对胰腺炎的诊断具有决定性意义,一般对水肿型胰腺炎,检测血清淀粉酶和尿淀粉酶已足够,对出血坏死型胰腺炎,则需检查更多项目。

### (一)淀粉酶测定

血清淀粉酶常于起病后 2～6 小时开始上升,12～24 小时达高峰,一般大于 500 U。轻者24～72 小时即可恢复正常,最迟不超过 5 天。如血清淀粉酶持续增高在 1 周以上,常提示有胰管阻塞或假性囊肿等并发症。病情严重度与淀粉酶升高程度之间并不一致,出血坏死型胰腺炎,因胰腺泡广泛破坏,血清淀粉酶值可正常甚至低于正常。若无肾功能不良,则尿淀粉酶常明显增高,一般在血清淀粉酶增高后2 小时开始增高,维持时间较长,在血清淀粉酶恢复正常后仍可增高。尿淀粉酶下降缓慢,为时1～2 周,故适用于起病后较晚入院的患者。

胰淀粉酶分子量约 55 000 D,易通过肾小球。急性胰腺炎时胰腺释放胰舒血管素,体内产生大量激肽类物质,引起肾小球通透性增加,肾脏对胰淀粉酶清除率增加,而对肌酐清除率无改变。故淀粉酶、肌酐清除率比率(cam/ccr)测定可提高急性胰腺炎的诊断特异性。健康人的cam/ccr 为 1.5％～5.5％。平均为 3.1％±1.1％,急性胰腺炎为 9.8％±1.1％,胆总管结石时为 3.2％±0.3％。cam/ccr 大于 5.5％即可诊断急性胰腺炎。

### (二)血清胰蛋白酶测定

血清胰蛋白酶应用放射免疫法测定,健康人及非胰病患者平均为 400 ng/mL,急性胰腺炎时增高 10～40 倍。因胰蛋白酶仅来自胰腺,故具特异性。

### (三)血清脂肪酶测定

血清脂肪酶正常范围为 0.2～1.5 U。急性胰腺炎时脂肪酶血活性升高,常大于 1.7 U。该酶在病程中升高较晚,且持续时间较长,为 7～10 天。在淀粉酶恢复正常时,脂肪酶仍升高,故对起病后就诊较晚的急性胰腺炎病例有诊断价值。特别有助于与流行性腮腺炎加以鉴别,后者无脂肪酶升高。

### (四)血清正铁清蛋白(methemalbumin, MHA)测定

腹腔内出血后,红细胞破坏释放的血红蛋白经脂肪酸和弹性蛋门酶作用,转变为正铁血红蛋白。正铁血红蛋白与清蛋白结合形成 MHA。出血坏死型胰腺炎起病 12 小时后血中 MHA 即出现,而水肿型胰腺炎呈阴性,故 MHA 测定可作为该两型胰腺炎的鉴别方法。

### (五)血清电解质测定

急性胰腺炎时血钙通常不低于 2.12 mmol/L。血钙小于 1.75 mmol/L,仅见于重症胰腺炎患者。低钙血症可持续至临床恢复后 4 周。如胰腺炎由高钙血症引起,则出现血钙升高。对任何胰腺炎发作期血钙正常的患者,在恢复期均应检查有无高钙血症存在。

### (六)其他

测定 $\alpha_2$ 巨球蛋白、$\alpha_1$ 抗胰蛋白酶、磷脂酶 $A_2$、C-反应蛋白、胰蛋白酶原激活肽及粒细胞弹性蛋白酶等均有助于鉴别轻、重型急性胰腺炎,并能帮助病情判断。

## 五、护理

### (一)休息

患者在发作期要绝对卧床休息,或取屈膝侧卧位等舒适体位,避免衣服过紧,剧痛而辗转不安者要防止坠床,保证睡眠,室内应保持安静。

### (二)输液

急性出血坏死型胰腺炎的抗休克和纠正酸碱平衡紊乱自入院起贯穿整个病程,护理上需经常、准确记录 24 小时出入量,依据病情灵活调节补液速度,保证液体在规定的时间内输完,每日尿量应大于 500 mL。必要时建立两条静脉通道。

### (三)饮食

饮食治疗是综合治疗中的重要环节。近来临床中发现,少数胰腺炎患者往往在有效的治疗后,因饮食不当而加重病情,甚至危及生命。采用分期饮食新法则取得较满意效果。胰腺炎的分期饮食分为禁食、胰腺炎Ⅰ号饮食、胰腺炎Ⅱ号饮食、胰腺炎Ⅲ号饮食、低脂饮食五期。

1.禁食

绝对禁食可使胰腺安静休息,胰腺分泌减少至最低。患者需限制饮水,口渴者可含漱或湿润口唇。此期患者需静脉补充足够液体及电解质。禁食适用于胰腺炎的急性期,一般患者为 2～3 天,重症患者为 5～7 天。

2.胰腺炎Ⅰ号饮食

胰腺炎Ⅰ号饮食内不含脂肪和蛋白质。主要食物有米汤、果子水、藕粉,每日 6 餐,每次约 100 mL,每日热量约为 1.4 kJ(334 卡),用于病情好转初期的试餐阶段。此期仍需给患者补充足够液体及电解质。Ⅰ号饮食适用于急性胰腺炎患者的康复初期,一般在病后 5～7 天。

3.胰腺炎Ⅱ号饮食

胰腺炎Ⅱ号饮食内含少量蛋白质,但不含脂肪。主要食物有小豆汤、果子水、藕粉、龙须面和少量鸡蛋清,每日 6 餐,每次约 200 mL,每日热量约为 1.84 kJ。此期可给患者补充少量液体及电解质。Ⅱ号饮食适用于急性胰腺炎患者的康复中期(病后 8～10 天)及慢性胰腺炎患者。

4.胰腺炎Ⅲ号饮食

胰腺炎Ⅲ号饮食内含有蛋白质和极少量脂类。主要食物有米粥、小豆汤、龙须面、菜末、鸡蛋清和豆油(5～10 g/d),每日 5 餐,每次约 400 mL,总热量约为 4.5 kJ。Ⅲ号饮食适用于急、慢性胰腺炎患者康复后期,一般在病后 15 天左右。

5.低脂饮食

低脂饮食内含有蛋白质和少量脂肪(约 30 g),每日 4～5 餐,用于基本痊愈患者。

**(四)营养**

急性胰腺炎时,机体处于高分解代谢状态,代谢率可高于正常水平的 20 ％～25 ％,同时感染致大量血浆渗出。因此,如无合理的营养支持,必将使患者的营养状况进一步恶化,降低机体抵抗力,延缓康复。

1.全胃肠外营养(Total Parenteral Nutrition, TPN)支持的护理

急性胰腺炎特别是急性出血坏死型胰腺炎患者的营养任务主要由 TPN 来承担。TPN 具有使消化道休息、减少胰腺分泌、减轻疼痛、补充体内营养不良、刺激免疫机制、促进胰外漏自发愈合等优点。近来更有代谢调理学说认为,通过营养支持供给机体所需的能源和氮源,同时使用药物或生物制剂调理体内代谢反应,可降低分解代谢,共同达到减少机体蛋白质的分解,保存器官结构和功能的目的。应用 TPN 时需严密监护,最初数日每 6 小时检查血糖、尿糖,每 1～2 天检测血钾、钠、氯、钙、磷;定期检测肝、肾功能;准确记录 24 小时出入量;经常巡视,保持输液速度恒定,不突然更换无糖溶液;每日或隔日检查导管,消毒插管处皮肤,更换无菌敷料,防止发生感染。一旦发生感染要立即拔管,尖端部分常规送细菌培养。TPN 支持一般经过两周左右的时间,逐渐过渡到肠道营养(Enteral Nutrition, EN)支持。

2.EN 支持的护理

EN 即从空肠造口管中滴入要素饮食,混合奶、鱼汤、菜汤、果汁等多种营养。EN 护理要求如下:

(1)应用不能过早,一定待胃肠功能恢复、肛门排气后使用。

(2)EN 开始前 3 天,每 6 小时监测尿糖 1 次,每日监测血糖、电解质、酸碱度、血红蛋白、肝功能,病情稳定后改为每周两次。

(3)营养液浓度从 5 ％开始渐增加到 25 ％,多以 20 ％以下的浓度为宜。现配现用,4 ℃下保存。

(4)营养液滴速由慢到快,从 40 mL/h(15～20 滴/分)逐渐增加到 100～120 mL/h。由于小肠有规律性蠕动,当蠕动波近造瘘管时可使局部压力增高,甚至发生滴入液体逆流,因此在滴入过程中要随时调节滴速。

(5)滴入空肠的溶液温度要恒定在 40 ℃左右,因肠管对温度非常敏感,故需将滴入管用温水槽或热水袋加温,如果应用不当很容易发生腹胀、恶心、呕吐、腹痛、腹泻等症状。

(6)灌注时取半卧位,滴注时床头升高45°,注意电解质补充,不足的部分可用温盐水代替。

3.口服饮食的护理

经过3～4周的EN支持,此时患者进入恢复阶段,食欲增加,护理上要指导患者制定好食谱,少食多餐,食物要多样化,告诫患者切不可暴饮暴食增加胰腺负担,防止再次诱发急性胰腺炎。

### (五)胃肠减压

抽吸胃内容和胃内气体可减少胰腺分泌,防止呕吐。虽本疗法对轻、中度急性胰腺炎无明显疗效,但对并发麻痹性肠梗阻的严重病例,胃肠减压是不可缺少的治疗措施。减压同时可向胃管内间歇注入氢氧化铝凝胶等碱性药物中和胃酸,间接抑制胰腺分泌。腹痛基本缓解后即可停止胃肠减压。

### (六)药物治疗的护理

1.镇痛解痉

给予阿托品、654-2、普鲁本辛、可待因、水杨酸、异丙嗪、派替啶等及时对症处理以减轻患者痛苦。据报道,静脉滴注硫酸镁有一定镇痛效果。禁单用吗啡止痛,因其可引起奥狄括约肌痉挛加重疼痛。抗胆碱能药也不宜长期使用。

2.预防感染

轻症急性水肿型胰腺炎通常无须使用抗生素。出血坏死型易并发感染,应使用足量有效抗生素。处理时应按医嘱正确使用抗生素,合理安排输注顺序,保证体内有效浓度,保持患者体表清洁,尤其应注意口腔及会阴部清洁,出汗多时应尽快擦干并及时更换衣、裤等。

3.抑制胰腺分泌

抗胆碱能药物、制酸剂、$H_2$受体拮抗剂、胰岛素与胰高糖素联合应用、生长抑素、降钙素、缩胆囊素受体拮抗剂(丙谷胺)等均有抑制胰腺分泌作用。使用时注意抗胆碱能药不能用于有肠麻痹者及老年人,$H_2$受体拮抗剂可有皮肤过敏。

4.抗胰酶药物

早期应用抗胰酶药物可防止向重型转化和缩短病程。常用药有甲磺酸加贝酯、Micaclid、胞二磷胆碱、6-氨基己酸等。使用前二者时应控制速度,药液不可溢出血管外,注意测血压,观察有无皮疹发生。对有精神障碍者慎用胞二磷胆碱。

5.胰酶替代治疗

慢性胰功能不全者需长期用胰浸膏。餐前服用效佳。注意观察,少数患者可出现过敏和叶酸水平下降。

### (七)心理护理

对急性发作患者应予以充分的安慰,帮助患者减轻或去除疼痛加重的因素。由于疼痛持续时间长,患者常有不安和郁闷而主诉增多,护理时应以耐心的态度对待患者的痛苦和不安情绪,耐心听取其诉说,尽量理解其心理状态。采用松弛疗法、皮肤刺激疗法等方法减轻疼痛。向患者充分解释禁食等各项治疗处理方法及重要意义,关心、支持和照顾患者,使其情绪稳定、配合治疗,以促进病情好转。

# 第八节　胰腺癌

## 一、概述

### (一)病因

胰腺癌的病因至今尚不完全清楚。各方面流行病学调查显示,有些因素与胰腺癌的发病相关,有些因素存在分歧。

1.人口因素和地区分布

胰腺癌多见于西方工业化国家。

2.家族和遗传因素

患以下 6 种遗传性疾病者胰腺癌的发病机会增多:遗传性非息肉症型直肠癌、家族性乳腺癌、佩吉特病、共济失调－毛细血管扩张症、家族性非典型多发性痣－黑色素瘤综合征、遗传性胰腺炎。

3.与其他疾病的关系

慢性胰腺炎、糖尿病、甲状腺肿瘤、其他良性内分泌瘤、囊性纤维变形等可能与胰腺癌的发病相关。

4.生活与环境因素

无论男女,吸烟者胰腺癌发病率高于不吸烟者 2～16 倍。高能量、高蛋白、高脂肪摄入与胰腺癌相关。此外,高碳水化合物、肉类、高胆固醇、亚硝胺和高盐食品均属不利因素。饮食中的纤维素、维生素 C、水果、蔬菜都是预防胰腺癌的有利因素;不进食或少进食保藏食品,进食生、鲜、压力锅或微波炉制备的食品起保护作用。

### (二)病理分型

1.胰腺癌部位分布

(1)胰头癌:占胰腺癌 2/3 以上,常压迫和浸润导致胰管管腔狭窄或闭塞,远端易继发胰腺炎。

(2)胰体、胰尾部:约占胰腺癌 1/4。胰体、胰尾部肿瘤体积较大,常由浸润生长而致胰体、尾部周围有严重的癌性腹膜炎。

(3)全胰癌:约占胰腺癌 1/20。

2.组织学分类

(1)导管细胞癌:最常见,约占 90 %。

(2)胰腺腺泡细胞癌。

(3)少见类型胰腺癌:多形性癌、腺鳞癌、黏液癌、大嗜酸性细胞癌及胰腺囊－实性肿瘤等。

### (三)临床表现

1.腹痛

腹痛是最常见的临床症状,近半数为首发症状。在胰腺癌的整个病程中,几乎所有病例都有不同性质和不同程度的疼痛出现。

2.黄疸

梗阻性黄疸是胰腺癌的另一重要症状,是胰头癌的主要症状和体征,由癌肿侵及胆总管所致。

3.消化道症状

由于胰液和胆汁排出受阻,患者常有食欲不振、上腹饱胀、消化不良、便秘或腹泻。上腹部不适多为上腹闷堵感觉,食后饱胀。10%～30%的患者以此为首发症状。

4.消瘦

体重减轻也是胰腺癌的常见症状。其特征是发展速度快,发病后短期内即出现明显消瘦,短期内体重减轻10 kg甚至更多。可能是胰腺癌及癌旁胰岛细胞因子干扰糖原代谢,引起胰岛素抵抗,使机体不能有效利用葡萄糖而致消瘦。

5.发热

至少有10%的胰腺癌患者病程中有发热出现,表现为低热、高热、间歇热或不规则发热等,可伴有畏寒,黄疸也随之加深,易被误诊为胆石症。

6.血栓性静脉炎

中晚期胰体、胰尾部癌患者可并发下肢游走性或多发性血栓性静脉炎,表现为局部红、肿、热、痛等并可扪及条索状硬块;偶可发生门静脉血栓性静脉炎,出现门静脉高压。

7.症状性糖尿病

部分胰腺癌患者可在上述症状出现之前发生症状性糖尿病,也可能原已控制的糖尿病无特殊原因突然加重。

8.精神症状

部分患者可出现焦虑、抑郁、失眠、急躁及个性改变等精神症状。

(四)诊断

1.实验室检查

肿瘤标志物检测包括 CEA、CA19-9、CA724、CA50 等。CEA 胰腺癌阳性率为 83%～92%,术后CEA 升高提示复发;CA19-9 对胰腺癌具有高度敏感性和特异性,应用免疫过氧化酶法检测 CA19-9,胰腺癌准确率高达 86%。大多数浸润型胰腺癌可检测到 K-ras 基因突变。Ras 基因的突变激活可引起血管内皮生长因子(Vascular Endothelial Growth Factor, VEGF)表达上调;约 73%的胰腺癌患者发现 P53 基因突变。

2.影像学检查

(1)内镜逆行胰胆管造影(Endoscopic Retrograde Chclongiopanctetography, ERCP):将内镜插至十二指肠降段,在乳头部经内镜活检孔道插入造影导管,并进入乳头开口部、胆管和胰管内,注入对比剂,使胰管、胆管同时或先后显影,称为 ERCP。胰头癌 ERCP 的诊断准确率可高达 95%。通过 ERCP 收集胰液做脱落细胞学检查,对胰腺癌的阳性诊断率可达 75%。

(2)血管造影检查:胰腺血管造影的适应证为确定胰腺内分泌肿瘤的位置,判断有无浸润、胰腺癌手术切除可能性等。

(3)胰腺 CT 检查:目前仍是检测胰腺癌及做肿瘤分期的最常用方法,其检出肿瘤的阳性预测值可超过 90%;在判定肿瘤不能切除时,阳性率为 100%。

（4）胰腺 MRI 检查：磁共振胰胆管成像（MRCP）是今年迅速发展起来的技术。

（5）超声成像：彩色超声血流成像具有无创、价廉、无须对比剂等优点，可单独判断和量化肿瘤的心血管化程度、肿瘤侵犯血管的情况及血管性疾病。

#### （五）治疗

胰腺癌恶性程度高，局部发展快，转移早，治疗效果不佳。

**1.手术治疗**

手术是胰腺癌获得根治的唯一机会，只有 10 ％的胰腺癌患者获得手术的机会。能被切除的胰腺癌为：肿瘤可被完全切除，而无癌组织残留；肿瘤未侵及重要邻近器官；无血源性或远处淋巴结转移。

**2.放射治疗**

对于手术不能切除病例，采用放疗和化学治疗（简称"化疗"）结合可以高提疗效，明显延长患者生存期。单纯放疗者中位生存期明显低于放化疗结合患者。

**3.化学治疗**

全身化疗可作为胰腺癌的辅助治疗，也可作为局部晚期不能切除或有转移病变胰腺癌的主要治疗。可作为胰腺癌的新辅助治疗，也可作为术后复发的姑息治疗。常见化疗药物有 5-FU、吉西他滨、奥沙利铂、顺铂、伊立替康。

吉西他滨用量为 1 000 mg/m²，静脉滴注超过 30 分钟，3 周内每周 1 次，连续 3 次，然后休息 1 周为一个周期。对于不能切除的转移性胰腺癌，单药吉西他滨是标准治疗。含吉西他滨的联合化、放疗可用于局部晚期不能切除的胰腺癌患者，也可作为辅助治疗。吉西他滨两药联合可选择 GP（吉西他滨＋顺铂）、GEME（吉西他滨＋厄洛替尼 3 周方案）、GC（吉西他滨＋卡培他滨）等。奥沙利铂联合 5-FU 可作为二线治疗。

**4.靶向治疗**

胰腺癌的生物靶向治疗逐渐引起重视。有研究显示，特罗凯联合吉西他滨治疗使胰腺癌患者中位生存期延长。

**5.晚期胰腺癌的解救治疗**

有梗阻及黄疸者可采用放置支架、激光手术、光动力治疗、放射治疗等迅速退黄；严重疼痛可联合放疗与吗啡类药物止痛，必要时给予神经毁损性治疗；肿瘤活动性出血可考虑姑息性手术或放疗；对于营养不良者及时给予肠道或肠道外营养。

胰腺癌由于诊断困难、病变进展迅速，以及缺乏有效的根治手段，诊断后仅 1 ％～4 ％的患者能够活到5 年（2005 年，国际抗癌联盟）。临床特点为病程短、进展快、死亡率高，中位生存期为 6 个月左右，被称为"癌中之王"。

### 二、护理

#### （一）术前护理

**1.心理护理**

评估患者焦虑程度及造成其焦虑、恐惧的原因；鼓励患者说出不安的想法和感受；及时向患者列举同类手术后康复的病例，鼓励同类手术患者间互相访视；同时加强与家属及其社会支持系统的沟通和联系，使患者获得情感上的支持。

2.饮食护理

了解患者喜欢的饮食和饮食习惯,与营养师制定患者食谱。指导患者进食高蛋白、高糖、低脂、富含维生素、易消化的食物,如瘦肉、鸡蛋、鱼、豆类等,对于有摄入障碍的患者,按医嘱合理安排补液,补充营养物质,纠正水、电解质及酸碱失衡等。

3.按医嘱用药

输注清蛋白、氨基酸、新鲜血、血小板等,纠正低蛋白血症、贫血、凝血机制障碍等。

4.疼痛护理

70％～90％的胰腺癌患者具有疼痛症状,应为患者创造安静的环境,协助取舒适的卧位,减少压迫引起的疼痛,还可以运用音乐转移注意力,用按摩、热敷等疗法减少患者的痛苦,对仍不能缓减的患者可以按三级药物疗法方案,对患者使用镇痛药进行止痛。对于由压迫胰管及胆总管引起的疼痛可通过介入放置支架解除梗阻达到镇痛的目的。

5.皮肤护理

保持床单的整洁和舒适。对于黄疸的患者每日用温水擦浴 1～2 次,擦浴后涂止痒剂(炉甘石洗剂),并静脉补充维生素 K。出现瘙痒时,嘱患者可用手拍打,切忌用手抓;嘱患者瘙痒部位尽量不用肥皂等清洁剂清洁;对瘙痒难忍影响睡眠者,按医嘱予以镇静催眠药物。

6.肠道准备

术前 3 天进食半流质食物,术前两天进食流质食物,手术前 1 天禁食,并行肠道准备,如灌肠、口服肠道抗菌药物(甲硝唑、新霉素)。

7.术前宣教

介绍术前检查的必要性和重要性,指导患者正确地配合。向患者和家属讲解手术方式、过程及效果。教会患者正确咳嗽和床上排便的方法,为术后做准备。

**(二)术后护理**

1.密切监测生命体征

观察患者的神志,每 30～60 分钟测量生命体征 1 次,平稳后改为每 2～4 小时监测 1 次,并做好记录。

2.保暖

因术中暴露时间长、大量输液,以及麻醉药物的使用,患者往往体温过低,可在患者回病房之前准备好电热毯帮助患者保暖,尽量少用热水袋,防止烫伤。

3.观察腹部伤口

观察腹部伤口有无渗血,如有渗血应及时通知医师更换敷料,并准确做好记录。

4.保持各种管道的通畅

妥善固定各种管道,防止扭曲、折叠、滑脱,每 1～2 小时挤捏 1 次。观察引流物的颜色、量和性状。如为大量血性的液体,考虑为出血,应通知医师;如引流物中含有胃肠液、胆汁或胰液,考虑瘘的可能;如引流的液体混浊或有脓性液体,则可能继发感染。

5.疼痛护理

评估患者疼痛的程度,向患者解释术后疼痛的原因,协助患者取舒适体位,必要时使用镇痛药,并记录用药后的效果。

6.纠正水、电解质失衡,监测血糖

对于不能进食的患者应使用 TPN,当患者情况好转后可从 TPN 过渡到 EN。对全胰切除的患者,由于胰腺外分泌功能受到影响,应根据胰腺功能每天给予消化酶。

7.并发症的观察和护理

(1)出血:术后 24～48 小时的出血常由术中止血不彻底,或者是凝血功能异常引起。腹腔的严重感染、胰液腐蚀血管引起的出血发生在手术后 1～2 周,甚至更晚;手术创伤、胃潴留、胃黏膜屏障受损可导致胃黏膜糜烂引起上消化道大出血一般在术后 3～7 天。如患者出现神志改变、面色苍白、四肢湿冷、脉数及血压下降、呕血、黑便、腹痛等,胃管或腹腔引流管内出现大量的血性液体,应马上通知医师查明原因,按大出血患者进行处理;如是严重感染引起的应积极控制感染,应补充凝血因子,必要时行介入治疗。

(2)胰漏:可致腹腔感染和腹内腐蚀性出血,危害大,是术后死亡的主要原因之一。表现为腹痛、发热、胰肠吻合口附近的引流液增多,液体无黏性,色浅淡,引流液淀粉酶水平增高。胰漏一经证实要积极进行治疗。关键是采取有效的引流措施,在营养支持和抗感染措施下,大多数的胰漏在 2～4 周可自行愈合。对于胰漏对皮肤的腐蚀,可以使用氧化锌软膏对皮肤进行保护。对于迁延不愈的患者应做好心理护理,鼓励患者树立战胜疾病的信心。做窦道加压造影,了解窦道的深浅及走向,探用是否还有残腔存在,是否与其他的脏器相通。使用生长抑制剂减少胰液量,必要时使用手术治疗。

(3)胆瘘:多发生于术后 5～7 天,表现为腹痛、发热、T 管引流液突然减少,沿腹腔引流管或伤口溢出大量胆汁样的液体,每日数百毫升至 1 000 mL。术后应保持 T 管的引流通畅,每日观察并记录引流量。

(4)腹腔脓肿:术后发生率为 4 ％～10 ％,引流不畅导致积液、继发感染,形成脓肿。表现为畏寒、高热、腹胀、胃肠蠕动障碍、白细胞计数增高等。术后应保持引流管引流通畅,每1～2小时挤捏引流管 1 次。病情稳定后,指导患者取半卧位以利引流。出现上述所描述的症状行 B 超或 CT 检查诊断定位。可在 B 超引导下行脓腔的穿刺置管引流术,并留取引流液做细菌培养,指导使用抗生素。

(5)胃排空延迟:多见于保留幽门胰十二指肠切除术(Pylorus-Preserving Pancreaticoduo-denectomy, PPPD),该手术术后发生胃排空障碍的约占 50 ％。主要表现为上腹饱胀、钝痛、呕吐等,应给予禁食、持续胃肠减压、高渗盐水洗胃、肠外营养支持,可用小剂量红霉素静脉缓慢滴注,有利于促进胃肠功能恢复。对于长时间留置胃管的患者应严格记录出入量,定时检查血电解质水平,并做好口腔护理。

**(三)健康指导**

(1)患者年龄在 40 岁以上,短期内出现持续性上腹部疼痛、腹胀、食欲减退、消瘦等症状时,应注意对其胰腺做进一步检查。

(2)饮食宜少量多餐。

(3)告知患者出现进行性消瘦、贫血、乏力、发热等症状时,及时就诊。

# 第九节 糖尿病

糖尿病是一种常见的代谢内分泌疾病,可分为原发性和继发性两类。原发性糖 BIO 病简称"糖尿病",其基本病理生理改变为胰岛素分泌绝对或相对不足,从而引起糖、脂肪和蛋白质代谢紊乱。临床以血糖升高、糖耐量降低和尿糖,以及多尿、多饮、多食和消瘦为特点。长期血糖控制不良可并发血管、神经、眼和肾脏等慢性并发症,急性并发症中以酮症酸中毒和高渗非酮性昏迷最多见和最严重。糖尿病的患病率在国内为2%~3.6%。继发性糖尿病又称"症状性糖尿病",大多是继发于拮抗胰岛素的内分泌疾病。

## 一、病因

本病病因至今未明,目前认为与下列因素有关。

### (一)遗传因素

遗传因素在糖尿病发病中的重要作用较为肯定,但遗传方式不清。糖尿病患者,尤其成年发病的糖尿病患者有明显的遗传因素已在家系调查中得到证实。同卵孪生子,一个人发现糖尿病,另一个人发病的机会就很大。

### (二)病毒感染

尤以柯萨奇病毒 B、巨细胞病毒、心肌炎、脑膜炎病毒感染后,导致胰岛 β 细胞破坏致糖尿病。幼年型发病的糖尿病患者与病毒感染致胰岛功能减退关系更为密切。

### (三)自身免疫紊乱

糖尿病患者常发现同时并发其他自身免疫性疾病,如甲状腺功能亢进症、慢性淋巴细胞性甲状腺炎等。此外,在部分糖尿病患者血清中可发现抗胰岛细胞的抗体。

### (四)胰高糖素过多

胰岛细胞分泌胰高糖素,其分泌受胰岛素和生长激素抑制因子的抑制。糖尿病患者常发现胰高糖素水平增高,故认为糖尿病除有胰岛素相对或绝对不足外,还有胰高糖素的分泌增多。

### (五)其他因素

现公认的现代生活方式,摄入的热卡过高而体力活动减少导致肥胖,紧张的生活工作节奏,社会、精神等应激增加等都与糖尿病的发病有密切的关系。

## 二、糖尿病的分类

### (一)1型糖尿病

1型糖尿病的特征为起病较急,三多一少症状典型,有酮症倾向,体内胰岛素绝对缺乏,故必须用胰岛素治疗,多为幼年发病。多伴特异性免疫或自身免疫反应,血中抗胰岛细胞抗体阳性。

### (二)2型糖尿病

2型糖尿病多为成年起病,症状不典型,病情进展缓慢。对口服降糖药反应好,但后期可因胰岛 β 细胞功能衰竭而需胰岛素治疗。本型中有部分糖尿病患者幼年起病、肥胖,有明显遗传倾向,无须胰岛素治疗,称为幼年起病的成年型糖尿病。2 型糖尿病中体重超过理想体重的 20 ％为肥胖型,其余为非肥胖型。

### (三)与营养失调有关的糖尿病(3 型)

近年来,在热带、亚热带地区发现一些糖尿病患者表现为营养不良、消瘦;需要但不完全依赖胰岛素,对胰岛素的需要量大,且不敏感,但不易发生酮症。发病年龄在 10～35 岁,有些病例常伴有胰腺炎,提示糖尿病为胰源性,已发现长期食用一种高碳水化合物、低蛋白的木薯与 3 型糖尿病有关。该型中至少存在以下两种典型情况。

1.纤维结石性胰性糖尿病(Fibrocal Culous Pancreatic Diabetes, FCPD)

小儿期有反复腹痛发作史,病理可见胰腺弥漫性纤维化及胰管的钙化。我国已有该型病例报道。

2.蛋白缺乏性胰性糖尿病(Protein-Deficient Pancreatic Diabetes, PDPD)

PDPD 无反复腹痛既往史,有胰岛素抵抗性但无胰管内钙化或胰管扩张。

### (四)其他类型(继发性糖尿病)

(1)因胰腺损伤、胰腺炎、肿瘤、外伤、手术等损伤了胰岛,引起糖尿病。

(2)内分泌疾病引起的糖尿病:继发于库欣综合征、肢端肥大症、嗜铬细胞瘤、甲状腺功能亢进症等,升糖激素分泌过多。

(3)药物或化学物质损伤了胰岛 β 细胞引起糖尿病。

(4)胰岛素受体异常。

(5)某些遗传性综合征伴发的糖尿病。

(6)葡萄糖耐量异常:一般无自觉症状,多见于肥胖者。葡萄糖耐量显示血糖水平高于健康人,但低于糖尿病的诊断标准。有报道显示,对这部分人进行跟踪观察,其中 50 ％最终转化为糖尿病。部分患者经控制饮食、减轻体重,可使糖耐量恢复正常。

(7)妊娠期糖尿病(Gestational Diabetes Mellitus, GDM):妊娠期发生的糖尿病或糖耐量异常。多数患者分娩后,糖耐量可恢复正常,约 1/3 患者以后可转化为真性糖尿病。

## 三、临床表现

### (一)代谢紊乱综合征

#### 1.1 型糖尿病

1 型糖尿病以青少年多见,起病急,症状有口渴、多饮、多尿、多食、善饥、乏力、组织修复力和抵抗力降低、生长发育障碍等,易发生酮症酸中毒。

#### 2.2 型糖尿病

40 岁以上、体型肥胖的患者多发。症状较轻,有些患者空腹血糖正常,仅进食后出现高血糖,尿糖阳性。部分患者饭后胰岛素分泌持续增加,3 小时后甚至引起低血糖。在急性应激情况下,患者也可能发生酮症酸中毒。

### (二)糖尿病慢性病变

#### 1.心血管病变

大、中动脉硬化主要侵犯主动脉、冠状动脉、大脑动脉、肾动脉和肢体外周动脉,引起冠心病(心肌梗死)、脑血栓形成、肾动脉硬化、肢体动脉硬化等。患病年龄较轻,病情进展也较快。

冠心病和脑血管意外的患病率较非糖尿病者高 2～3 倍,是近代糖尿病患者的主要死因。肢体外周动脉硬化常以下肢动脉病变为主,表现为下肢疼痛、感觉异常和间歇性跛行等症状,严重者可导致肢端坏疽,糖尿病者肢端坏疽的发生率约为健康人的 70 倍,我国少见。心脏微血管病变及心肌代谢紊乱,可导致心肌广泛损害,称为糖尿病性心肌病。其主要表现为心律失常、心力衰竭、猝死。

2.糖尿病性肾病变

糖尿病史超过 10 年者合并肾脏病变较常见,主要表现在糖尿病性微血管病变、毛细血管间肾小球硬化症、肾动脉硬化和慢性肾盂肾炎。毛细血管间肾小球硬化症表现为蛋白尿、水肿、高血压,1 型糖尿病患者约 40 % 死于肾衰竭。

3.眼部病变

糖尿病患者眼部表现较多,血糖增高可使晶体和眼液(房水和玻璃体)中葡萄糖浓度也相应增高,临床表现为视觉模糊、调节功能减低、近视、玻璃体混浊和白内障。最常见的是糖尿病性视网膜病变。糖尿病病史超过 10～15 年,半数以上患者出现这些并发症,并可有小静脉扩张、水肿、渗出、微血管病变,严重者可导致失明。

4.神经病变

神经病变最常见的是周围神经病变,病程在 10 年以上者 90 % 以上均出现。临床表现为对称性长袜形感觉异常,轻者为对称性麻木、触觉过敏、蚁行感。典型症状是针刺样或烧灼样疼痛,卧床休息时明显,活动时可稍减轻,以致患者不能安宁,触觉和疼觉在晚期减退是患者肢端易受创伤的原因。也可有运动神经受累、肌张力低下、肌力减弱、肌萎缩等晚期运动神经损害的表现。自主神经损害表现为直立性低血压、瞳孔小而不规则、光反射消失、泌汗异常、心动过速、胃肠功能失调、胃张力降低、胃内容物滞留、便秘与腹泻交替、排尿异常、尿潴留、尿失禁、性功能减退、阳痿等。

5.皮肤及其他病变

皮肤感染极为常见,如疖、痈、毛囊炎。真菌感染多见于足部感染、阴道炎、肛门周围脓肿。

## 四、实验室检查

(1)空腹尿糖、餐后 2 小时尿糖阳性。

(2)空腹血糖大于 7 mmol/L,餐后 2 小时血糖大于 11.1 mmol/L。

(3)血糖、尿糖检查不能确定糖尿病诊断时,可做口服葡萄糖耐量试验(OGTT),如糖耐量减低,又能排除非糖尿病所致的糖耐量降低的因素,则有助于糖尿病的诊断。

(4)血浆胰岛素水平:胰岛素依赖型者,空腹胰岛素水平低于正常值。

## 五、护理观察要点

### (一)病情判断

糖尿病患者入院后首先要明确患者是属于哪一型的,是 1 型还是 2 型。病情的轻重、有无并发症,包括急性和慢性并发症。对于合并急性并发症如糖尿病酮症酸中毒、高渗非酮性昏迷等应迅速抢救,做好给氧、输液、定时检测血糖、血气分析、血电解质,以及尿糖、尿酮体等检查准备。

### (二)胰岛素相对或绝对不足所致代谢紊乱症群观察

(1)葡萄糖利用障碍:由于肝糖原合成降低,分解加速,糖异生增加,临床出现明显高血糖和尿糖,口渴、多饮、多尿,善饥多食症状加剧。

(2)蛋白质分解代谢加速,导致负氮平衡,患者表现为体重下降、乏力,组织修复和抵抗力降低,儿童则出现发育障碍、延迟。

(3)脂肪动用增加,血游离脂肪酸浓度增高,酮体的生成超过组织排泄速度,可发展为酮症及酮症酸中毒。脂肪代谢紊乱可导致动脉粥样硬化,影响眼底动脉、脑动脉、冠状动脉、肾动脉及下肢动脉,发生相应的病变如心肌梗死、脑血栓形成、肾动脉硬化、肢端坏死等。

### (三)其他糖尿病慢性病变观察

神经系统症状、视力障碍、皮肤变化,以及有无创伤、感染等。

### (四)生化检验

尿糖、血糖、糖化血红蛋白、血脂、肝功能、肾功能、血电解质、血气分析等。

### (五)糖尿病酮症酸中毒观察

1.诱因

常见的诱因是感染、胰岛素中断或减量过多、饮食不当、外伤、手术、分娩、情绪压力、过度疲劳等,对胰岛素的需要量增加。

2.症状

症状有烦渴、多尿、消瘦、软弱加重,逐渐出现恶心、呕吐、脱水,甚至少尿、肌肉疼痛、痉挛。也可有不明原因的腹部疼痛,中枢神经系统有头痛、嗜睡,甚至昏迷。

3.体征

(1)有脱水征:皮肤干燥,缺乏弹性、眼球下陷。

(2)库斯莫尔呼吸:呼吸深快和节律不整,呼气有酮味(烂苹果味)。

(3)循环衰竭表现:脉细速、四肢厥冷、血压下降甚至休克。

(4)各种反射迟钝、消失,嗜睡,甚至昏迷。

4.实验室改变

血糖显著升高,大于 16.7 mmol/L,血酮增高,二氧化碳结合力降低、尿糖及尿酮体呈强阳性反应,血白细胞增高。酸中毒失代偿期血 pH 小于 7.35,动脉 $HCO_3^-$ 低于 15 mmol/L,剩余碱负值增大,血 $K^+$、$Na^+$、$Cl^-$ 降低。

### (六)低血糖观察

1.常见原因

糖尿病患者过多使用胰岛素,口服降糖药物,进食减少,或活动量增加而未增加食物的摄入。

2.症状

头晕、眼花、饥饿感、软弱无力、颤抖、出冷汗、心悸、脉快,严重者出现精神、神经症状甚至昏迷。

3.体征

面色苍白、四肢湿冷、心率加快、初期血压上升后期下降,共济失调,定向障碍,甚至昏迷。

4.实验室改变

血糖小于 2.78 mmol/L。

### (七)高渗非酮性糖尿病昏迷的观察

**1.诱因**

最常见于老年糖尿病患者,常突然发作。感染、急性胃肠炎、胰腺炎、脑血管意外、严重肾脏疾患、血液透析治疗、手术及服用加重糖尿病的某些药物,如可的松、免疫抑制剂、噻嗪类利尿剂,在病程早期因误诊而输入葡萄糖液,口服大量糖水、牛奶,诱发或促使病情发展恶化,出现高渗非酮性糖尿病昏迷。

**2.症状**

多尿、多饮、发热、食欲减退、恶心、失水、嗜睡、幻觉、上肢震颤,最后陷入昏迷。

**3.体征**

失水及休克体征。

**4.实验室改变**

高血糖($>$33.0 mmol/L)、高血浆渗透压($>$330 mmol/L),高钠血症($>$155 mmol/L)和氮质血症,血酮、尿酮阴性或轻度增高。

## 六、检查护理

### (一)血糖

关于血糖的监测,目前国内大多地区一直用静脉抽取血浆(或离心取血清)测血糖,这对于病情轻、血糖控制满意者,以及只需数周观察一次血糖者仍是常用方法,但这种方法不可能自我监测。近年来,袖珍式快速毛细血管血糖计的应用日渐趋普遍,这种方法可由患者自己操作,进行监测。这种测定仪器体积较小,可随身携带,取手指血或耳垂血,只需一滴血,滴在血糖试纸条的有试剂部分。袖珍血糖计的种类很多,从操作来说大致可分为两类:一类是要抹去血液的,另一类则不必抹去血液。1分钟左右即可得到血糖结果。血糖监测的频度应该根据病情而定。袖珍血糖计只要操作正确,即可反映血糖水平,但操作不符合要求,如对于要抹去血液的血糖计,血液抹得不干净、血量不足、计时不准确等可造成误差。国外医院内设有专门的 DM 教员,由高级护师担任,指导患者正确的使用方法、如何校正血糖计、更换电池等。

**1.空腹血糖**

空腹血糖一般指过夜空腹 8 小时以上,于晨 6～8 时采血测得的血糖。反映了无糖负荷时体内的基础血糖水平。测定结果可受到前 1 天晚餐进食量及成分、夜间睡眠情况、情绪变化等因素的影响。故于测试前晚应避免进食过量或含油脂过高的食物,在保证睡眠及情绪稳定时检测。一般从肘静脉取血,止血带压迫时间不宜过长,应在几秒内抽出血液,以免血糖数值不准确,采血后立即送检。正常人空腹血糖为3.8～6.1 mmol/L,如空腹血糖大于 7 mmol/L,提示胰岛分泌能力减少 3/4。

**2.餐后 2 小时血糖**

餐后 2 小时血糖指进餐后 2 小时所采取的血糖。有标准餐或随意餐两种进餐方式。标准餐是指按统一规定的碳水化合物含量所进的饮食,如 100 g 或 75 g 葡萄糖或 100 g 馒头等;随意餐多指患者平时常规早餐,包括早餐前、后常规服用的药物,为平常治疗效果的一个观察指标。两种方式均反映了定量糖负荷后机体的耐受情况。正常人餐后 2 小时血糖应小于7 mmol/L。

3.即刻血糖

根据病情观察需要所选择的时间采血测定血糖,反映所要观察时的血糖水平。

4.口服葡萄糖耐量试验

观察空腹及葡萄糖负荷后各时点血糖的动态变化,了解机体对葡萄糖的利用和耐受情况,OGTT 是诊断糖尿病和糖耐量低减(IGT)的重要检查。①方法:空腹过夜 8 小时以上,于晨 6~8 时抽血测定空腹血糖,抽血后即饮用含 75 g 葡萄糖的溶液(75 g 葡萄糖溶于 250~300 mL、20~30 ℃的温开水中,3~5 分钟饮完),于饮葡萄糖水后 1 小时、2 小时分别采血测定血糖。②判断标准:成人服 75 g 葡萄糖后 2 小时血糖大于等于11.1 mmol/L可诊断为糖尿病。血糖为7~11.1 mmol/L为葡萄糖耐量低减。

要熟知本试验方法,并注意以下影响因素。①饮食因素:试验前 3 天要求饮食中含糖量每日不少于150 g。②剧烈体力活动:在服糖前剧烈体力活动可使血糖升高,服糖后剧烈活动可致低血糖反应。③精神因素:情绪剧烈变化可使血糖升高。④药物因素影响:避孕药、心得安等应在试验前 3 天停药。此外,采血时间要准确,要及时观察患者的反应。

5.馒头餐试验

原理同 OGTT。本试验主要是对已明确诊断的糖尿病患者,需了解其对定量糖负荷后的耐受程度时选用,也可适用于不适应口服葡萄糖液的患者。准备 100 g 的馒头一个,其中含碳化合物的量约等于75 g葡萄糖;抽取空腹血后食用,10 分钟内吃完,从吃第 1 口开始计算时间,分别于食后 1 小时、2 小时采血测定血糖。结果判断同 OGTT。

**(二)尿糖**

检查尿糖是诊断糖尿病最简单的方法,正常人每天仅有极少量葡萄糖从尿中排出(小于 100 mg/d),一般检测方法不能测出。如果每日尿中排糖量大于 150 mg,则可测出。但除葡萄糖外,果糖、乳糖或尿中一些还原性物质(如吗啡、水杨酸类、水合氯醛、氨基比林、尿酸等)都可发生尿糖阳性。尿糖含量的多少除反映血糖水平外,还受到肾糖阈的影响,故对尿糖结果的判定要综合分析。下面是临床常用的尿糖测定的方法。

1.定性测定

定性测定为较粗糙的尿糖测定方法,依尿糖含量的高低,分为 5 个等级(表 1-3)。因检测方便,易于为患者接受。常用班氏试剂检测法:试管内滴班氏试剂 20 滴加尿液 2 滴煮沸冷却,观察尿液的颜色以判断结果。近年来尿糖试纸也广泛应用,为患者提供了方便。

表 1-3　尿糖定性结果

| 颜色 | 定性 | 定量/(g/dL) |
| --- | --- | --- |
| 蓝色 | 0 | 0 |
| 绿色 | + | <0.5 |
| 黄色 | ++ | 0.5~1 |
| 橘红 | +++ | 1~2 |
| 砖红 | ++++ | >2 |

注:+表示阳性。

2.随机尿糖测定

随机尿糖测定常作为粗筛检查。随机留取尿液测定尿糖,其结果反映测定前末次排尿后至测定时这一段时间所排尿中的含糖量。

3.次尿糖测定

次尿糖测定也称即刻尿糖测定。其方法是准备测定前先将膀胱内原有尿液排尽,适量(200 mL)饮水,30分钟后再留尿测定尿糖,此结果反映了测定当时尿中含糖量,常作为了解餐前血糖水平的间接指标。常用于新入院或首次使用胰岛素的患者、糖尿病酮症酸中毒患者抢救时,可根据三餐前及睡前四次尿糖定性结果,推测患者即时血糖水平,以利随时调整胰岛素的用量。

4.分段尿糖测定

将1天(24小时)按三餐进食、睡眠分为四个阶段,测定每个阶段尿中的排糖情况及尿量,间接了解机体在三餐进餐后及夜间空腹状态下的血糖变化情况,作为调整饮食及治疗药物用量的观察指标。其方法为按四段时间分别收集各阶段时间内的全部尿液,测量各段尿量并记录,分别留取四段尿标本10 mL测定尿糖。第一段为早餐后至午餐前(上午7~11时);第二段为午餐后至晚餐前(上午11时~下午5时);第三段为晚餐后至睡前(下午5时~晚上10时);第四段为入睡后至次日早餐前(晚上10时~次日上午7时)。

5.尿糖定量测定

尿糖定量测定指单位时间内排出尿糖的定量测定,通常计算24小时尿的排糖量。此项检查是对糖尿病患者病情及治疗效果观察的一个重要指标。方法如下:留取24小时全部尿液收集于一个储尿器内,测量总量并记录,留取10 mL送检,余尿弃之。或从已留取的四段尿标本中用滴管依各段尿量按比例(50 mL取1滴)吸取尿液,混匀送检即可。经葡萄糖氧化酶法测定每100 mL尿液中含糖量,结果乘以全天尿量(mL),再除以100,即为检查日24小时排糖总量。

## 七、饮食治疗护理

饮食治疗是糖尿病治疗中最基本的措施。通过饮食控制,减轻胰岛 β 细胞负担,以求恢复或部分恢复胰岛的分泌功能,对于年老肥胖者饮食治疗常常是主要或单一的治疗方法。

### (一)饮食细算法

1.计算出患者的理想体重

身高(cm)-105=体重(kg)。

2.饮食总热卡的估计

根据理想体重和工作性质,估计每日所需总热量。

儿童、孕妇、乳母、营养不良及消瘦者、伴有消耗性疾病者应酌情增加;肥胖者酌减,使患者体重逐渐下降到正常体重±5%。

3.食物中糖、蛋白质、脂肪的分配比例

蛋白质按成人每日每千克体重$(1\sim1.5)\times10^{-3}$ kg 计算,脂肪约为每日每千克体重$(0.6\sim1)\times10^{-3}$kg,从总热量中减去蛋白质和脂肪所供热量,余则为糖所提供的热量。总括来说,糖类占饮食总热量的50%~60%,蛋白质占12%~15%,脂肪约占30%。但近来有实验证明,在总热卡不变的情况下,增加糖供热卡的比例,即糖类占热卡的60%~65%,对糖尿病的控制有利。此外,在糖类食物中,以高纤维碳水化合物更为有利。

**4.热卡分布**

三餐热量分布为 1/5、2/5、2/5 或 1/3、1/3、1/3,也可按饮食习惯和病情予以调整,如可以分为四餐等。

**(二)饮食粗算法**

(1)肥胖患者:每日主食 200～300 g,副食中蛋白质 30～60 g,脂肪 25 g。

(2)体重在正常范围者:轻体力劳动者,每日主食 250～400 g;重体力劳动者,每日主食 400～500 g。

**(三)注意事项**

(1)首先向患者阐明饮食治疗的目的和要求,使患者自觉遵守医嘱按规定进食。

(2)应严格定时进食,对于使用胰岛素治疗的患者,尤应注意。如因故不能进食,餐前应暂停注射胰岛素,注射胰岛素后,要定时进食。

(3)除三餐主食外,糖尿病患者不宜食用糖和糕点等甜食。水果含糖量多,病情控制不好时应禁止食用;病情控制较好,可少量食用。医护人员应劝说患者亲友不送其他食物,并要检查每次进餐情况,核对数量是否符合要求,患者是否按量进食。

(4)患者需进食甜食时,一般食用糖精或木糖醇或其他代糖品。

(5)控制饮食的关键在于控制总热量。在治疗开始,患者会因饮食控制而出现易饥饿的感觉,此时可增加蔬菜、豆制品等副食。在蔬菜中,碳水化合物含量少于 5 ％的有南瓜、青蒜、小白菜、油菜、菠菜、西红柿、冬瓜、黄瓜、芹菜、大白菜、茄子、卷心菜、茭白、韭菜、丝瓜、倭瓜等。豆制品中,含碳水化合物为 1 ％～3 ％的有豆浆、豆腐,含 4 ％～6 ％的有豆腐干等,均可食用。

(6)在总热量不变的原则下,凡增加一种食物应同时相应减去其他食物,以保证平衡。指导患者熟悉并灵活掌握食品热量交换表。

(7)定期测量体重,一般每周 1 次。定期监测血糖、尿糖变化,观察饮食控制效果。

(8)当患者腹泻或饮食锐减时,要警惕腹泻诱发的糖尿病急性并发症,同时应注意有无电解质失衡,必要时给予输液以免过度脱水。

## 八、运动疗法护理

**(一)运动的目的**

运动能促进血液循环中的葡萄糖与游离脂肪酸的利用,降低血糖、甘油三酯,增加人体对胰岛素的敏感性,使胰岛素与受体的结合率增加。尤其对肥胖的糖尿病患者,运动既可减轻体重,降低血压,又能改善机体的异常代谢状况,改善血液循环与肌肉张力,增强体力,还能减轻患者的压力和紧张性。

**(二)运动方式**

最好做有氧运动,如散步、跑步、骑自行车、做广播操、游泳、爬山、打太极拳、打羽毛球、滑冰、划船等。其中步行安全简便,容易坚持,可作为首选的锻炼方式。步行 30 分钟约消耗能量 0.4 J,如每天坚持步行 30 分钟,1 年内可减轻体重 4 kg。骑自行车每小时消耗 1.2 J,游泳每小时消耗 1.2 J,跳舞每小时消耗 1.21 J,球类活动每小时消耗 1.6～2.0 J。

### (三)运动时间的选择

2 型糖尿病患者运动时肌肉利用葡萄糖增多、血糖明显下降,但不易出现低血糖。因此,2型糖尿病患者什么时候进行运动无严格限制。1 型糖尿病患者在餐后 0.5～1.5 小时运动较为合适,可使血糖下降。

### (四)注意事项

(1)在运动前,首先请医师评估糖尿病的控制情况,有无增殖性视网膜病变、肾病和心血管病变。有微血管病变的糖尿病患者,在运动时最大心率应限制在同年龄正常人最大心率的 80％～85％,血压升高不要超过 26.6/13.8 kPa,晚期病变者,应限于快步走路或轻体力活动。

(2)采用适中的运动量,逐渐增加,循序渐进。

(3)不在胰岛素作用高峰时间运动,以免发生低血糖。

(4)运动肢体注射胰岛素,可使胰岛素吸收加快,应予注意。

(5)注意运动诱发的迟发性低血糖,可在运动停止后数小时发生。

(6)制订运动计划,持之以恒,不要随便中断,但要避免过度运动,反而使病情加重。

## 九、口服降糖药物治疗护理

口服降糖药主要有磺脲类和双胍类,是治疗大多数 2 型糖尿病的有效药物。

### (一)磺脲类

磺脲类包括 D860、优降糖、达美康、美吡哒、格列波脲、糖适平等。

#### 1.作用机制

作用机制主要是刺激胰岛 β 细胞释放胰岛素,还可以减少肝糖原输出,增加周围组织对糖的利用。

#### 2.适应证与禁忌证

只适用于胰岛 β 细胞有分泌胰岛素功能者。①2 型糖尿病的轻、中度患者。②单纯饮食治疗无效的 2 型糖尿病。③1 型糖尿病和重度糖尿病、有酮症史或出现严重的并发症,以及肝、肾疾患和对磺脲类药物过敏者均不宜使用。

#### 3.服药观察事项

(1)磺脲类药物,尤其是优降糖,用药剂量过大时,可发生低血糖反应,甚至低血糖昏迷,如果患者伴有肝、肾功能不全或同时服用一些可以延长磺脲类药物作用时间的药物,如心得安、苯妥英钠、水杨酸制剂等都可能促进低血糖反应出现。

(2)胃肠道反应,如恶心、厌食、腹泻等。出现这些不良反应时,服用制酸剂可以使症状减轻。

(3)出现较少的不良反应如变态反应,表现为皮肤红斑、荨麻疹。

(4)发生粒细胞减少、血小板减少、全血细胞减少和溶血性贫血。这些症状常出现在用药6～8 周后,出现这些症状或不良反应时,应及时停药和予以相应处理。

### (二)双胍类

常用药物有降糖片(二甲双胍)。降糖灵现已少用。

#### 1.作用机制

双胍类降糖药可增加外周组织对葡萄糖的利用,减少糖原异生,使肝糖原输出下降,也可通过抑制肠道吸收葡萄糖、氨基酸、脂肪、胆固醇来发挥作用。

**2.适应证**

(1)主要用于治疗 2 型糖尿病中经饮食控制失败者。

(2)肥胖需减重但又难控制饮食者。

(3)1 型糖尿病用胰岛素后血糖不稳定者可加服降糖片。

(4)已试用磺脲类药物或已加用运动治疗失效时。

**3.禁忌证**

(1)凡肝肾功能不好、低血容量等患者用此药物易引发乳酸性酸中毒。

(2)1 型糖尿病患者不能单用此药。

(3)有严重糖尿病并发症。

**4.服药观察事项**

服用本药易发生胃肠道反应,因有效剂量与发生不良反应剂量很接近,常见胃肠症状有厌食、恶心、呕吐、腹胀、腹泻等;多发生在用药 1～2 天时,易致体重下降,故消瘦者慎用。双胍类药物可抑制维生素 $B_{12}$ 吸收,导致维生素 $B_{12}$ 缺乏;可引起乳酸性酸中毒;长期服用可致嗜睡、头昏、倦怠、乏力。

## 十、胰岛素治疗护理

胰岛素能加速糖利用,抑制糖原异生以降低血糖,并改善脂肪和蛋白质代谢,目前使用的胰岛素制剂是从家畜(牛、猪)或鱼的胰腺制取的,现已有人工基因重组合成的人胰岛素也常用,如诺和灵、优泌林等。因胰岛素是一种蛋白质,口服后易被消化酶破坏而失效,故需用注射法给药。

**(一)适应证**

1 型糖尿病患者,重型消瘦型,糖尿病急性并发症或有严重心、肾、眼并发症的糖尿病,饮食控制或口服降糖药不能控制病情时,外科大手术前后,妊娠期、分娩期。

**(二)制剂类型**

制剂类型可分为速(短)效、中效和长效三种。三种均可经皮下或肌内注射,而仅短效胰岛素可做静脉注射用。

**(三)注意事项**

(1)胰岛素的保存:长效及中效胰岛素在 5 ℃可放置 3 年效价不变,而普通胰岛素(Regular Insulin, RI)在 5 ℃放置3 个月后效价稍减。一般而言,中效及长效胰岛素比 RI 稳定。胰岛素在使用时放在室温中 1 个月效价不会改变。胰岛素不能冰冻,温度太低可使胰岛素变性。在使用前应注意观察,如发现有异样或结成小粒的情况应弃之不用。

(2)注射胰岛素剂量需准确,用 1 mL 注射器抽吸。要注意剂量换算,有的胰岛素 1 mL 内含 40 U,也有含 80 U、100 U 的,必须分清,注意不要把 U 误认为 mL。

(3)使用时注意胰岛素的有效期,一般各种胰岛素出厂后有效期多为 1～2 年,过期胰岛素影响效价。

(4)用具和消毒:1 mL 玻璃注射器及针头用高压蒸气消毒最理想,在家庭中可采用 75 ％乙醇浸泡法,每周用水煮沸 15 分钟。现多采用一次性注射器、笔式胰岛素注射器等。

(5)混合胰岛素的抽吸:普通胰岛素和鱼精蛋白锌胰岛素(Protamine Zinc Insulin, PZI)同时注射时要先抽 RI 后抽 PZI 并充分混匀,因为 RI 是酸性,其溶液不含酸碱缓冲液,而 PZI 则含缓冲液,若先抽 PZI 则可能使 RI 因 pH 改变而变性,反之,如果把小量 RI 混至 PZI 中,因 PZI 有缓冲液,对 pH 的影响不大。另外 RI 与 PZI 混合后,在混合液中 RI 的含量减少,而 PZI 含量增加,这是因为 PZI 里面所含鱼精蛋白锌只有一部分和胰岛素结合,一部分没有结合,当 RI 与其混合后,没有结合的一部分能和加入的 RI 结合,使其变成 PZI。大约 1 U 可结合 0.5 U,也有人认为可以结合 1 U。

(6)注射部位的选择与轮替:胰岛素采用皮下注射法,宜选择皮肤疏松部位,如上臂三角肌、臀大肌、股部、腹部等,若患者自己注射以股部和腹部最方便。注射部位要有计划地轮替进行(左肩—右肩—左股—右股—左臀—右臀—腹部—左肩),针眼之间应间隔 1.5～2 cm,1 周内不要在同一部位注射两次,以免形成局部硬结,影响药物的吸收及疗效。

(7)经常运动的部位会造成胰岛素吸收太快,应避免注射。吸收速度依注射部位而定,如普通胰岛素注射于三角肌后吸收速度快于大腿前侧,大腿、腹部注射又快于臀部。

(8)餐前 15～30 分钟注射胰岛素,严格要求患者按时就餐,注射时间与进餐时间要密切配合好,防止低血糖反应的发生。

(9)各种原因引起的食欲减退、进食量少或因胃肠道疾病呕吐、腹泻而未及时减少胰岛素用量,都可引起低血糖。因此,注射前要注意患者的病情变化,询问进食情况,如有异常,及时报告医师做相应处理。

(10)如从动物胰岛素改换成人胰岛素,则应减少剂量,大约减少 1/4 剂量。

**(四)不良反应观察**

*1.低血糖反应*

低血糖反应是最常见不良反应,其反应有饥饿、头晕、软弱、心悸、出汗、脉速等,重者晕厥、昏迷、癫痫等,轻者进食饼干、糖水,重者静脉注射 50 % 的葡萄糖溶液 20～40 mL。

*2.变态反应*

极少数人有变态反应,如荨麻疹、血管神经性水肿、紫癜等。可用抗组织胺类药物,重者需调换胰岛素剂型,或采用脱敏疗法。

*3.胰岛素性水肿*

胰岛素性水肿多在糖尿病控制不良、糖代谢显著失调经胰岛素治疗迅速得到控制时出现。表现为下肢轻度水肿直至全身性水肿,可自然消退。处理方法主要是给患者低盐饮食、限制水的摄入,必要时给予利尿剂。

*4.局部反应*

注射部位红肿、发痒、硬结、皮下脂肪萎缩等,多见于小儿与青年。预防可采用高纯度胰岛素制剂,注射部位轮替、胰岛素深部注射法。

## 十一、慢性并发症的护理

**(一)感染的预防护理**

糖尿病患者因三大代谢紊乱,机体抵抗力下降,易发生各种感染,因此需采取以下护理措施。

(1)加强皮肤护理:因高血糖及维生素 B 代谢紊乱,可致皮肤干燥、发痒;在酮症酸中毒时酮体自汗腺排出可刺激皮肤而致瘙痒。故需勤沐浴,以减轻刺痒,避免因皮肤抓伤而引起感染,皮肤干燥者可涂擦羊毛脂保护。

(2)女患者因尿糖刺激,外阴常瘙痒,必须每晚用温水清洗,尿后可用 4 ‰硼酸液冲洗。

(3)对皮肤感觉障碍者,应避免任何刺激。避免用热水袋保暖,防止烫伤。

(4)每晚用温水泡脚,水温不宜过热,防止烫伤。穿宽松柔软鞋袜,修剪趾甲勿损伤皮肤,以免发生感染,形成糖尿病足。

(5)保持口腔卫生,坚持早晚刷牙,饭后漱口,酮症酸中毒患者口腔有烂苹果味,必须加强口腔护理。

(6)嘱患者预防呼吸系统感染,及时增减衣服,注意保暖。已有感染时,应及时治疗,预防并发肺炎。

(7)根据细菌感染的病变部位,进行针对性观察护理。如泌尿道感染时,要注意有无排尿困难、尿少、尿频、尿痛等症状,注意尿标本的收集,保持外阴部清洁;皮肤化脓感染时进行清洁换药。

**(二)糖尿病肾脏病变护理**

除积极控制高血糖外,主要是限制患者活动,给予低盐高蛋白饮食,对应用激素的患者,注意观察用药效果和不良反应。一旦出现肾衰竭,则需限制蛋白。由于肾衰竭,胰岛素灭活减弱,一些应用胰岛素治疗的患者,常因胰岛素未能及时调整而产生低血糖反应,甚至低血糖昏迷。

**(三)神经病变的护理**

(1)密切观察病情,及早控制高血糖,以减轻或预防神经病变。

(2)对于因周围神经损害而剧烈疼痛者除用止痛剂及大量维生素 $B_1$ 外,要进行局部按摩和理疗,以改善血液循环。对于那些痛觉异常过敏,不能接触皮肤,甚至接触被服亦难忍受者,要注意室内保暖,用支撑架支撑被褥,以避免接触引起的剧痛,并注意安慰患者,解除其烦恼。教会患者每天检查足部,预防糖尿病足的发生。

(3)如出现五更泻或膀胱收缩无力等自主神经症状,要注意勤换内裤、被褥,做好肛周清洁护理,防止损伤肛周皮肤。

(4)对膀胱收缩无力者,鼓励患者定时自行解小便和按压下腹部尽量排出残余尿,并要训练患者白天每 2～3 小时排尿一次,以弥补排尿感缺乏造成的不足。尿潴留明显需导尿时应严格无菌技术操作,采用闭式引流,每日用 1∶5 000 呋喃西林溶液冲洗膀胱,病情允许时尽早拔尿管。

(5)颅神经损害者,依不同病变部位采取不同的措施,如面神经损害影响眼睛不能闭合时,应注意保护眼睛,定期涂眼膏、戴眼罩。第Ⅸ、Ⅹ对颅神经损害进食困难者,应鼻饲流质饮食、维持营养,并防止吸入性肺炎、口腔炎及化脓性腮腺炎的发生。

**(四)糖尿病足的护理**

1.原因

糖尿病引起神经功能缺损及循环障碍,进而引起下肢及足部缺血、疼痛、麻木、感觉异常。40 岁以上糖尿病患者或糖尿病病史 10 年以上者,糖尿病足的发病率明显增高。

2.糖尿病足的危险信号

(1)吸烟者,因为吸烟可使循环障碍加重。

(2)末梢神经感觉丧失及末梢动脉搏动减弱或消失者。

(3)足的畸形,如高足弓爪形趾者。

(4)有足部溃疡或截肢史者。

3.护理措施

(1)每日查足部是否有水泡、裂口、擦伤,以及其他异常改变。如发现有皮肤发红、肿胀或脓肿等感染征象时,应立即到医院治疗。

(2)每日晚上用温水(低于 40 ℃)及软皂洗足,用柔软而吸水性强的毛巾,轻柔地将脚擦干。然后用羊毛脂或植物油涂抹并按摩足部皮肤,以保护皮肤的柔软性,防止干燥。

(3)如为汗脚者,可放少许滑石粉于趾间、鞋里及袜中。

(4)勿赤足行走,以免足部受伤。

(5)严禁用强烈的消毒药物如碘酒等,避免使用侵蚀性药物抹擦鸡眼和胼胝。

(6)为防止烫伤足部,禁用热水袋、电热毯及其他热源温暖足部。可通过多穿袜子、穿护脚套等保暖。但不要有松紧带,以免妨碍血液循环。

(7)足部变形者应选择质地柔软、透气性好,鞋头宽大的运动鞋或软底布鞋。

(8)每日做小腿和足部运动,以改善血液循环。

(9)若趾甲干脆,可用 1 ％的硼砂温水浸泡半小时,以软化趾甲。

(10)指导患者每天检查并按摩双脚,注意足部皮肤颜色、完整性、表面温度及感染征象等。

## 十二、急性并发症抢救护理

### (一)酮症酸中毒的护理

(1)按糖尿病及昏迷护理常规。

(2)密切观察体温(T)、脉搏(P)、呼吸(R)、血压(BP)、神志及全身症状,尤其要注意呼吸的气味,深度和频度的改变。

(3)留好标本提供诊治依据:尽快留取好血糖、钾、钠、氯、$CO_2$ 结合力、肾功能、动脉血气分析、尿酮体等标本,及时送检。切勿在输液肢体抽取血标本,以免影响化验结果。

(4)患者入院后立即建立两条静脉通道,一条通道用以输入胰岛素,另一条通道主要用于大量补液及输入抗生素和碱性液体、电解质,以维持水电解质及酸碱平衡。

(5)采用小剂量胰岛素疗法,按胰岛素 4～10 U/h,如 24 U 胰岛素加入 1 000 mL 生理盐水中静脉滴注,调整好输液速度(250 mL/h,70 滴/分左右),最好使用输液泵调节。

(6)禁食,待神志清醒后改为糖尿病半流或普食。

(7)做好基础护理,预防皮肤、口腔、肺部及泌尿系感染等并发症。

### (二)低血糖的护理

(1)首先了解胰岛素治疗情况,根据低血糖临床表现做出正确判断(与低血糖昏迷鉴别)。

(2)立即测定血糖浓度。

(3)休息与补糖:低血糖发作时卧床休息,轻者食用少量馒头、饼干等食物,重者(血糖低于 2.7 mmol/L)立即口服或静脉注射 50 ％葡萄糖 40～60 mL。

(4)心理护理:对神志清楚者,给予精神安慰,嘱其勿紧张,主动配合治疗。

### (三)高渗非酮性昏迷的护理

(1)按糖尿病及昏迷护理常规。

（2）严密观察患者神志、精神、体温、脉搏、呼吸、血压、瞳孔等变化。

（3）入院后立即采集血糖、乳酸、$CO_2$ 结合力、血 pH、$K^+$、$Na^+$、$Cl^-$ 及血、尿渗透压标本送检，并注意观察其结果，及时提供诊断治疗依据。

（4）立即建立静脉通道，做好补液护理，补液内容应依据所测得的血生化指标参数，正确选择输液种类。无血压下降者遵医嘱静脉滴注低渗盐水（0.45 %～0.6 %），输入时速度宜慢，慎防发生静脉内溶血及血压下降，注意观察血压、血钠、血糖情况。小剂量应用胰岛素，在血糖稳步下降的同时，严密观察患者有无低血糖的症状，一旦发现及时与医师联系进行处理。补钾时，注意液体勿渗出血管外，以免血管周围组织坏死。

（5）按昏迷护理常规，做好基础护理。

# 第二章　外科常见疾病的护理

## 第一节　垂体瘤

垂体瘤是一组在垂体前叶和后叶及颅咽管上皮残余细胞发生的肿瘤,占所有原发性颅脑肿瘤的10％～20％。此组肿瘤以前叶的腺瘤占大多数。据不完全统计,泌乳素瘤最常见,占50％～55％,其次为生长激素瘤占20％～23％,促肾上腺皮质激素瘤占5％～8％,促甲状腺激素瘤和促性腺激素(黄体生成素和卵泡刺激素)瘤较少见,无功能腺瘤占20％～25％。垂体瘤大部分为良性肿瘤,极少数为癌。

垂体瘤在手术切除的颅内肿瘤中占19％,为第三位,仅次于胶质瘤和脑膜瘤。常规的MRI扫描中,10％或者更多的垂体瘤具有轻微的信号改变,提示有微腺瘤。常见的发病年龄为30～60岁,其中,有功能的垂体瘤在成人中更常见。

### 一、专科护理

#### (一)护理要点

密切观察患者的病情变化,尤其是尿量变化,保证患者安全,注意患者的心理护理。

#### (二)主要护理问题

(1)自我认同紊乱:与功能垂体瘤分泌激素过多有关。

(2)舒适度减弱:与头痛与颅内压增高或肿瘤压迫垂体周围组织有关。

(3)有体液不足的危险:与呕吐、尿崩症和进食有关。

(4)感知觉紊乱:与肿瘤压迫视神经、视交叉及视神经束有关。

(5)活动无耐力:与营养摄入不足有关。

(6)潜在并发症:颅内出血、尿崩症、电解质紊乱、感染、垂体危象、癫痫等。

(7)焦虑:与疾病致健康改变及不良预后有关。

#### (三)护理措施

1.一般护理

嘱患者卧床休息,保持病室内环境安静、室温适宜,尽量减少不良因素的刺激,保证充足睡眠。病床安置护栏、备有呼叫器,病房走廊安置扶手,提供轮椅等辅助工具。

2.对症护理

(1)自我认同紊乱的护理:垂体瘤患者由于生长激素调节失衡,可出现巨人症、肢端肥大、相貌改变;泌乳素增高时,女性表现为闭经、不孕,男性表现为性功能障碍;肾上腺皮质分泌异常时,表现为水牛背、面部痤疮、尿频等。应鼓励患者树立战胜疾病的信心,耐心讲解疾病的相关知识,让患者正确认识疾病,积极配合治疗。针对女性出现的闭经及不孕,告知其勿过分紧张,经过治疗后可以康复。对于男性出现的性功能障碍,要注意保护患者隐私,鼓励积极应对。

(2)舒适度改变的护理:因颅内压增高或肿瘤压迫垂体,患者出现头痛等不适症状,应密切观察病情变化,必要时遵医嘱给予脱水、激素等。

评估患者疼痛的性质,区分切口疼痛与颅内高压引起的疼痛。合理给予镇静药,注意观察药物疗效。根据个体情况给予 20 ％甘露醇注射液 125 mL 或者 250 mL 快速静脉滴注或利尿剂,并观察用药后患者头痛的缓解情况。注意运用技巧如放松疗法、音乐疗法、想象疗法等分散其注意力,减轻疼痛。

(3)有体液不足的危险的护理:垂体瘤患者术后易出现尿崩及呕吐等不适症状,应严密观察其病情变化,必要时给予抗利尿剂和止吐药物治疗。注意补充患者的液体量,避免出现体液不足引起的休克症状。术后 6 小时后可鼓励患者进食流食、半流食、软质饮食,逐渐过渡到普通饮食,以补充患者所需能量及体液,防止体液不足。

(4)感知觉紊乱的护理:肿瘤压迫视神经、视交叉及视神经束后,患者会出现感知觉障碍,应鼓励患者进行功能锻炼,避免肌肉萎缩。

(5)活动无耐力的护理:患者由于长期受疾病困扰,食欲减退,导致营养缺乏,肢体活动无耐力,应在指导患者活动的过程中注意节力原则。鼓励患者多进食高热量、高蛋白质、高维生素的食物,避免辛辣刺激、干硬及油腻性食物;注意保持患者进餐环境清洁、舒适、安静,尽量减少患者进餐时的干扰因素;提供充足的进餐时间;为患者准备其喜爱的食物,利于增进食欲、恢复体力,以增加机体抵抗力,提高手术耐受力。告知患者应避免便秘而引起颅内压升高,多进食易消化的食物,鼓励多饮水,必要时给予通便润肠药物。

(6)潜在并发症的护理与观察。①颅内出血的护理:严密观察患者意识、瞳孔、生命体征、肢体活动的变化,如出现意识加深、一侧瞳孔散大、对侧肢体瘫痪进行性加重、引流液颜色呈鲜红色、量多、头痛、呕吐等颅内压增高症状,应及时报告医师。②尿崩症的护理:严密观察尿量、尿色、尿比重。准确记录 24 小时出入量,术后尿量大于 300 mL/h 且持续 2 小时,或者24 小时尿量大于 5 000 mL 时即发生尿崩,严密观察有无脱水指征并遵医嘱补液。忌摄入含糖量高的食物、药物,以免血糖升高,产生渗透性利尿,尿量增加。③电解质紊乱的护理:禁止长期使用含钠液体及甘露醇等高渗脱水剂。④感染的护理:对体温高于 38.5 ℃者,遵医嘱合理使用抗生素。⑤垂体危象的护理:遵医嘱静脉推注 50 ％葡萄糖溶液 40～60 mL,以抢救低血糖,继而补充 10 ％葡萄糖盐水。必要时静脉滴注氢化可的松,以解除急性肾上腺功能减退危象,并注意保暖。⑥癫痫的护理:若发生癫痫,及时通知医师,遵医嘱给予镇静药。保持呼吸道通畅并持续给氧,防止出现舌咬伤、窒息等。

(7)焦虑、恐惧的心理护理:向患者及家属宣讲疾病的相关知识,解释手术的必要性、手术方式及注意事项等。教会患者自我放松的方法,如采用心理治疗中的发泄疗法,鼓励患者表达自我感受等。注意保护患者的自尊,鼓励家属和朋友给予其关心和支持,消除其焦虑、恐惧心理。

3.围手术期的护理

(1)术前练习与准备。①开颅手术患者:术前进行头部皮肤准备,做好告知及配合。②经蝶窦入路手术者:手术前 3 日使用氯霉素滴鼻、漱口液漱口,并加强口腔及鼻腔的护理,指导患者练习做张口呼吸运动。术区备皮准备清剪鼻毛,清洁鼻腔,预防感染。③指导患者练习床上使用大小便器,避免术后便秘。手术当日测量生命体征,如有异常或者患者发生其他情况(如女患者月经来潮),及时与医师联系停止手术。告知患者更换清洁衣服,取下饰品、活动义齿等。

（2）术后体位。①经颅手术患者：全麻未清醒者，取侧卧位或平卧位，头偏向一侧，以保持呼吸道通畅。麻醉清醒、血压较平稳后，将床头抬高15°～30°，以利于颅内静脉的回流。②经蝶窦手术患者：麻醉清醒后取半卧位，以促进术后硬脑膜粘连愈合，防止脑脊液逆流感染。

（3）病情观察及护理：密切观察患者生命体征、意识状态、瞳孔、肢体活动情况等。注意观察手术切口的敷料，以及引流管的引流情况，保持术区敷料完好、清洁干燥、引流管通畅。注意观察有无颅内压增高症状，避免情绪激动、用力咳嗽等。

## 二、健康指导

### （一）疾病知识指导

1.概念

垂体瘤是起源于垂体前叶各种细胞的一种良性肿瘤。根据查体及激发状态下血浆激素的水平将垂体瘤分为有功能性垂体瘤和无功能性垂体瘤。有功能性垂体瘤包括过度分泌催乳素（prolactin，PRL）、生长激素（Growth Hormone，GH）、促肾上腺皮质激素（Adrenocorticotropic Hormone，ACTH）、促甲状腺激素（Thyroid-Stimulating Hormone，TSH）、黄体生成素（Luteinizing Hormone，LH）和卵泡刺激素（Follicle-Stimulating Hormone，FSH）的肿瘤，无功能性垂体瘤可分为裸细胞瘤、大嗜酸细胞瘤、无症状性ACTH腺瘤。根据影像学特征进行分类包括垂体瘤瘤体小于1cm的微腺瘤和直径大于1cm的大腺瘤。

2.垂体瘤的主要症状

垂体瘤的大小、临床症状、影像学表现、内分泌功能、细胞组成、生长速度及形态学各不相同，以内分泌功能紊乱或者占位效应引起的症状为主，可出现头痛。生长激素瘤患者在儿童时期和青春期由于骨骼尚未闭合时呈现巨人症，成人表现为肢端肥大综合征，即五官粗大、喉部增大、足底厚垫、黑棘皮症、骨骼明显改变、牙距变宽及手脚骨骼变大等；泌乳素腺瘤女性患者表现为闭经、溢乳、性欲减退、无排卵性不孕，男性表现为乳房发育、溢乳及阳痿；促肾上腺皮质激素腺瘤患者表现为库欣综合征，如因糖皮质激素分泌过多而致向心性肥胖、满月脸、高血压、多毛、月经失调、低血钾、痤疮、瘀斑、紫纹及儿童发育迟缓等；无功能性垂体瘤常引起失明及垂体功能减退症状。

3.垂体瘤的诊断

通过垂体病变的影像学和测定血浆PRL、GH、ACTH水平进行诊断。

4.垂体瘤的处理原则

（1）手术治疗：经颅手术适用于肿瘤体积巨大且广泛侵袭生长，向鞍上、鞍旁、额下和斜坡等生长的肿瘤。经单鼻孔入路切除垂体腺瘤，适应于各种类型的垂体微腺瘤、大腺瘤及垂体巨大腺瘤（最大直径＞3 cm）。

（2）非手术治疗：放射治疗适用于肿瘤体积较小，易发生垂体功能减退等并发症者。伽玛刀治疗适用于与视神经的距离大于3 mm者、术后残余或术后多次复发者、肿瘤直径小于45 mm者、老年人合并其他器质性病变者、不能耐受手术者、拒绝手术或不具备手术条件者。

5.垂体瘤的预后

垂体腺瘤的预后主要取决于肿瘤类型及肿瘤大小。对于巨大腺瘤，尽管手术可以切除肿瘤、缓解其占位效应，但是很难达到全切除，使内分泌功能恢复正常，需接受手术、药物及放疗的综合治疗。对于肢端肥大症患者,需将血清激素水平降至正常后方可进行手术,以减轻全身损害。

### (二)饮食指导

饮食规律,选用高蛋白、高热量、低脂肪、易消化食物,增加粗纤维食物摄入,如芹菜、韭菜等。

### (三)药物指导

患者服用激素类药品时应严格遵医嘱用药,切不可自行停药。

### (四)日常生活指导

为患者提供一个安静、舒适的环境,保持乐观的心态,改变不良的生活方式,如熬夜、酗酒、赌博等,适当运动,多参与有意义的社会活动。

## 三、循证护理

垂体瘤是发生在垂体上的肿瘤,是常见的神经内分泌肿瘤之一。文献报道中主要研究以围手术期及术后并发症的护理为主。其中,有学者将奥瑞姆自护理论应用于 87 名经鼻蝶垂体瘤切除术患者的围手术期护理中,在确定患者的护理需求后,建立具体的护理目标,并选择针对性的护理方法,实施护理计划,提高患者自护能力,提高其生存质量。有学者应用循证护理方法对经蝶入路垂体瘤切除术后的患者进行研究,结合 146 名患者的具体情况得出结论。只有采取有针对性的护理措施,使病情观察变得有据可依,才能及时发现并发症,为医师提供准确的信息。

### (一)尿崩症

根据尿崩症发生和持续的时间,可分为暂时性、持续性和三相性。暂时性尿崩症常在术后或伤后突然发生,几天内即可恢复正常;持续性尿崩症常在 1~3 天出现,数天后可好转;三相性尿崩症则包括急性期、中间期和持续期。根据患者 24 小时尿量可分为轻(尿量 3 000~4 000 mL)、中(4 000~6 000 mL)、重(6 000 mL 以上)三型。

### (二)禁水试验

禁水试验是检验患者对血浆渗透压升高时浓缩尿的能力,作为中枢性尿崩症与肾性尿崩症的鉴别诊断。试验前数日停用一切可影响尿量的药物。试验开始前测体重、血压、血浆渗透压、尿比重和尿渗透压,以后每 1~2 小时排尿 1 次并测定。试验期间禁止饮水和各种饮料,可正常进食含水量少的食物。如果连续 2 次尿样的渗透压差值小于 30 mmol/L,即可结束试验。正常人禁水后数小时即出现尿量减少(<0.5 mL/min),尿比重显著增加(>1.020),尿渗透压显著增高(>800 mmol/L),而血浆渗透压无明显升高(<300 mmol/L)。完全性中枢性尿崩患者禁水后尿液不能充分浓缩,尿量无明显减少,尿比重<1.010,尿渗透压<300 mmol/L,血浆渗透压>300 mmol/L,尿渗透压和血浆渗透压之比<1。部分性尿崩症在禁水时尿比重的峰值一般不超过 1.020,尿渗透压峰值不超过 750 mmol/L。

# 第二节 脑膜瘤

脑膜瘤起源于蛛网膜内皮细胞,脑室内脑膜瘤来自脑室内脉络丛,也可来自硬脑膜成纤维细胞和软脑膜细胞。脑膜瘤是仅次于胶质瘤的颅内肿瘤,是良性肿瘤。发病率为 19.2 %,居颅内肿瘤的第二位,女性多于男性,比例约为 2∶1,发病高峰年龄在 45 岁。脑膜瘤在儿童期极少见,仅占儿童期颅内肿瘤的0.4 ％～4.6 ％,16 岁以下发病率不足 1.3 ％。近年因 CT 及 MRI 的普遍应用,脑膜瘤发现率增高,特别是老年人群,偶尔会有无症状脑膜瘤和多发性脑膜瘤,可合并胶质瘤、垂体瘤和动脉瘤,但较罕见。

## 一、专科护理

### (一)护理要点

密切观察患者疼痛的性质,在做好心理护理和安全防护的同时,注意观察患者生命体征的变化。

### (二)主要护理问题

(1)急性疼痛:与颅内压增高及开颅手术创伤有关。

(2)焦虑:与疾病引起的不适、家庭经济条件及担心预后有关。

(3)有受伤害的危险:与癫痫发作有关。

(4)营养失调,低于机体需要量:与术中机体消耗及手术前后禁食水有关。

(5)有皮肤完整性受损的危险:与患者意识障碍或肢体活动障碍有关。

(6)潜在并发症:颅内感染。

### (三)护理措施

**1.一般护理**

病室空气流通,光线充足,温湿度适宜,保证安静、有序、整洁、安全的诊疗修养环境。对颅内压增高患者需让其绝对卧床休息,给予日常生活护理。

**2.对症护理**

(1)急性疼痛的护理:针对因颅内压增高引起的疼痛,在患者发病早期疼痛多为发作性头痛,随着病情的进展,头痛可表现为持续性头痛,且较为剧烈,应给予脱水、激素等治疗使颅内压增高的症状得到改善,从而缓解头痛症状。对于术后疼痛的患者,应协助患者取头高位,耐心倾听患者的感受,指导患者进行深呼吸。

(2)心理护理:护士态度和蔼,具有亲和力,与患者进行有效沟通,增强其安全感和对护理人员的信任感。针对患者及家属提出的问题应运用专业技术知识进行耐心解释,用通俗易懂的语言介绍有疾病相关知识、术前术后注意事项,解除其思想顾虑,乐观接受手术。

(3)有受伤害的危险的护理:因肿瘤长期压迫,患者可出现不同程度的肢体麻木、步态不稳、平衡功能障碍、视力下降甚至癫痫发作,护士应保证患者安全。加设床档,防止患者坠床,必要时给予约束带护理;对步态不稳的患者,外出要专人陪伴;对于听力、视力障碍的患者,要加强生活护理,防止因行动不便而发生意外。

(4)营养失调的护理:患者由于颅内压增高及频繁呕吐、脱水治疗,可出现营养不良和水电解质紊乱,从而加大手术风险。因此,术前应给予营养丰富、易消化、高蛋白、高热量饮食,或静脉补充营养液,以改善患者的全身营养状况。

(5)有皮肤完整性受损的危险的护理:对因肢体活动障碍而长期卧床患者,应注意定时翻身,预防压疮发生。对伴有癫痫发作的患者,使用约束带护理时应连续评估其被约束部位皮肤状况,如有红肿情况应解除约束,加强专人陪护。

(6)潜在并发症的观察与护理：护士在协助医师为患者头部敷料换药时，应遵循无菌操作原则，观察伤口渗血、出血情况。病室内每日开窗通风，保持病室空气清新。实行探视及陪伴管理制度，勿将学龄前儿童带入病室。

## 二、健康指导

### (一)疾病知识指导

#### 1.概念

脑膜瘤是起源于脑膜及脑膜间隙的衍生物，多来自蛛网膜细胞及含蛛网膜成分组织。其病因及发病机制不清，可能与内外环境因素有关。脑膜瘤约占颅内肿瘤的 20 ％，良性居多，生长较为缓慢，病程较长，出现早期症状平均为 2.5 年，甚至可为 10 余年。

#### 2.临床表现

颅内脑膜瘤多位于大脑半球矢状窦旁，邻近的颅骨会有增生或被侵蚀的迹象，因部位不同各具临床特点，但均有颅内压增高及局灶性体征。

(1)颅内压增高症状：颅内压增高表现为持续性、阵发性加剧头痛，晨起加重。疾病早期可有间断阵发性头痛，随病程推移头痛时间可延长，间隔时间缩短或变成持续性头痛；病情严重者呕吐呈喷射状，与饮食关系不大而与头痛剧烈程度有关，视神经盘水肿可有典型的眼底所见，但患者多无明显自觉症状。一般只有一过性视力模糊、色觉异常或短暂视力丧失。

(2)局灶性症状：肿瘤压迫位置的不同，产生的局灶性症状有所不同。大脑凸面脑膜瘤、矢状窦旁脑膜瘤、大脑镰旁脑膜瘤经常表现为癫痫发作、偏瘫及精神症状等；颅底脑膜瘤引起三叉神经痛，后期出现视神经萎缩、视野缺损、肢体运动障碍及精神症状；鞍结节脑膜瘤可表现为视力障碍、头痛等症状，下丘脑受累可表现为多饮、多尿、嗜睡等症状；蝶骨嵴脑膜瘤可表现为病变侧眼球突出、眼球活动障碍、头痛、癫痫、失语等。

#### 3.脑膜瘤的诊断

具有重要参考价值的检查项目包括颅脑平片、CT、MRI 和数字减影血管造影（Digital Subtraction Angiography，DSA）。因其发病缓、病程长，不同部位脑膜瘤可有不同临床表现。如成年人伴有慢性疼痛、精神改变、癫痫、一侧或双侧视力减退甚至失明、共济失调或有局限性颅骨包块，应考虑脑膜瘤的可能性。眼底检查发现慢性视神经盘水肿或呈继发性萎缩。

#### 4.脑膜瘤的处理原则

(1)手术治疗：脑膜瘤首选手术全切除。因大部分脑膜瘤为良性肿瘤，有完整的包膜，大多可完整切除。对于恶性脑膜瘤术后和不能完全切除的脑膜瘤，可进行部分切除配合放疗，以延长肿瘤复发的时间。

(2)放射治疗：对于不能接受手术治疗的患者，可以考虑采用放射治疗。放射治疗主要针对次全切除的肿瘤及非典型性、恶性脑膜瘤。

(3)立体定向放射外科治疗：立体定向放射外科治疗技术在两年内对肿瘤的生长控制率非常高，特别是对年龄较大、肿瘤位置较深的患者是一种相对安全和有效的治疗方法。但其相关并发症在一定程度上是不可逆的，主要包括急性放射反应，可表现为头痛、头晕、恶心、呕吐、癫痫发作等；脑神经损伤，可累及动眼神经、视神经、三叉神经等放射性水肿，常表现为头痛、头晕。

**5.预后**

绝大多数脑膜瘤为良性,预后较好。脑膜瘤术后10年生存率为43％～78％,但恶性脑膜瘤较易复发,辅助以放射治疗或伽玛刀治疗,预后仍较差。

**(二)饮食指导**

(1)宜食抗肿瘤食物,如小麦、薏米、荸荠、海蜇、芦笋、海带等。

(2)宜食具有保护脑血管作用的食物,如芹菜、荠菜、茭白、葵花籽等。

(3)宜食具有防治颅内高压作用的食物,如玉米须、赤豆、核桃仁、紫菜、鲤鱼、鸭肉、海带、蟹等。

(4)宜食具有保护视力的食物,如菊花、荠菜、羊肝、猪肝等。

(5)合理进食,保持良好的饮食习惯。注意低盐饮食,防止由钠离子在机体潴留而引起血压升高,限制烟酒、辛辣等刺激性食物的摄入。

(6)合并糖尿病患者应选用少油少盐的清淡食品,菜肴烹调多用蒸、煮、凉拌、涮、炖、卤等方式。注意进食规律,定时、定量,两餐要间隔4～5小时。

**(三)预防指导**

(1)患者应遵医嘱合理使用抗癫痫药物及降压药物,口服药应按时服用,不可擅自减药、停药。如服用丙戊酸钠缓释片每日用量应根据患者的年龄和体重计算。对孕妇、哺乳期妇女、明显肝功能损害者应禁止使用,严禁击碎服用;糖尿病患者严格按医嘱用药,及时按血糖情况调节胰岛素剂量,用药后按计划进食,避免饮食习惯的较大改变。

(2)注意合理饮食及饮食卫生,避免致癌物质进入体内。进行有规律的锻炼,提高免疫系统功能,增强抵抗力,起到预防肿瘤作用。

**(四)日常生活指导**

(1)指导患者建立合理的生活方式,保证睡眠充足,注重个人卫生,劳逸结合。

(2)积极治疗原发病,保持心态平和、情绪稳定。

## 三、循证护理

随着医疗技术的不断提高,神经导航下显微手术切除病灶是治疗脑膜瘤的主要方法。由于瘤体生长部位的特殊性,手术及预后均存在风险,故做好患者围手术期的病情观察与护理,以及预防并发症是术后康复的关键。有学者在对48例鞍结节脑膜瘤患者围手术期护理中发现,通过在术后严格记录24小时尿量,对中枢性高热患者采用冰毯和冰帽物理降温能够促进患者病情恢复。有学者对35例脑膜瘤术后患者进行持续颅内压监测的研究结果显示,持续颅内压监测能够准确观察动态颅内压变化,有利于指导临床实践。

**(一)晨间护理**

**1.目的**

通过晨间护理观察和了解病情,为诊疗和调整护理计划提供依据;及时发现患者存在的健康问题,做好心理护理和卫生指导;促进身体受压部位的血液循环,预防压疮及肺炎等并发症;保持病床和病室的整洁。

**2.护理措施**

对不能离床活动、病情较轻的患者,鼓励其自行洗漱,包括刷牙、梳头;用消毒毛巾湿式扫床;根据清洁程度,更换床单,整理床单位。对于病情较重,不能离床活动的患者,如危重、高热、昏迷、瘫痪、年老体弱者,应协助患者排便,帮助其刷牙、漱口;对病情严重者给予口腔护理,洗脸、洗手、梳头,协助翻身并检查全身皮肤有无受压变红;与患者交谈,了解睡眠情况及有无病情变化,鼓励患者增强战胜疾病的信心并给予心理护理;根据室温适当开窗通风。

**(二)晚间护理**

1.目的

为患者创造良好的睡眠条件。

2.护理措施

(1)避免环境不良刺激;注意床铺的平整,棉被厚薄适宜,枕头高低适中;注意调节室温和光线,在室内通风换气后可酌情关闭门窗,放下窗帘;查房时动作轻柔。

(2)协助患者梳头、洗漱及用热水泡脚;睡前协助患者排尿。

(3)采取有效措施,尽量减少疾病带给患者的痛苦与不适,如解除咳嗽、腹胀、尿潴留等不适,取舒适体位。

# 第三节　神经胶质瘤

神经胶质瘤是颅内最常见的恶性肿瘤,发生于神经外胚层。神经外胚层发生肿瘤包括两类,分别为神经间质细胞形成的胶质瘤和神经元形成的神经细胞瘤。神经胶质瘤占全部脑肿瘤的33.3 ％～58.6 ％,以男性较多见,特别是在多形性胶质母细胞瘤、髓母细胞瘤中男性明显多于女性。各类型胶质瘤各有其好发年龄,如星形细胞瘤多见于壮年,多形性胶质母细胞瘤多见于中年,室管膜瘤多见于儿童及青年,髓母细胞瘤大多发生在儿童。

**一、专科护理**

**(一)护理要点**

在观察患者病情变化的同时,针对患者情绪状态的变化给予心理护理,对癫痫持续状态的患者给予安全护理,同时对长期卧床的患者应避免压疮的发生。

**(二)主要护理问题**

(1)有皮肤完整性受损的危险:与患者意识障碍或肢体活动障碍长期卧床有关。

(2)慢性疼痛:与肿瘤对身体的直接侵犯、压迫神经及心理因素有关。

(3)有受伤害的危险:与术前或术后癫痫发作有关。

(4)有窒息的危险:与癫痫发作有关。

(5)营养失调,低于机体需要量:与患者频繁呕吐及术后患者无法自主进食有关。

(6)活动无耐力:与偏瘫、偏身感觉障碍有关。

(7)无望感:与身体状况衰退和肿瘤恶化有关。

**(三)护理措施**

1.一般护理

将患者安置到相应病床后,责任护士向患者进行自我介绍,并向患者介绍同病室的病友,以增强患者的安全感和对医护人员的信任感。进行入院护理评估,为患者制定个性化的护理方案。

2.对症护理

(1)有皮肤完整性受损的危险的护理:由于长期卧床,神经胶质瘤患者存在皮肤完整性受损的危险,易发生压疮。护士应使用压疮危险因素评估量表进行评估,再采取相应的护理措施,从而避免压疮的产生。对出现中枢性高热的患者应适时给予温水浴等物理降温干预;对营养不良或水代谢紊乱的患者,在病情允许的情况下给予高蛋白质和富含维生素的饮食;保持床铺清洁、平整、无褶皱。

(2)慢性疼痛的护理:对疼痛的时间、程度、部位、性质、持续性和间断性、疼痛治疗史等进行详细的评估,做好记录并报告医师。当疼痛位于远端或躯干的某些部位时,应遵医嘱给予止痛药物。注意观察药物的作用和不良反应并慎用止疼剂和镇静剂,以免掩盖病情。神经外科患者应慎用哌替啶,因其可导致焦虑、癫痫等。引起慢性疼痛的原因不仅包含患者的躯体因素,还有其心理方面的因素,护士应运用技巧分散患者的注意力以减轻疼痛,如放松疗法、想象疗法、音乐疗法等。

(3)有受伤害的危险的护理:对术前有精神症状的患者,适当应用镇静药及抗精神病药物如地西泮、苯巴比妥、水合氯醛等,病床两侧加护栏以防止患者坠床;对躁动的患者要避免不良环境的刺激,保持病室安静,适当陪护,同时加强巡视,防止患者自伤及伤人;对行皮层运动区及附近部位手术的患者,以及术前有癫痫发作的患者,术后要常规给予抗癫痫药物进行预防用药。

(4)有窒息危险的护理:胶质瘤患者在癫痫发作期间可对呼吸产生抑制,导致脑代谢需求增加,引起脑缺氧。若忽视对癫痫持续状态的处理,可产生窒息或永久性神经功能损害。在癫痫发作时,应迅速让患者仰卧,将压舌板垫在其上下牙齿间以防舌咬伤。将患者头偏向一侧,清理口腔分泌物,保持气道通畅。

(5)营养失调的护理:患者由于颅内压增高及频繁呕吐,可出现营养不良和水电解质失衡,从而降低患者对手术的耐受力,并影响组织的修复,增加手术的危险性。因此,术前应给予营养丰富、易消化的高蛋白、高热量饮食,或静脉补充营养液,以改善患者的全身营养状况。鼓励其多进食富含纤维素的食物,以保持大便通畅,对于术后进食困难或无法自主进食的患者应给予留置胃管,进行鼻饲饮食,合理搭配,制定饮食方案。

(6)活动无耐力的护理:胶质瘤术后患者可能产生偏瘫、偏身感觉障碍等症状,从而导致患者生活自理能力部分缺陷。护士应鼓励患者坚持自我照顾的行为,协助其入浴、如厕、起居、穿衣、饮食等生活护理,指导其进行肢体功能训练,提供良好的康复训练环境及必要的设施。

(7)无望感的护理:对于恶性胶质瘤的患者,随着病程的延长及放疗、化疗,病痛的折磨常让患者产生绝望感。护士应对疾病为患者带来的痛苦表示同情和理解,并采用温和的态度和尊重患者的方式为其提供护理,帮助其正确应对。鼓励患者回想过去的成就,从而证明其能力和价值,增强其战胜疾病的信心。

**(四)护理评价**

(1)患者未发生压疮。

（2）患者疼痛有所缓解，能够掌握缓解疼痛的方法。

（3）患者的在住院期间安全得到保障。

（4）患者癫痫症状得到控制。

（5）患者的营养摄入能够满足机体的需要。

（6）患者的肢体能够进行康复训练。

（7）患者情绪稳定，能够配合治疗与护理。

## 二、健康指导

### （一）疾病知识指导

**1.概念**

神经胶质瘤又称胶质细胞瘤，简称"胶质瘤"，是来源于神经上皮的肿瘤。可分为髓母细胞瘤、多形性胶质母细胞瘤、星形细胞瘤、少突胶质瘤、室管膜瘤等。其中，多形性胶质母细胞瘤恶性程度最高，病情进展很快，对放、化疗均不敏感；髓母细胞瘤也为高度恶性，好发于 2～10 岁儿童，多位于后颅窝中线部位，常占据第四脑室、阻塞导水管而引发脑积水，对放射治疗较敏感；少突胶质细胞瘤占神经胶质瘤的 7%，生长速度较慢，分界较清，可手术切除，但术后往往复发，需要进行放疗及化疗；室管膜瘤约占 12%，术后需放疗及化疗；星形细胞瘤在胶质瘤当中最常见，占 40%，恶性程度比较低，生长速度缓慢，呈实质性者与周围组织分界不清，常不能彻底切除，术后容易复发。

**2.临床表现**

临床可表现为颅内占位性病变引起的颅内压增高症状，如头痛、呕吐、视神经盘水肿等，或者因为肿瘤生长部位不同而出现局灶性症状，如偏瘫、失语、感觉障碍等。部分肿瘤患者有精神及癫痫症状，表现为性格改变、注意力不集中、记忆力减退、癫痫大发作或局限性发作等。

**3.神经胶质瘤的辅助诊断**

辅助诊断主要为颅脑 CT、MRI、脑电图（Electroencephalography，EEG）等。

**4.神经胶质瘤的处理原则**

由于颅内肿瘤浸润性生长，与脑组织间无明显边界，难以做到手术全部切除，一般给予综合疗法，即手术后配合以放疗、化疗、分子靶向治疗及免疫治疗等，通常可延缓肿瘤复发，延长患者生存期。对于复发恶性胶质瘤，局部复发推荐再次手术或者放疗、化疗；如果曾经接受过放疗不适合再放疗者，推荐化疗；化疗失败者，可改变化疗方案；对于弥漫或多灶复发的患者，推荐化疗和（或）分子靶向治疗。

（1）手术治疗：胶质瘤患者以手术治疗为主，即在最大限度保存正常神经功能的前提下，最大范围地安全切除肿瘤病灶。但对不能实施最大范围安全切除肿瘤的患者，酌情采用肿瘤部分切除术、活检术或立体定向穿刺活检术，以明确肿瘤的组织病理学诊断。胶质瘤手术治疗的目的在于：①明确诊断；②减少肿瘤负荷，改善辅助放疗和化疗的结果；③缓解症状，提高患者的生活质量；④延长患者的生存期；⑤为肿瘤的辅助治疗提供途径；⑥降低进一步发生耐药性突变的概率。

（2）放射治疗：放射线作用于细胞后会将细胞杀死。高级别胶质瘤属于早期反应组织，对放射敏感性相对较高，同时又由于肿瘤内存在部分乏氧细胞，较适合进行多次分割放疗使得乏氧细胞不断氧化并逐步被杀死。目前,美国国家综合癌症网络发布的胶质瘤指南、欧洲恶性胶质瘤指南及国内共识,均将恶性胶质瘤经手术切除后 4 周开始放射治疗作为恶性胶质瘤综合治疗的标准方法。

（3）化学治疗:利用化疗可以进一步杀死实体肿瘤的残留细胞,有助于提高患者的无进展生存时间及平均生存时间。

（4）分子靶向治疗:在细胞分子水平上,针对已经明确的致癌位点(该位点可以是肿瘤细胞内部的一个蛋白分子,也可以是一个基因片段),来设计相应的治疗药物。药物进入体内会特异地选择致癌位点相结合发生作用,使肿瘤细胞特异性死亡,而不会波及肿瘤周围的正常组织细胞。

（5）免疫治疗:可以通过激发自身免疫系统来定位和杀灭胶质瘤细胞。目前在胶质瘤免疫治疗方面虽然取得了一些进展,但所有的免疫治疗方案在临床试验中均不能完全清除肿瘤。尽管这种治疗方法有各种不足,但由于免疫治疗可以调动人体自身的免疫系统,产生特异性抗肿瘤免疫反应,其理论上是较理想的胶质瘤治疗方法。

5.神经胶质瘤的预后

随着影像诊断技术的发展、手术理念和设备的进步、放疗技术的日益更新,以及化疗药物的不断推出,胶质瘤患者的预后得到了很大的改善。但神经胶质瘤侵袭性很强,目前仍无确切有效的治愈手段,特别是恶性胶质瘤,绝大多数患者预后很差,即使采取外科手术、放疗及化疗等综合疗法,五年生存率也只有 25 %左右。

**（二）饮食指导**

（1）合理进食,保持良好的饮食习惯。注意低盐饮食,防止由于钠离子在机体潴留而引起血压升高,进而导致颅内压升高。

（2）增加纤维素类食物的摄入,如蔬菜、水果等,减少便秘发生,必要时可口服缓泻剂,促进排便。

（3）对胶质瘤术后的患者,除一般饮食外,可多食营养脑神经的食品,如酸枣仁、桑葚、白木耳、黑芝麻等。避免食用含有致癌因子的食物,如腌制品、发霉的食物、烧烤、烟熏类食品等。

**（三）预防指导**

（1）向患者提供有关疾病的康复知识,以提高患者自我保健的意识。

（2）为预防胶质瘤患者癫痫发作,应遵医嘱合理使用抗癫痫药物。嘱患者应按时服用口服药,不可擅自减量、停药。若患者以往没有接受过化疗,可给予替莫唑胺口服,防止肿瘤复发。剂量为 200 mg/(m² · d),28 天为一个周期,连续服用 5 天;若患者以往接受过其他方案化疗,建议患者起始量为 150 mg/(m² · d),28 天为一个周期,连续服用 5 天。

**（四）日常生活指导**

（1）指导患者建立良好的生活习惯,鼓励患者日常活动自理,树立恢复健康的信心。

（2）指导患者要保持心情舒畅,避免不良情绪刺激。家属要关心体贴患者,给予生活照顾和精神支持,避免因精神由素引起病情变化。

**三、循证护理**

胶质瘤是常见的颅内肿瘤,流行病学调查结果显示,尽管世界各地胶质瘤发病率存在差异,但就整体而言,其发病率约占原发脑肿瘤的一半,且近年来有不断上升的趋势。目前以手术治疗为主,同时配合其他手段如放射治疗、化学治疗、免疫治疗等,因此对胶质瘤的围手术期的观察与护理及术后并发症的护理显得尤为重要。研究结果显示,对观察组 30 例脑胶质瘤患者进行中西医结合护理,包括鼓励患者饮蜂蜜水、花生衣煮水,化疗次日饮用当归、何首乌、灵芝炖乌鸡汤,使用耳穴贴等,效果显著。有学者对 60 例脑胶质瘤患者间质内化疗的护理研究中提到,化疗前要帮助患者增强战胜疾病的信心,并取得家属的配合,发挥社会支持系统的作用。在对免疫治疗脑胶质瘤患者的研究结果中显示,术后 4～5 天要警惕颅内感染的发生,护士需监测患者的体温变化。在疫苗稀释液回输时,可能发生过敏性休克,因此输注时要有 10～15 分钟的观察期,同时要控制滴速,观察期的滴速应为每分钟 10～20 滴,观察期结束后如无不适可调为每分钟 30～40 滴,输注完毕后应观察 4～6 小时后方可离院。免疫治疗过程中要注意观察患者是否有肌无力及关节疼痛发生,如有则应及时停止治疗或调整治疗方案。

中枢神经系统损伤的患者基础营养需求原因如下:①代谢率增高。②蛋白质需要量增加。③脂肪需要量增加。

中枢神经系统损伤时,患者的代谢反应过度。多数研究者证明,昏迷患者在安静状态下的代谢消耗是正常基础代谢率的 120 ％～250 ％。此时的机体为满足高代谢的能量需求,葡萄糖异生和奥古蛋白的合成显著增加,蛋白、碳水化合物和脂肪的利用增加。增加蛋白质和脂肪的利用不仅导致营养供给困难,而且加速禁食患者的营养不良。对于神经系统受损的患者,需要营养成分的比例发生改变,对蛋白和脂肪热量的需要增多,而对碳水化合物的需要相对减少。

# 第四节　神经鞘瘤

神经鞘瘤是由周围神经的神经鞘所形成的肿瘤,主要来源于背侧神经根,腹侧神经根多发神经纤维瘤。神经鞘瘤占成人硬脊膜下肿瘤的 25 ％,绝大多数肿瘤表现为单发,在椎管各节段均可发生。发病高峰期为 40～60 岁,性别无明显差异。约 2.5 ％的硬脊膜下神经鞘瘤是恶性的,其中至少一半为神经纤维瘤。恶性神经鞘瘤预后较差,存活期常不超过一年。

## 一、专科护理

### (一)护理要点

密切观察患者生命体征及心理变化,注意做好患者皮肤护理及康复功能锻炼。

### (二)主要护理问题

(1)有误吸的危险:与疾病引起的呕吐、饮水呛咳等有关。

(2)营养失调,低于机体需要量:与患者头痛、呕吐、进食呛咳、吞咽困难等因素引起的营养摄入不足有关。

(3)体像紊乱:与面肌瘫痪、口角歪斜有关。

(4)感知觉紊乱:与长期肿瘤压迫有关。

(5)慢性疼痛:与长期肿瘤压迫有关。

（6）潜在并发症：角膜溃疡、口腔黏膜改变、面部出现带状疱疹、平衡功能障碍等。

**（三）护理措施**

**1.一般护理**

嘱患者取头高位，床头抬高 15°～30°，保持室内环境安静、室温适宜，尽量减少不良因素刺激，保证患者充足睡眠。在住院期间，保证患者安全，并指导进行适当的功能锻炼。

**2.对症护理**

（1）有误吸危险的护理。①定时为患者进行翻身叩背，促进痰液排出。痰液黏稠者，可进行雾化吸入治疗，稀释痰液。不能自行排出痰液者，应及时给予气管插管或气管切开术，必要时给予机械辅助通气。②为防止误吸，在患者床旁准备吸引装置；对于昏迷患者应取下义齿，及时清除口腔分泌物及食物残渣；患者进食时宜采取端坐位、半坐卧位或健侧卧位，并根据吞咽功能的评定选取适宜的食物如糊状食物，以防误咽、窒息。③出现呛咳时，应使患者腰、颈弯曲，身体前倾，下颌抵向前胸，以防止食物残渣再次进入气管；发生窒息时，嘱患者弯腰低头，治疗者在肩胛骨之间快速连续拍击，使残渣排出。④如患者吞咽、咳嗽反射消失，可给予留置胃管。

（2）营养失调的护理。①提供良好的进食环境，食物营养搭配合理，促进患者食欲。②可选择质地均匀、不宜松散、易通过咽和食管的食物。对舌运动受限、协调性欠佳者，应避免高黏稠度食物；对舌力量不足者，应避免大量糊状食物；对营养失调者，必要时给予静脉补充能量，改善全身营养状况，以提高患者对手术的耐受能力。

（3）体像紊乱的护理。①患者由于出现面肌痉挛或口角歪斜等症状，担心疾病影响自身形象，易出现焦虑、抑郁等负性情绪，护士应鼓励患者以积极的心态面对疾病。巨大神经鞘瘤术后并发症包括面瘫、失明、吞咽困难等，护士应支持和鼓励患者，针对其顾虑问题进行耐心解释。嘱患者放松，进行深呼吸，减缓紧张感。②了解患者的心理状态及心理需求，告知患者疾病的相关知识及预后效果，使患者对治疗过程充满信心。护理人员操作时要沉着冷静，以增加患者对医护人员的信任感，从而配合医疗和护理措施的顺利进行。③为患者提供安静的休养环境。根据国际噪声标准规定，白天病区的噪声不应超过 38 dB。医护人员应做到走路轻、说话轻、操作轻、关门轻。对于易发出响声的椅脚应钉橡胶垫，推车的轮轴、门窗铰链应定期滴注润滑油，夜间护理操作时尽量集中进行，减少接打电话、使用呼叫器次数，加强巡视病房，认真执行患者探视陪护管理制度。④护理人员在护理过程中，应做到态度和蔼可亲，坚持服务人性化、操作规范化、语言温馨化、关怀亲切化、健教个性化、沟通技巧化、满意最大化的护理理念，使患者身心愉悦，消除消极情绪。护理人员能够以幽默诙谐、通俗易懂的语言与患者及家属进行沟通，对于情绪低落、抑郁的患者，应鼓励患者树立战胜疾病的信心。

（4）感知觉紊乱的护理。①患者出现听力下降或失聪时，护士应教会患者自我保护听力功能的方法，如避免长时间接触监护仪器、人员话语、人员流动等各种噪声，尽量减少噪声的干扰，指导患者学习唇语和体语。②使患者能够保持轻松愉快的良好心态。如果经常处于急躁、恼怒的状态，体内自主神经就会失去正常的调节功能，使内耳器官发生缺血，出现水肿和听觉障碍，加重病情。③按摩耳垂前后的处风穴（在耳垂与耳后高骨的凹陷处）和听会穴（在耳屏前下方，下颌关节突后缘凹陷处），可增加内耳的血液循环，起到保护听力的作用。④用药时应尽量避免使用耳毒性药物,如庆大霉素、链霉素、卡那霉素、新霉素等,易引起耳中毒而损害听力。⑤指导患者不宜用耳勺等挖耳朵,易碰伤耳道而引起感染。耳道有痒感时,可用甘油棉签擦拭或口服维生素 B、C 和鱼肝油。⑥减少使用耳机、电子产品等。⑦听神经鞘瘤手术治疗后,患者听力会逐渐好转,与患者沟通时宜站在听力较好的一侧,并掌握沟通音量。必要时使用肢体语言,如眼神、手势等进行沟通。

(5)慢性疼痛的护理。①评估患者的行为、社会交往、经济、认知和情绪、对家庭的影响等方面的表现,及时了解患者思想动向,找出其受困扰问题,有针对性地帮助解决。②指导患者使用合适的无创性镇痛措施,如松弛术、皮肤刺激疗法(冷敷、热敷、按摩、加压、震动)、分散注意力的方法等,还可介绍一些其他的技术,如生物反馈等。③选用止痛剂时,评估并决定最佳的用药途径,如口服、肌注、静脉给药或肛门推注等;观察用药后反应及止痛效果,可对服药前的疼痛程度与服药后进行对比,选择合适药物。④对于慢性疼痛,应鼓励患者及家属勿过分担心和焦虑,树立战胜疾病的信心。⑤协助患者在疼痛减轻时,进行适量运动。

(6)潜在并发症的观察与护理。①角膜炎、角膜溃疡:面神经、三叉神经损伤而致眼睑闭合不全、角膜反射减弱或消失、瞬目动作减少及眼球干燥,如护理不当可导致角膜炎、角膜溃疡,严重者甚至失明。护士应检查患者面部的痛、温、触觉是否减退或消失,观察角膜反射有无减弱或消失;对于眼睑闭合不全者可使用棉质、透气性好的眼罩保护眼球,或者用蝶形胶布将上、下眼睑黏合在一起,必要时行上、下眼睑缝合术;嘱患者白天按时用氯霉素眼药水滴眼,晚间睡前用四环素或金霉素眼膏涂于上、下眼睑之间,以保护角膜;指导患者减少用眼和户外活动,外出时戴墨镜保护。②面部出现带状疱疹:由潜伏在三叉神经内的病毒被激发,活化后可沿感觉神经通路到达皮肤,引起该神经区病毒感染所致。感染部位为鼻部、口角、唇边等处,应予镇痛、抗病毒处理,局部保持干燥。患处涂抹抗病毒药膏,保持未破水疱干燥清洁,禁止用手搔抓,以免并发细菌感染及遗留瘢痕;加强消毒隔离,防止交叉感染;遵医嘱使用抗病毒及增强免疫力的药物,疱疹一般可在 2 周内消退。带状疱疹患者饮食需注意少吃油腻食物;禁止食用辛辣食物,如酒、生姜、羊肉、牛肉及煎炸食物等;少吃酸涩、收敛制品,如豌豆、芡实、石榴、芋头、菠菜等;多进食豆制品、鱼、蛋、瘦肉等富含蛋白质的食物及新鲜的瓜果蔬菜,增强机体抵抗能力。③平衡功能障碍:患者术后易出现步行困难或行走偏向等感觉异常症状,护理人员在护理过程中应嘱患者勿单独外出,防止摔伤;给予必要的解释和安慰,加强心理护理;保持病区地面清洁,如地面潮湿应设置警惕标识,清除障碍物;指导患者进行平衡功能训练时应循序渐进,从卧位开始,逐步进行站立、平衡及行走训练,增进患者康复的信心。

3.围手术期的护理

(1)术前练习。①咳嗽训练:指导患者做深呼吸,吸气时间长于呼气时间,要自然、缓慢、闭声门,然后缓缓用力咳嗽,避免用力过猛引起疼痛;进行有效咳嗽可增加肺通气量,预防术后坠积性肺炎。②排尿训练:让患者放松腹部及会阴部,用温热毛巾敷下腹部或听水声,用温开水清洗会阴等,反复练习,直至可床上排尿。③翻身训练:为患者讲解轴线翻身的方法、操作程序及注意事项,使患者能够术后良好配合。

(2)术前准备:术前常规头部备皮并检查头部是否有皮囊炎、头皮是否有损伤,修剪指甲,更换衣裤,条件允许情况下进行沐浴。术前睡眠差及心理紧张者,遵医嘱给予镇静药。

(3)术后体位:术后6小时内取去枕平卧位,搬动患者时注意保持脊柱水平位。每1～2小时翻身一次,注意保持头与身体的水平位。

(4)营养和补液:为增强机体抵抗力,鼓励多食蔬菜及水果,多饮水,保持大便通畅。

(5)伤口护理:巡视病房过程中注意观察伤口有无渗出、感染征象,保持伤口敷料完整,进行交接班记录。如术后3～7天出现局部搏动性疼痛,皮肤潮红、肿胀、压痛明显,并伴有体温升高,应及时通知医师,提示有感染征象。

(6)创腔引流管护理:肿瘤切除后常需在创腔内放置引流管,以便引流脑内的血性液体及组织碎屑、小血细胞凝集块等。应保持引流管通畅,准确观察量、颜色并及时记录。

## 二、健康指导

### (一)疾病知识指导

1.概念

神经鞘瘤是发生于硬膜下各段椎管的单发肿瘤。起源于神经膜细胞,电镜下大体上表现为光滑球形肿物悬挂于脊神经上且与之分离,而不是使神经增粗。

2.主要的临床症状

神经鞘瘤系局部软组织包块,病程发展缓慢,早期可无症状,待包块长大后,局部有酸胀感或疼痛。触摸或者挤压包块时有麻痹或触电感,并向肢体远端放射。

3.神经鞘瘤的诊断

临床上可综合特殊染色体和免疫学检查、凝血象、血常规、尿常规、生化、电测听、CT、MRI、电生理检查等进行确诊。

4.神经鞘瘤的处理原则

(1)手术治疗:一旦定位诊断明确,应尽早手术切除。

(2)放射治疗:凡病理回报为恶性肿瘤者均可在术后行放射治疗,以提高治疗效果和生存质量。

(3)化学治疗:脂溶性烷化剂如卡莫司汀治疗有一定的疗效,转移癌(腺癌、上皮癌)则应用环磷酰胺、甲氨蝶呤等。

5.神经鞘瘤的预后

由于手术入路的不断改进和显微外科技术的普遍应用,进入20世纪以来,神经鞘瘤的手术效果显著提高。至20世纪90年代,神经鞘瘤的手术全切除率已在90％以上,死亡率已降为2％左右,直径2 cm以下的神经鞘瘤面神经功能保留率为86％～100％,2 cm以上的肿瘤面神经保留率在36％～59％。

### (二)饮食指导

(1)高蛋白(鸡、鱼、蛋、奶等)、高维生素、高热量、高纤维素(韭菜、芹菜等)饮食。

(2)鼓励患者少量多餐,制订饮食计划,保持进餐心情愉快,增强机体耐受能力。

### (三)用药指导

(1)患者服用化疗药物期间,注意观察患者有无恶心、头痛、疲乏、直立性低血压、脱发等不良反应。

(2)静脉输注化疗药物时,不可随意调节滴速。

(3)经常巡视病房,观察输液部位血管、皮肤情况,防止药液外渗。

**(四)日常生活指导**

(1)鼓励患者保持乐观向上态度,加强自理能力。

(2)根据气温变化增减衣物,注意保暖。

### 三、循证护理

查阅相关文献发现,目前对神经鞘瘤护理方面的研究多关注颅神经及周围神经鞘瘤的围手术期护理,其中以听神经鞘瘤较为多见。有学者将临床护理路径应用在神经鞘瘤患者的护理中,其研究发现应用临床护理路径可明显缩短平均住院时间,减低诊疗费用,使患者得到最佳医疗护理服务。当应用临床路径时,仍需考虑如果假设的标准临床路径与实际过程出现偏离,则应修改临床路径,因此对于临床护理路径在神经外科的应用仍需不断总结经验,继而修订、完善路径,扩大使用病种,使其更广泛地应用于临床。

# 第五节　颅脑损伤

颅脑损伤分为头皮损伤、颅骨损伤与脑损伤,三者可单独或合并存在。其发生率仅次于四肢损伤,占全身损伤的 15%～20%,常与身体其他部位的损伤复合存在,其致残率及致死率均居首位。常见于交通、工矿等事故,自然灾害、爆炸、火器伤、坠落、跌倒,以及各种锐器、钝器对头部的伤害。颅脑损伤对预后起决定性作用的是脑损伤的程度及其处理效果。

### 一、头皮损伤

**(一)解剖生理概要**

头皮分为 5 层(图 2-1),由外及里依次为皮肤层、皮下组织层、帽状腱膜层、帽状腱膜下层、骨膜层。其中浅部三层紧密连接,不易分离,深部两层之间连接疏松,较易分离。各层解剖特点如下。

1.皮肤层

皮肤层厚而致密,内含大量汗腺、皮脂腺、毛囊,具有丰富的血管,外伤时易致出血。

2.皮下组织层

皮下组织层由致密的结缔组织和脂肪组织构成,前者交织成网状,内有血管、神经穿行。

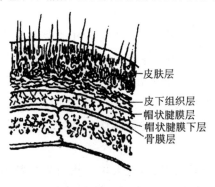

图 2-1　头皮解剖

3.帽状腱膜层

帽状腱膜层前连额肌,后连枕肌,两侧达颞肌筋膜,坚韧、富有张力。

4.帽状腱膜下层

帽状腱膜下层是位于帽状腱膜与骨膜之间的疏松结缔组织层,范围较广,前至眶上缘,后达上项线,其间隙内的静脉经导静脉与颅内静脉窦相通,该处是颅内感染和静脉窦栓塞的途径之一。

5.骨膜层

骨膜层是由致密结缔组织构成的,骨膜在颅缝处贴附紧密,其余部位贴附疏松,故骨膜下血肿易被局限。

头皮血液供应丰富,且动、静脉伴行,由颈内、外动脉的分支供血,左右各五支在颅顶汇集,各分支间有广泛的吻合支,其抗感染及愈合能力较强。

(二)分类与特点

头皮损伤是颅脑损伤中最常见的损伤,严重程度差别较大,可能是单纯损伤,也可能是合并颅骨及脑损伤。

1.头皮血肿

头皮血肿大多由钝器伤所致,按照血肿出现在头皮的层次分为以下三种。

(1)皮下血肿:血肿位于皮肤层与帽状腱膜层之间,因受皮下纤维隔限制,血肿体积小、张力高、压痛明显,有时因周围组织肿胀隆起,中央反而凹陷,易被误认为凹陷性颅骨骨折,需用颅骨 X 射线摄片作鉴别。

(2)帽状腱膜下血肿:头部受到斜向暴力,头皮发生了剧烈滑动,撕裂该层间的导血管所致。由于该层组织疏松,出血易于扩散,严重时血肿边界可与帽状腱膜附着缘一致,覆盖整个穹隆部,蔓延至全头部,似戴一顶有波动的帽子。小儿及体弱者,可导致休克或贫血。

(3)骨膜下血肿:血肿因受到骨缝处骨膜牢固粘连的限制,多局限于某一颅骨范围内,多由颅骨骨折引起。

较小的头皮血肿,一般 1～2 周可自行吸收,无须特殊处理,早期可给予加压冷敷以减少出血和疼痛,24～48 小时后改用热敷以促进血肿吸收,切忌用力揉搓。若血肿较大,则应在严格皮肤准备和消毒下,分次穿刺抽吸后加压包扎。处理头皮血肿的同时,应警惕合并颅骨损伤及脑损伤的可能。

2.头皮裂伤

头皮裂伤多为锐器或钝器打击所致,是常见的开放性头皮损伤。由于头皮血管丰富,出血较多,可引起失血性休克。处理时需着重检查有无颅骨和脑损伤。头皮裂伤较浅时,因断裂血管受头皮纤维隔的牵拉,断端不能收缩,出血量反较帽状腱膜层裂伤者多。现场急救可局部压迫止血,争取在 24 小时之内实施清创缝合。缝合前要检查伤口有无骨碎片及有无脑脊液或脑组织外溢。缝合前应剃净伤处头发,冲洗消毒伤口,实施清创缝合后,注射破伤风抗毒素。

3.头皮撕脱伤

头皮撕脱伤多由发辫受机械力牵拉,使大块头皮自帽状腱膜下层或连同骨膜层一起被撕脱所致,可导致失血性或疼痛性休克。急救时,除加压包扎止血、防止休克外,应保留撕脱的头皮,避免污染,用无菌敷料包裹、隔水放置于有冰块的容器内,随伤员一同送往医院。手术应争取在伤后 6～8 小时进行,清创植皮后,应保护植皮片不受压、不滑动,利于皮瓣成活。对于骨膜已撕脱者,在颅骨外板上多处钻孔达板障,待骨孔内肉芽组织生成后再行植皮。

## 二、颅骨损伤

颅骨骨折指颅骨受暴力作用致颅骨结构改变。颅骨骨折提示伤者受暴力较重,合并脑损伤概率较高。颅骨骨折不一定合并严重的脑损伤,没有骨折也可能合并脑损伤,其临床意义不在于骨折本身。颅骨骨折按骨折部位分为颅盖骨折和颅底骨折,按骨折形态分为线性骨折和凹陷性骨折,按骨折是否与外界相通分为开放性骨折与闭合性骨折。

### (一)解剖生理概要

颅骨由颅盖和颅底构成,颅盖、颅底均有左右对称的骨质增厚部分,形成颅腔的坚强支架。

颅盖骨质坚实,由内、外骨板和板障构成。外板厚,内板较薄,内、外骨板表面均有骨膜覆盖,内骨膜也是硬脑膜外层,在颅骨的穹隆部,内骨膜与颅骨板结合不紧密,故颅顶部骨折时容易形成硬脑膜外血肿。

颅底骨面凹凸不平,厚薄不一,有两侧对称、大小不等的骨孔和裂隙,脑神经及血管由此出入颅腔。颅底被蝶骨嵴和岩骨嵴分为颅前窝、颅中窝和颅后窝。颅骨的气窦,如额窦、筛窦、蝶窦及乳突气房等均贴近颅底,气窦内壁与颅脑膜紧贴,颅底骨折越过气窦时,相邻硬脑膜常被撕裂,形成脑脊液外漏,易发生颅内感染。

### (二)病因与发病机制

颅腔近似球体,颅骨有一定的弹性,有相当的抗压缩和抗牵张能力。颅骨受到暴力打击时,着力点局部可下陷变形,颅腔也可随之变形。当暴力强度大、受力面积小,颅骨多以局部变形为主,当受力点呈锥形内陷时,内板首先受到较大牵张力而折裂。此时若外力作用终止,则外板可弹回复位、保持完整,仅造成内板骨折,骨折片可穿破硬脑膜造成局限性脑挫裂伤。如果外力继续存在,则外板也将随之折裂,形成凹陷性骨折或粉碎性骨折。当外力引起颅骨整体变形较重,受力面积又较大时,可不发生凹陷性骨折,而在较为薄弱的颞骨鳞部或颅底引发线性骨折,局部骨折线往往沿暴力作用的方向和颅骨脆弱部分延伸。当暴力直接打击在颅底平面上或暴力由脊柱上传时常引起颅底骨折。颅前窝损伤时可能累及的脑神经有嗅神经、视神经,颅中窝损伤可累及面神经、听神经,颅后窝少见。

### (三)临床表现

1.颅盖骨折

(1)线性骨折:发生率最高,局部有压痛、肿胀。经颅骨 X 射线摄片确诊。单纯线性骨折本身不需要特殊处理,但应警惕合并脑损伤或颅内出血,尤其是硬脑膜外血肿,有时可伴发局部骨膜下血肿。

(2)凹陷性骨折:局部可扪及局限性下陷区。若凹陷骨折位于脑重要功能区浅面,可出现偏瘫、失语、癫痫等病症。X 射线摄片可见骨折片陷入颅内的深度,CT 扫描有助于对骨折情况和合并脑损伤的诊断。

2.颅底骨折

颅底骨折多为强烈的间接暴力作用于颅底或颅盖骨折延伸到颅底所致,常为线性骨折。

依骨折的部位不同可分为颅前窝、颅中窝和颅后窝骨折,临床表现各异。

(1)颅前窝骨折:骨折累及眶顶和筛骨,可有鼻出血、眶周("熊猫眼"征)及球结膜下瘀血斑。若脑膜、骨膜均破裂,则合并脑脊液鼻漏,即脑脊液经额窦或筛窦由鼻孔流出。若筛板或视神经管骨折,可合并嗅神经或视神经损伤。

(2)颅中窝骨折:骨折累及蝶骨,也可有鼻出血或合并脑脊液鼻漏。若累及颞骨岩部,且脑膜、骨膜及鼓膜均破裂,则合并脑脊液耳漏,即脑脊液经中耳由外耳道流出;若鼓膜完整,脑脊液则经咽鼓管流向鼻咽部,常被误认为是鼻漏。颅中窝骨折常合并第Ⅶ、第Ⅷ脑神经损伤。若累及蝶骨和颞骨的内侧部,还可能损伤垂体或第Ⅱ、第Ⅲ、第Ⅳ、第Ⅴ、第Ⅵ脑神经。若骨折伤及颈动脉海绵窦段,可由动静脉瘘的形成而出现搏动性突眼及颅内杂音。破裂孔或颈内动脉管处的破裂,可发生致命性的鼻出血或耳出血。

(3)颅后窝骨折:骨折累及颞骨岩部后外侧时,一般在伤后1~2天出现乳突部皮下瘀血斑(耳后瘀血斑)。若累及枕骨基底部,可在伤后数小时出现枕下部肿胀及皮下瘀血斑;枕骨大孔或岩尖后缘附近的骨折,可合并后组脑神经(第Ⅸ~第Ⅻ脑神经)损伤。

**(四)辅助检查**

**1.X射线检查**

X射线检查可显示颅内积气,但仅30％~50％病例能显示骨折线。

**2.CT检查**

CT检查有助于眼眶及视神经管骨折的诊断,且显示有无脑损伤。

**3.尿糖试纸测定**

鉴别是否为脑脊液。

**(五)诊断要点**

外伤史、临床表现和颅骨X射线摄片、CT检查基本可以明确诊断和定位,对脑脊液外漏有疑问时,可收集流出液做葡萄糖定量来测定。

**(六)治疗要点**

**1.颅盖骨折**

(1)单纯线性骨折:无须特殊处理,仅需卧床休息,对症治疗,如止痛、镇静等。但需注意有无继发颅内血肿等并发症。

(2)凹陷性骨折:若凹陷性骨折位于脑重要功能区表面,有脑受压症状或大面积骨折片下陷,直径大于5 cm,深度超过1 cm,应手术整复或摘除碎骨片。

**2.颅底骨折**

颅底骨折无须特殊治疗,主要观察有无脑损伤,以及处理脑脊液外漏、脑神经损伤等并发症。一旦出现脑脊液外漏即属开放性损伤,应使用破伤风抗毒素(tetanus antitoxin, TAT)及抗生素预防感染,大部分漏口在伤后1~2周自愈。若4周以上仍未自愈,可行硬脑膜修补术。若骨折片压迫视神经,应尽早手术减压。

**(七)护理评估**

**1.健康史**

了解受伤过程,如暴力大小、方向、受伤时有无意识障碍及口鼻出血情况,初步判断是否伴有脑损伤。同时了解患者有无合并其他疾病。

2.目前身体状况

(1)症状和体征：了解患者目前的症状和体征可判断受伤程度和定位,观察患者有无"熊猫眼"征、耳后瘀血斑,明确有无脑脊液外漏。鉴别血性脑脊液外漏与耳鼻损伤出血时,可将流出的血性液体滴于白色滤纸上,如见血迹外围有月晕样淡红色浸润圈,可判断为脑脊液外漏。有时颅底骨折虽伤及颞骨,且骨膜及脑膜均已破裂,但鼓膜尚完整时,脑脊液可经咽鼓管流至咽部而被患者咽下,故应询问患者是否有腥味液体流至咽部。

(2)辅助检查：颅骨 X 射线及 CT 检查结果,确定骨折的部位和性质。

3.心理—社会状况

了解患者可由头部外伤而出现的焦虑、害怕、恐惧等心理反应,以及对骨折能否恢复正常的担心程度,同时应了解家属对疾病的认识及心理反应。

**(八)常见护理诊断/问题**

1.疼痛

疼痛与损伤有关。

2.有感染的危险

感染与脑脊液外漏有关。

3.感知的改变

感知的改变与脑神经损伤有关。

4.知识缺乏

缺乏有关预防脑脊液外漏逆行感染的相关知识。

5.潜在并发症

潜在并发症为颅内出血、颅内压增高、颅内低压综合征。

**(九)护理目标**

(1)患者疼痛与不适程度减轻。

(2)患者生命体征平稳,无颅内感染发生。

(3)颅神经损伤症状减轻。

(4)患者能够叙述预防脑脊液外漏逆行感染的注意事项。

(5)患者病情变化能够被及时发现和处理。

**(十)护理措施**

1.脑脊液外漏的护理

(1)保持外耳道、鼻腔和口腔清洁,清洁时注意棉球不可过湿,以免液体逆流入颅。

(2)在鼻前庭或外耳道口松松地放置干棉球,随湿随换,同时记录 24 小时浸湿的棉球数,以估计脑脊液外漏量。

(3)避免用力咳嗽、打喷嚏、擤鼻涕及排便,以免颅内压骤然升降导致脑脊液逆流。

(4)脑脊液鼻漏者不可经鼻腔吸痰或放置胃管,禁止耳、鼻滴药、冲洗和堵塞,禁忌做腰穿。

(5)取头高位及患侧卧位休息,将头抬高 15°至漏液停止后 3～5 天,借重力作用使脑组织移至颅底硬脑膜裂缝处,促使局部粘连而封闭漏口。

(6)密切观察有无颅内感染迹象,根据医嘱预防性应用抗生素及破伤风抗毒素。

2.病情观察

观察有无颅内继发性损伤,如脑组织、脑膜、血管损伤引起的癫痫、颅内出血、继发性脑水肿、颅内压增高等。脑脊液外漏可推迟颅内压增高症状的出现,应严密观察意识、生命体征、瞳孔及肢体活动等情况,及时发现颅内压增高及脑疝的早期迹象。注意颅内低压综合征,若脑脊液外漏多,可使颅内压过低而导致颅内血管扩张,出现剧烈头痛、眩晕、呕吐、厌食、反应迟钝、脉搏细弱、血压偏低等。

**(十一)护理评价**

(1)患者疼痛是否缓解。

(2)患者有无颅内感染发生,脑脊液外漏是否如期愈合,护理措施是否得当。

(3)脑神经损伤症状是否减轻。

(4)患者能否叙述预防脑脊液外漏逆行感染的注意事项,遵医行为如何。

(5)患者病情变化是否被及时发现,并发症是否得到及时控制、预防和处理。

**(十二)健康指导**

对于颅底骨折合并脑脊液外漏者,主要是预防颅内感染,要劝告患者勿挖外耳道、抠鼻孔和擤鼻涕;注意预防感冒,以免咳嗽、打喷嚏;同时合理饮食,防止便秘,避免屏气、用力排便。

# 三、脑损伤

脑的被膜自外向内依次为硬脑膜、蛛网膜和软脑膜。硬脑膜坚韧且有光泽,由两层合成,外层兼具颅骨内膜的作用,内层较坚厚,两层之间有丰富的血管和神经。蛛网膜薄而透明,缺乏血管和神经,与硬脑膜之间有硬膜下腔,与软脑膜之间有蛛网膜下隙,充满脑脊液。脑脊液为无色透明液体,内含各种浓度不等的无机盐、葡萄糖、微量蛋白和淋巴细胞,对中枢神经系统起缓冲、保护、运输代谢产物及调节颅内压等作用。软脑膜薄且富有血管,覆盖于脑的表面并深入沟裂内。

脑损伤是指由暴力作用产生的脑膜、脑组织、脑血管及脑神经损伤。根据伤后脑组织与外界是否相通,将脑损伤分为开放性和闭合性两类。前者多由锐器或火器直接造成,有头皮裂伤、颅骨骨折和硬脑膜破裂,常伴有脑脊液外漏;后者由头部接触较钝物体或间接暴力造成,脑膜完整,无脑脊液外漏。根据脑损伤机制及病理改变分为原发性脑损伤和继发性脑损伤。前者指暴力作用于头部时立即发生的脑损伤,且不再继续加重,主要有脑震荡、脑挫裂伤及原发性脑干损伤等;后者指受伤一定时间后出现的脑受损病变,主要有脑水肿和颅内血肿,颅内血肿往往需要开颅手术。

**(一)病因与发病机制**

颅脑损伤的程度和类型多种多样。引起脑损伤的外力除可直接导致颅骨变形外,也可使头颅产生加速或减速运动,致使脑组织受到压迫、牵张、滑动或负压吸附等多种应力。由于暴力作用部位不同,脑在颅腔内产生的超常运动也各异,其运动方式可以是直线性的也可以是旋转性的。如人体坠落时,运动的头颅撞击于地面,受伤瞬间头部产生减速运动,脑组织会因惯性力作用撞击于受力侧的颅腔内壁,造成减速性损伤(图2-2)。大而钝的物体向静止的头部撞击时,引起头部的加速运动而产生惯性力。暴力过大并伴有旋转力,可使脑组织在颅腔内产生旋转运动,不仅使脑组织表面在颅腔内摩擦、撞击引起损伤,而且在脑组织内不同结构间产生剪应力,引起更为严重的损伤。惯性力引起的脑损伤分散且广泛,常有早期昏迷的表现。由于颅前窝和颅中窝的凹凸不平,各种不同部位和方式的头部损伤,均易在额极、颞极及其底面发生惯性力的脑损伤。

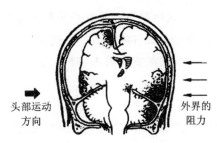

图 2-2　头部做减速运动时的脑损伤机制

**(二)临床表现**

1.脑震荡

脑震荡是最常见的轻度原发性脑损伤,为受伤后立即出现短暂的意识障碍,可为神志不清或完全昏迷,持续数秒或数分钟,一般不超过 30 分钟,较重者出现皮肤苍白、出汗、血压下降、心动徐缓、呼吸微弱、肌张力减低、各种生理反射迟钝或消失。清醒后大多不能回忆受伤当时乃至伤前一段时间内的情况,临床称为逆行性遗忘。可能会伴有头痛、头晕、恶心、呕吐等症状,短期内可自行好转。神经系统检查无阳性体征,显微镜下可见神经组织结构紊乱。

2.脑挫裂伤

脑挫裂伤是常见的原发性脑损伤,包括脑挫伤及脑裂伤。前者指脑组织遭受破坏较轻,软脑膜尚完整;后者指软脑膜、血管和脑组织同时有破裂,伴有外伤性蛛网膜下隙出血。两者常同时存在,临床上又不易区别,合称为脑挫裂伤。脑挫裂伤可单发,也可多发,好发于额极、颞极及其基底。临床表现如下。

(1)意识障碍:脑挫裂伤最突出的临床表现。伤后立即出现,其程度和持续时间与脑挫裂伤程度、范围直接相关。多数患者在半小时以上,严重者可长期持续昏迷。

(2)局灶症状和体征:受伤当时立即出现与伤灶区功能相应的神经功能障碍或体征,如运动区损伤出现锥体束征、肢体抽搐、偏瘫等;若仅伤及"哑区",可无神经系统缺损的表现。

(3)头痛、恶心、呕吐:与颅内压增高、自主神经功能紊乱或外伤性蛛网膜下隙出血有关。后者还可出现脑膜刺激征,腰穿脑脊液检查有红细胞。

(4)颅内压增高与脑疝:由继发颅内血肿或脑水肿所致,使早期的意识障碍或偏瘫程度加重,或意识障碍好转后又加重,同时有血压升高、心率减慢、瞳孔不等大及锥体束征等表现。

3.原发性脑干损伤

原发性脑干损伤的症状与体征在受伤当时即已出现。单独的原发性脑干损伤较少,常与弥漫性损伤共存。患者常因脑干网状结构受损、上行激活系统功能障碍而持久昏迷,昏迷程度较深。伤后早期常出现严重生命体征变化,表现为呼吸节律紊乱,心率及血压波动明显。双侧瞳孔时大时小,对光反射无常,眼球位置歪斜或同向凝视。出现病理反射、肌张力增高、去皮质强直等。

**4.弥散性轴索损伤**

弥散性轴索损伤属于惯性力所致的弥散性脑损伤,由于脑的扭曲变形,脑内产生剪切或牵拉作用,造成脑白质广泛性轴索损伤。病变可分布于大脑半球、胼胝体、小脑或脑干。显微镜下所见为轴突断裂结构改变。可与脑挫裂伤合并存在或继发脑水肿,使病情加重。主要表现为受伤当时立即出现的较长时间昏迷,是由广泛的轴索损害,以及皮层与皮层下中枢失去联系所致。若累及脑干,患者出现一侧或双侧瞳孔散大,对光反应消失,或同向凝视等。神志好转后,可因继发脑水肿而再次昏迷。

**5.颅内血肿**

颅内血肿是颅脑损伤中最多见、最危险,却又是可逆的继发性病变。其严重性在于引起颅内压增高导致脑疝危及生命,早期发现和及时处理可改善预后。根据血肿的来源和部位可分为硬脑膜外血肿、硬脑膜下血肿和颅内血肿。根据血肿引起颅内压增高及早期脑疝症状所需时间分为:①急性型,72小时内出现症状;②亚急性型,3天至3周出现症状;③慢性型,3周以上才出现症状。

(1)硬脑膜外血肿:指出血积聚于颅骨与硬脑膜之间。与颅骨损伤有密切关系,症状取决于血肿的部位及扩展的速度。①意识障碍:可以是原发性脑损伤直接导致的,也可是由血肿本身导致颅内压增高、脑疝引起的。前者较轻,最初的昏迷时间很短,与脑疝引起昏迷之间有一段意识清醒时间。后者常发生于伤后数小时至1~2天。经过中间清醒期,再度出现意识障碍,并渐次加重。如果原发性脑损伤较严重或血肿形成较迅速,也可不出现中间清醒期。少数患者可无原发性昏迷,而在血肿形成后出现昏迷。②颅内压增高及脑疝表现:出现头痛、恶心、呕吐剧烈、烦躁不安、淡漠、嗜睡、定向不准等症状。一般成人幕上血肿大于20 mL,幕下血肿大于10 mL,即可引起颅内压增高症状。幕上血肿者大多先经历小脑幕切迹疝,然后合并枕骨大孔疝,故严重的呼吸循环障碍常发生在意识障碍和瞳孔改变之后。幕下血肿者可直接发生枕骨大孔疝,瞳孔改变、呼吸骤停几乎同时发生。

(2)硬脑膜下血肿:指出血积聚在硬脑膜下腔,是最常见的颅内血肿。急性硬脑膜下血肿症状类似硬脑膜外血肿,脑实质损伤较重,原发性昏迷时间长,中间清醒期不明显,颅内压增高与脑疝的其他征象多在伤后1~3天进行性加重。由于病情发展急重,一经确诊应尽早手术治疗。慢性硬脑膜下血肿好发于老年人,大多有轻微头部外伤史,有的患者伴有脑萎缩、血管性或出血性疾病。由于致伤外力小,出血缓慢,患者可有以下症状:慢性颅内压增高表现,如头痛、恶心、呕吐和视神经盘水肿等;血肿压迫症状,如偏瘫、失语和局限性癫痫等;有时可有智力下降、记忆力减退和精神失常。

(3)颅内血肿:有两种类型。①浅部血肿:出血均来自脑挫裂伤灶,少数与颅骨凹陷性骨折部位相应,好发于额叶和颞叶,常与硬脑膜下血肿和硬脑膜外血肿并存。②深部血肿:多见于老年人,血肿位于白质深部,脑表面可无明显挫伤。临床表现以进行性意识障碍为主,若血肿累及重要脑功能区,可出现偏瘫、失语、癫痫等局灶症状。

**(三)辅助检查**

一般采用CT、MRI检查。脑震荡无阳性发现,可显示脑挫裂伤的部位、范围、脑水肿的程度,以及有无脑室受压及中线结构移位等;弥散性轴索损伤CT扫描可见大脑皮质与髓质交界处、胼胝体、脑干、内囊区域或三脑室周围有多个点状或小片状出血灶;MRI能提高小出血灶的检出率;硬脑膜外血肿CT检查表现为颅骨内板与脑表面之间有双凸镜形或弓形密度增高影,常伴颅骨骨折和颅内积气;硬脑膜下血肿CT检查示颅骨内板下低密度的新月形、半月形或双凸镜形影;脑内血肿CT检查在脑挫裂伤灶附近或脑深部白质内见到圆形或不规则高密度血肿影,周围有低密度水肿区。

### (四)诊断要点

根据患者外伤史、意识改变、瞳孔的变化、锥体束征及CT、MRI检查可明确诊断。

1.非手术治疗

(1)脑震荡:通常无须特殊治疗。一般卧床休息1～2周,可完全恢复。适当给予镇痛、镇静等对症处理,禁用吗啡及哌替啶。

(2)脑挫裂伤:以非手术治疗为主。①一般处理:静卧、休息,床头抬高,宜取侧卧位;保持呼吸道通畅;维持水、电解质、酸碱平衡;应用抗生素预防感染;对症处理;严密观察病情变化。②防治脑水肿:治疗脑挫裂伤的关键。可采用脱水、激素或过度换气等治疗对抗脑水肿、降低颅内压;吸氧、限制液体入量;冬眠低温疗法降低脑代谢率等。③促进脑功能恢复:应用营养神经药物,如三磷酸腺苷(Adenosine Triphosphate, ATP)、辅酶A、细胞色素C等,以供应能量,改善细胞代谢,促进脑细胞功能恢复。

2.手术治疗

(1)重度脑挫裂伤:经非手术治疗无效,颅内压增高明显甚至出现脑疝迹象时,应做脑减压术或局部病灶清除术。

(2)硬脑膜外血肿:一经确诊,立即手术,清除血肿。

(3)硬脑膜下血肿:多采用颅骨钻孔冲洗引流术,术后引流48～72小时。

(4)颅内血肿:一般经手术清除血肿。

(5)常见手术方式:开颅血肿清除术、去骨瓣减压术、钻孔探查术、脑室引流术、钻孔引流术。

### (五)护理评估

1.健康史

详细了解受伤过程,如暴力大小、方向、性质、速度,患者当时有无意识障碍,其程度及持续时间,有无中间清醒期、逆行性遗忘,受伤当时有无口鼻、外耳道出血或脑脊液外漏发生,是否出现头痛、恶心、呕吐等情况;初步判断是颅伤、脑伤或是复合损伤;同时应了解现场急救情况;了解患者既往健康状况。

2.目前身体状况

评估患者的症状和体征,了解有无神经系统病征及颅内压增高征象;根据观察患者意识、瞳孔、生命体征及神经系统体征的动态变化,区分脑损伤是原发性的还是继发性的;结合X射线、CT及MRI检查结果判断损伤的严重程度。

3.心理—社会状况

了解患者及家属对颅脑损伤及其术后功能恢复的心理反应,常见心理反应有焦虑、恐惧等;了解家属对患者的支持能力和程度。

### (六)常见护理诊断/问题

**1.清理呼吸道无效**

清理呼吸道无效与脑损伤后意识障碍有关。

**2.疼痛**

疼痛与颅内压增高和手术切口有关。

**3.营养失调/低于机体需要量**

其与脑损伤后高代谢、呕吐、高热、不能进食等有关。

**4.体温过高**

体温过高与脑干损伤有关。

**5.潜在并发症**

潜在并发症为颅内压增高、脑疝及癫痫发作。

### (七)护理目标

(1)患者意识逐渐恢复,生命体征平稳,呼吸道通畅。

(2)患者的疼痛减轻,舒适感增加。

(3)患者营养状态能够维持或接近正常水平。

(4)患者体温维持正常。

(5)患者颅内压增高、脑疝的早期迹象及癫痫发作能够得到及时预防、发现和处理。

### (八)护理措施

**1.现场急救**

及时而有效的现场急救,在缓解致命性危险因素的同时(如窒息、大出血、休克等)为进一步治疗创造了有利条件,如预防或减少感染机会,提供确切的受伤经过。

(1)维持呼吸道通畅:颅脑损伤患者常有不同程度的意识障碍,失去正常的咳嗽反射和吞咽功能,呼吸道分泌物不能有效排除,舌根后坠可引起严重呼吸道梗阻。应及时清除口咽部分泌物、呕吐物,将患者侧卧或放置口咽通气道,必要时行气管切开,保持呼吸道畅通。

(2)伤口处理:单纯头皮出血,清创后加压包扎止血;开放性颅脑损伤应剪短伤口周围头发,伤口局部不冲洗、不用药;外露的脑组织周围可用消毒纱布卷保护,外加干纱布适当包扎,避免局部受压。若伤情许可宜将头部抬高以减少出血。尽早进行全身抗感染治疗及破伤风预防注射。

(3)防治休克:对有休克征象者,应查明有无颅外部位损伤,如多发性骨折、内脏破裂等。嘱患者平卧、注意保暖,及时补充血容量。

(4)做好护理记录:准确记录受伤经过、初期检查发现、急救处理经过,以及生命体征、意识、瞳孔、肢体活动等病情,为进一步处理提供依据。

**2.病情观察**

动态的病情观察是鉴别原发性与继发性脑损伤的重要手段。观察内容包括意识、瞳孔、生命体征、神经系统体征等。

(1)意识状态:意识障碍是脑损伤患者的常见变化之一。通过意识障碍的程度可判断颅脑损伤的轻重;意识障碍出现的迟早和有无继续加重,可作为区别原发性和继发性脑损伤的重要依据。

传统意识分法:清醒、模糊、浅昏迷、昏迷和深昏迷五级。①意识清醒:正确回答问题,判断力和定向力正确。②意识模糊:为最轻或最早出现的意识障碍,因而也是最需要关注的,能简单回答问题,但不确切,判断力和定向力差,呈嗜睡状。③浅昏迷:意识丧失,对疼痛刺激有反应,角膜、吞咽反射和病理反射尚存在,重的意识模糊与浅昏迷的区别仅在于前者尚能保持呼之能应或呼之能睁眼这种最低限度的合作。④昏迷:痛觉反应已经迟钝、随意运动已完全丧失的意识障碍阶段,可有鼾声、尿潴留等表现,瞳孔对光反应与角膜反射尚存在。⑤深昏迷:对痛刺激无反应,各种反射消失,呈去皮质强直状态。

格拉斯哥昏迷评分法:评定睁眼、语言及运动反应,以三者积分表示意识障碍程度,最高15分,表示意识清醒,8分以下为昏迷,最低3分(表2-1)。

表2-1 格拉斯哥昏迷评分法

| 睁眼反应 | | 语言反应 | | 运动反应 | |
|---|---|---|---|---|---|
| 能自行睁眼 | 4 | 回答正确 | 5 | 遵嘱活动 | 6 |
| 呼之能睁眼 | 3 | 回答错误 | 4 | 刺痛定位 | 5 |
| 刺痛能睁眼 | 2 | 语无伦次 | 3 | 躲避刺痛 | 4 |
| 不能睁眼 | 1 | 只能发声 | 2 | 刺痛肢屈 | 3 |
| | | 不能发声 | 1 | 刺痛肢伸 | 2 |
| | | | | 无反应 | 1 |

(2)生命体征:生命体征紊乱是脑干受损征象。为避免患者躁动影响准确性,应先测呼吸,再测脉搏,最后测血压。颅脑损伤患者以呼吸变化最为敏感和多变,注意节律、深浅。若伤后血压上升,脉搏缓慢有力,呼吸深慢,提示颅内压升高,应警惕颅内血肿或脑疝发生;伤后,与意识障碍和瞳孔变化同时出现心率减慢和血压升高,为小脑幕切迹疝;枕骨大孔疝患者可未经明显的意识障碍和瞳孔变化阶段而突然发生呼吸停止。伤后早期,由于组织创伤反应,可出现中等程度发热;若累及间脑或脑干可导致体温调节紊乱,出现体温不升或中枢性高热。

(3)瞳孔变化:可由动眼神经、视神经及脑干部位的损伤引起。正常瞳孔等大、圆形,在自然光线下直径3～4 mm,直接、间接对光反应灵敏。伤后一侧瞳孔进行性散大,对侧肢体瘫痪伴意识障碍加重,提示脑受压或脑疝;伤侧瞳孔先短暂缩小继之散大,伴对侧肢体运动障碍,提示伤侧颅内血肿;双侧瞳孔散大、对光反应消失、眼球固定伴深昏迷或去皮质强直,多为原发性脑干损伤或临终表现。观察瞳孔时应排除某些药物、剧痛、惊骇等对瞳孔变化的影响。

(4)其他:观察有无脑脊液外漏、呕吐,有无剧烈头痛或烦躁不安等颅内压增高的表现或脑疝先兆。注意CT和MRI扫描结果及颅内压监测情况。

3.一般护理

(1)体位:抬高床头15°～30°,以利脑静脉回流,减轻脑水肿。深昏迷患者取侧卧位或侧俯卧位,以利于口腔内分泌物排出。保持头与脊柱在同一直线上,头部过伸或过屈均会影响呼吸道通畅及颈静脉回流,不利于降低颅内压。氧气吸入,做好气管插管、气管切开准备。

(2)营养与补液:及时、有效补充能量和蛋白质以减轻机体损耗。对不能进食者在伤后48小时后可行全胃肠外营养。评估患者营养状况,如体重、氮平衡、血浆蛋白、血糖、血电解质等,以便及时调整营养素供给量和配方。

(3)卧床患者基础护理:加强皮肤护理、口腔护理、排尿排便等生活护理,尤其是对意识不清昏迷患者预防各种并发症的发生。

(4)根据病情做好康复护理:重型颅脑损伤患者生命体征平稳后要及早进行功能锻炼,可减少日后的并发症和后遗症,主要通过姿势治疗、按摩、被动运动、主动运动等。

4.高热患者的护理

高热可造成脑组织相对缺氧,加重脑损害,故需采取积极降温措施。常用物理降温法有冰帽,或头、颈、腋、腹股沟等处放置冰袋或冰水毛巾等。如体温过高物理降温无效或引起寒战时,需采用冬眠疗法。常用氯丙嗪、异丙嗪各 25 mg 或 50 mg 肌内注射或静脉滴注,用药20分钟后开始物理降温。降温速度以每小时下降 1 ℃为宜,降至肛温为 32~34 ℃较为理想。可每4~6 小时重复用药,一般维持 3~5 天。低温期间应密切观察生命体征并记录,若收缩压低于13.3 kPa(100 mmHg),呼吸次数减少或不规则时,应及时通知医师停止冬眠疗法或更换冬眠药物。观察局部皮肤、肢体末端和耳郭处血液循环情况,以免冻伤,并防止肺炎、压疮的发生。停用冬眠疗法时,应先停物理降温,再逐渐停冬眠药物。

5.脑室引流管的护理

对有脑室引流管患者护理时应注意:①应严格无菌操作。②引流袋最高处距侧脑室的距离为10~15 cm。③注意引流速度,禁忌流速过快,避免颅内压骤降造成危险。④控制脑脊液引流量,每日不超过500 mL为宜。⑤注意观察脑脊液性状,若有大量鲜血提示脑室内出血,若为混浊则提示有感染。

**(九)护理评价**

(1)患者意识状态是否逐渐恢复,患者呼吸是否平稳,有无误吸发生。

(2)患者疼痛是否减轻。

(3)患者的营养状态如何,营养素供给是否得到保证。

(4)患者体温是否恢复正常。

(5)患者是否出现颅内压增高、脑疝及癫痫发作等并发症,若出现是否得到及时发现和处理。

**(十)健康指导**

(1)康复训练:根据脑损伤遗留的语言、运动或智力障碍程度,制订康复训练计划,以改善患者生活自理能力及社会适应能力。

(2)外伤性癫痫患者应定期服用抗癫痫药物,不能单独外出,以防发生意外。

(3)骨瓣去除患者应做好自我保护,防止因重物或尖锐物品碰撞患处而发生意外,尽可能取健侧卧位以防止膨出的脑组织受到压迫。3~6 个月后视情况可做颅骨修补术。

# 第六节　输尿管损伤

## 一、概述

输尿管位于腹膜后间隙,位置隐蔽,一般由外伤直接引起的输尿管损伤不常见,多见于医源性损伤,如手术损伤、器械损伤、放射性损伤。凡腹腔、盆腔手术后患者发生无尿、漏尿,或腹腔或盆腔有刺激症状时均应想到输尿管损伤的可能。对怀疑输尿管损伤的患者,应进行系统的泌尿系检查。在妇科手术特别是宫外孕破裂、剖宫产等急诊手术或妇科肿瘤根治术中,输尿管被钳夹或误扎等医源性损伤最为常见。

## 二、护理评估

采集患者外伤史,盆腔、腹腔、腹膜后手术史,妇科手术史及泌尿系手术史,如出现相应的症状应警惕输尿管损伤的可能。

### (一)临床表现

手术损伤输尿管引起临床表现需根据输尿管损伤程度而定,术中发现输尿管损伤,立即处理可不留后遗症。倘未被发现,多在3～5天起病。尿液起初渗在组织间隙里,临床上表现为高热、寒战、恶心、呕吐、损伤侧腰痛、肾肿大、下腹或盆腔内肿物、压痛及肌紧张等。

1.腹痛及感染症状

若输尿管被误扎,多数病例数天内患侧腰部出现胀痛,并可出现寒战、发热,局部触痛、叩击痛并可扪及肿大的肾脏。若采用输尿管镜套石或碎石操作,不慎造成输尿管穿孔破损者,由于漏尿或尿液外渗可引起患侧腰痛及腹胀,继发感染后则出现寒战、发热,肾区压痛并可触及尿液积聚而形成的肿块。

2.尿瘘

尿瘘分急性尿瘘与慢性尿瘘两种。前者在输尿管损伤后当日或数日内出现伤口漏尿、腹腔积尿或阴道漏尿。后者以盆腔手术所致输尿管阴道瘘最常见。尿瘘形成前,多有尿外渗引起感染症状,常见伤后2～3周内形成尿瘘。

3.无尿

双侧输尿管发生断裂或误扎,伤后即可无尿,应注意与创伤性休克所致急性肾衰竭的无尿鉴别。

4.血尿

输尿管损伤后可以出现肉眼或镜下血尿,但也可以尿液检查正常,一旦出现血尿,应高度怀疑有输尿管损伤。

### (二)辅助检查

1.静脉肾盂造影

静脉肾盂造影可显示患肾积水,损伤以上输尿管扩张、扭曲、成角、狭窄及对比剂外溢。

2.膀胱镜及逆行造影

膀胱镜可观察瘘口部位并与膀胱损伤鉴别,逆行造影对明确损伤部位、损伤程度有价值。

3.B超

B超可显示患肾积水和输尿管扩张。

4.CT

CT对输尿管外伤性损伤部位、尿外渗及合并肾损伤或其他脏器损伤有一定的诊断意义。

5.阴道检查

阴道检查有时可直接观察到瘘口的部位。

6.体格检查

膀胱腹膜外破裂后尿外渗,下腹耻骨上区有明显触痛,有时可触及包块。膀胱腹膜内破裂后,若有大量尿液进入腹腔,检查有腹壁紧张、压痛、反跳痛及移动性浊音。

(三)护理问题

首先对患者进行心理评估,了解患者的身体和心理状态,患者主要存在以下护理问题。

1.疼痛

疼痛与尿外渗及手术有关。

2.舒适的改变

舒适的改变与术后放置支架管、造瘘管有关。

3.恐惧、焦虑

恐惧、焦虑与尿瘘、担心预后不良有关。

4.有感染的危险

感染与尿外渗及各种管路有关。

## 三、护理措施

### (一)心理护理

由手术损伤引发的输尿管损伤发生率较高,因此,心理护理显得尤为重要。要做到详细评估患者的心理状况及接受治疗的心理准备,与患者建立良好的护患关系,掌握患者的心理变化并给予相应的健康指导,减少医疗纠纷。输尿管损伤后患者情绪紧张、恐惧,尤其是发生漏尿或无尿时,护士在密切观察病情的同时要向患者宣讲损伤后注意的问题,鼓励患者树立信心,保持平和的心态,积极配合治疗,减轻患者的焦虑。

### (二)生活护理

(1)主动巡视患者,帮助患者完成生活护理,保持"七洁":皮肤、头发、指甲、会阴、口腔、手足、床单的干净整洁,使患者感到舒适。

(2)观察并保持各种管路的清洁通畅,正确记录引流液的颜色及量,尿袋、引流袋定期更换。

(3)关心患者,讲解健康保健知识。

(4)观察尿外渗的腹部体征,腹痛的程度;观察体温的变化,每天测量体温4次,并记录在护理病例中,发热时及时通知医师。

(5)观察24小时尿量,注意血尿情况,少尿、无尿要立即通知医师处理。

(6)饮食要均衡,富于营养,易消化。不吃易引起腹胀的食物,如牛奶、大豆等。保持排便通畅,必要时服润肠药。

**(三)治疗及护理配合**

输尿管损伤后治疗采取修复输尿管、保持通畅、保护肾功能的原则。及时采用双"J"管引流,有利于损伤的修复和狭窄的改善。

1.治疗方法

(1)外伤所致输尿管损伤,应首先注意处理其全身情况及有无合并其他脏器的损伤,断裂的输尿管应根据具体情况给予修补或吻合。除不得已时不宜摘除肾脏。

(2)器械所致的输尿管损伤往往为裂伤,保守治疗多可痊愈。如尿外渗症状不断加重,应及早施行引流术。

(3)手术时误伤输尿管应根据具体情况及时予以修补或吻合,如输尿管被结扎,应尽早松解结扎线,并在输尿管内安置导管保留数天。输尿管切开,可进行缝合修补,然后置管引流。输尿管被切断,则进行端端吻合,置管引流两周左右。输尿管在低位被切断可行输尿管膀胱吻合术。输尿管被钳夹,损伤轻微时按结扎处理;较重时,为防止组织坏死形成尿瘘,可切除损伤部分,进行端端吻合。若输尿管缺损太多,根据具体情况可以选择输尿管外置造瘘、肾造瘘,利用膀胱组织或小肠做输尿管成形手术。

2.保守治疗的护理配合

(1)密切监测生命体征的变化,记录及时准确。

(2)观察腹痛情况,不能盲目给予止痛剂。

(3)保持各种管路的清洁通畅,正确记录引流液的颜色及量,尿袋定期更换。

(4)备皮、备血、皮试,做好必要时手术探查的准备。

(5)正确记录 24 小时尿量,注意血尿情况,少尿、无尿要立即通知医师处理。

(6)嘱患者卧床休息,做好生活护理,保持排便通畅,必要时服润肠药。

3.手术治疗的护理

(1)输尿管断端吻合术后留置双"J"管,在此期间嘱患者多饮水,保证引流尿液通畅,防止感染,促进输尿管损伤的愈合。

(2)预防感染,术后留置导尿管,注意各引流管的护理,定期更换引流袋。更换引流袋应无菌操作,防止感染,尿道口护理每日 1～2 次。女性患者每日冲洗会阴。

(3)严密观察尿量,间接地了解有无肾衰竭的发生。

(4)高热的护理:给予物理降温,鼓励患者多饮水,及时更换干净衣服,必要时遵医嘱给予药物降温。

4.留置双"J"管的护理

(1)留置双"J"管可引起患侧腰部不适,术后早期多有腰痛,主要是与插管引起输尿管黏膜充血、水肿及放置双"J"管后输尿管反流有关。

(2)患者出现膀胱刺激症状,主要由双"J"管放置与不当或双"J"管下移,刺激膀胱三角区和后尿道所致。

(3)术后输尿管内放置双"J"管做内支架以利内引流,勿打折,保持通畅,同时防止血块聚集造成输尿管阻塞。

(4)要调整体位保持导尿管通畅,防止膀胱内尿液反流。

(5)观察尿液及引流状况。由于双"J"管置管时间长,且上下端盘曲刺激肾盂、膀胱黏膜易引起血尿。因此,术后要注意尿液颜色及尿量的变化。观察血尿颜色的方法是每日清晨留取标本,用无色透明玻璃试管,观察、比较尿色。若患者突然出现鲜红尿液或肾区胀痛及腹部不适等症状,应及时报告医师。

(6)双"J"管于手术后1~3个月在膀胱镜下拔除。

**四、健康教育**

(1)输尿管损伤严重易引起输尿管狭窄,因此告知患者双"J"管需要定期更换直至狭窄改善为止。

(2)定期复查了解损伤愈合的情况及双"J"管的位置。若出现尿路刺激征、发热、腹痛、无尿等症状时,及时就诊。

(3)拔除留置导尿管后,指导患者增加饮水量,增加排尿次数,不宜憋尿,不宜做剧烈运动。有膀胱刺激征患者应遵医嘱给予解痉药物治疗。

# 第七节　膀胱损伤

**一、概述**

膀胱深藏在骨盆内,排空后肌肉层厚,一般不易受伤。膀胱充盈时伸展至下腹部高出耻骨联合,若下腹部遭到暴力打击,易发生膀胱损伤。骨盆骨折的骨折断端可以刺破膀胱。难产时,胎头长时间压迫可造成膀胱壁缺血性坏死。一般分为闭合性损伤、开放性损伤和医源性损伤。

**二、病因及临床表现**

**(一)闭合性损伤**

膀胱空虚时位于骨盆深处受到周围组织保护,不易受外界暴力损伤。当膀胱膨胀时,因膀胱扩张且高出耻骨联合,故下腹部受到暴力,如踢伤、击伤和跌伤等可造成膀胱损伤;骨盆骨折的骨折断端可以刺破膀胱;难产时,胎头长时间压迫可造成膀胱壁缺血性坏死。

**(二)开放性损伤**

开放性损伤多见于火器伤,常合并骨盆内其他组织器官的损伤。

**(三)手术损伤**

膀胱镜检查、尿道扩张等器械检查可造成膀胱损伤。盆腔和下腹部手术,如疝修补、妇科恶性肿瘤切除等易致膀胱损伤。

**(四)挫伤**

挫伤是指膀胱壁保持完整,仅黏膜或部分肌层损伤,膀胱腔内有少量出血,无尿外渗,不引起严重后果。

**(五)破裂**

膀胱破裂可分为腹膜外破裂和腹膜内破裂两种类型。

1.腹膜外破裂

破裂多发生在膀胱前壁的下方,尿液渗至耻骨后间隙,沿筋膜浸润腹壁或蔓延到腹后壁,如不及时引流,可发生组织坏死、感染,引起严重的蜂窝组织炎。

2.腹膜内破裂

腹膜内破裂多发生于膀胱顶部。大量尿液进入腹腔可引起尿性腹膜炎。大量尿液积存于腹腔有时要与腹腔积液鉴别。

### (六)尿瘘

膀胱与附近脏器相通可形成膀胱阴道瘘或膀胱直肠瘘等。发生瘘后,泌尿系统容易继发感染。

### (七)出血与休克

骨盆骨折合并大出血,膀胱破裂致尿外渗及腹膜炎,伤势严重,常有休克。

### (八)排尿困难和血尿

膀胱破裂后,尿液流入腹腔或膀胱周围,有尿意,但不能排尿或仅排出少量血尿。

## 三、护理评估

评估患者受伤的时间、地点、暴力性质、部位、临床表现、合并伤、尿外渗、感染、特殊检查结果。

### (一)临床表现

因膀胱挫伤范围仅限于黏膜或肌层,故患者仅有下腹不适、小量终末血尿等。一般在短期内症状可逐渐消失。膀胱破裂则有严重表现,临床症状依裂口大小、位置及其他器官有无损伤而不同。腹膜内破裂会引起弥漫性腹膜刺激症状,如腹部膨胀、压痛、肌紧张、肠蠕动音降低和移动性浊音等。膀胱与附近器官相通形成尿瘘时,尿液可从直肠、阴道或腹部伤口流出,往往同时合并泌尿系感染。

1.腹痛

尿外渗及血肿引起下腹部剧痛,尿液流入腹腔则引起急性腹膜炎症状。伴有骨盆骨折时,耻骨处有明显压痛。尿外渗和感染引起盆腔蜂窝组织炎时,患者可有全身中毒表现。

2.尿瘘

贯穿性损伤可有体表伤口、直肠或阴道漏尿。闭合性损伤在尿外渗感染后破溃,也可形成尿瘘。膀胱与附近脏器相通可形成膀胱阴道瘘或膀胱直肠瘘等。发生瘘后,泌尿系容易继发感染。

### (二)辅助检查

根据外伤史及临床体征诊断并不困难。凡是下腹部受伤或骨盆骨折后,下腹出现疼痛、压痛、肌紧张等征象,除考虑腹腔内脏器损伤外,也要考虑到膀胱损伤的可能性。当出现尿外渗、尿性腹膜炎或尿瘘时,诊断更加明确。怀疑膀胱损伤时,应做进一步检查。

1.导尿术

如无尿道损伤,导尿管可顺利放入膀胱,若患者不能排尿液,而导出尿液为血尿,应进一步了解是否有膀胱破裂。可保留导尿管进行注水试验,抽出量比注入量明显减少,表示有膀胱破裂。

**2.膀胱造影**

经导尿管注入碘化钠或空气,摄取前后位及斜位 X 射线摄片,可以确定膀胱有无破裂,破裂部位及外渗情况。

**3.膀胱镜检查**

膀胱镜检查对于膀胱瘘的诊断很有帮助,但当膀胱内有活跃出血或当膀胱不能容纳液体时,不能采用此项检查。

**4.排泄性尿路造影**

如疑有上尿道损伤,可考虑采用排泄性尿路造影,以了解肾脏及输尿管情况。

**(三)护理问题**

**1.疼痛**

疼痛与损伤后血肿和尿外渗及手术切口有关。

**2.潜在并发症**

出血,与损伤后出血有关。

**3.有感染的危险**

感染与损伤后血肿、尿外渗及免疫力低有关。

**4.恐惧、焦虑**

恐惧、焦虑与外伤打击、担心预后不良有关。

**(四)护理目标**

(1)患者主诉疼痛减轻或能耐受。

(2)严密观察患者出血情况,如有异常出血及时通知医师。

(3)在患者住院期间不发生由护理不当造成的感染。

(4)患者主诉恐惧、焦虑心理减轻。

## 四、护理措施

**(一)生活护理**

(1)满足患者的基本生活需要,做到"七洁"。

(2)做好引流管护理:①妥善固定、保持通畅。②准确记录引流液量、性质。③保持尿道口清洁,定期更换尿袋。

(3)多饮水,多食易消化食物,保持排便通畅。

**(二)心理护理**

(1)损伤后患者恐惧、焦虑,担心预后情况。护士主动向患者介绍康复知识,介绍相似病例,鼓励患者树立信心、配合治疗、减少焦虑。

(2)从生活上关心、照顾患者,满足基本生活护理,使其感到舒适。

(3)加强病房管理,创造整洁安静的休养环境。

### (三)治疗及护理配合

膀胱挫伤无须手术,通过支持疗法、适当休息、充分饮水、给予抗菌药物和镇静药,在短期内即可痊愈。

1.紧急处理

膀胱破裂是一种较严重的损伤,常伴有出血和尿外渗,病情严重,应尽早施行手术。护士需协助做好手术前的各项相关检查和护理,积极采取抗休克治疗,如输液、输血、镇静及止痛等各项措施(图2-3)。

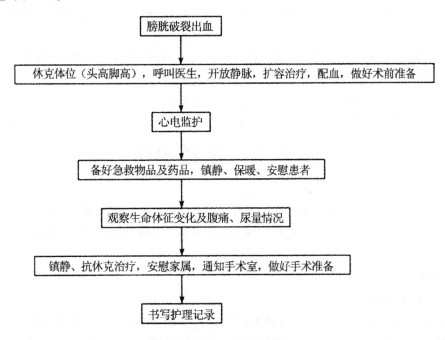

**图 2-3 膀胱破裂抢救流程**

2.保守治疗的护理

患者的症状较轻,膀胱造影显示少量尿外渗,可从尿道插入导尿管持续引流尿液,可以采取保守治疗,保持尿液引流通畅,预防感染。

(1)密切观察生命体征,及时发现有无持续出血,观察有无休克发生。

(2)保持尿液引流通畅,及时清除血块,防止阻塞膀胱,观察并记录24小时尿的色、质、量。妥善固定尿管。

(3)适当休息,充分饮水,保证每日尿量在3 000 mL以上,以起到内冲洗的作用。

(4)注意观察体温的变化,警惕有无盆腔血肿、感染。观察腹膜刺激症状。

3.手术治疗的护理

膀胱破裂伴有出血和尿外渗,病情严重,须尽早施行手术。

(1)按外科术前准备进行备皮、备血、术前检查。

(2)开放静脉通道,观察生命体征。

(3)准确填写手术护理记录单,与手术室护士认真交接。

（4）术后监测生命体征，并详细记录。

（5）按医嘱正确输入药物，掌握液体输入的速度，保持均匀的摄入。

（6）保持各种管路通畅，并妥善固定，防止脱落。定期更换引流袋。

（7）观察伤口渗出情况，及时更换敷料，遵守无菌操作原则。

（8）保持排便通畅，避免增加腹压，有利于伤口愈合。术后采取综合疗法，使患者获得充分休息、足够营养、适当水分，纠正贫血，控制感染。

### 五、健康教育

（1）讲解引流管护理的要点，如防止扭曲、打折，保持引流袋位置低于伤口及尿管，防止尿液反流。

（2）拔除尿管前要训练膀胱功能，先夹管训练1～2天，拔管后多饮水，达到冲洗尿路预防感染的目的。

（3）卧床期间防止压疮、防止肌肉萎缩，进行功能锻炼。

# 第八节　尿道损伤

尿道损伤较为常见，多发生在男性。男性尿道较长，以尿生殖膈为界，分为前、后两部分，前尿道包括球部和阴茎部，后尿道包括前列腺部和膜部。前尿道损伤多发生在球部，后尿道损伤多在膜部。

### 一、病因及病理

#### （一）根据损伤病因分为两类

（1）开放性损伤：由子弹、弹片、锐器伤所致，常伴有阴茎、阴囊、会阴部贯通伤。

（2）闭合性损伤：会阴部骑跨伤，将尿道挤向耻骨联合下方，引起尿道球部损伤。骨盆骨折可引起尿生殖膈移位，产生剪力，使膜部尿道撕裂或撕断。经尿道器械操作不当可引起球部膜部交界处尿道损伤。

#### （二）根据损伤程度病理可分为下列三种类型

（1）尿道挫伤：尿道内层损伤，阴茎筋膜完整，仅有水肿和出血，可以自愈。

（2）尿道裂伤：尿道壁部分断裂，引起尿道周围血肿和尿外渗，愈合后可引起尿道狭窄。

（3）尿道断裂：尿道完全断裂时，断部退缩、分离，血肿和尿外渗明显，可发生尿潴留。

尿外渗的范围以生殖膈为分界：前尿道损伤时，尿外渗范围在阴茎、会阴、下腹壁和阴囊的皮下；后尿道前列腺部损伤时，尿外渗主要在前列腺和膀胱周围，外阴部不明显（图2-4）。

### 二、临床表现

#### （一）休克

骨盆骨折所致尿道损伤，一般较严重，常因合并大出血，引起创伤性、失血性休克。

#### （二）疼痛

尿道球部损伤时会阴部肿胀、疼痛，排尿时加重。后尿道损伤时，下腹部疼痛、局部压痛、肌紧张，伴骨盆骨折者，移动时加剧。

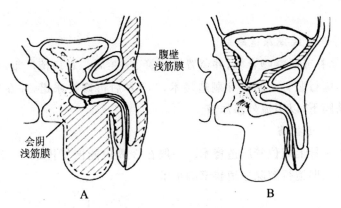

A.前尿道损伤尿外渗范围；B.后尿道损伤尿外渗范围

**图 2-4　前、后尿道损伤尿外渗范围**

### (三)排尿困难

尿道挫伤时因局部水肿或疼痛性括约肌痉挛,故排尿困难。尿道断裂时,不能排尿,发生急性尿潴留。

### (四)尿道出血

前尿道损时,伤即使不排尿时尿道外口也可见血液滴出;后尿道损伤时,尿道口无流血或仅少量血液流出。

### (五)尿外渗及血肿

尿生殖膈撕裂时,会阴、阴囊部出现血肿及尿外渗,并发感染时则出现全身中毒症状。

## 三、诊断

### (一)病史及体格检查

有明显外伤史及上述典型的临床表现。

### (二)导尿

轻缓插入导尿管,如顺利进入膀胱,说明尿道是连续而完整的。若一次插入困难,不应勉强反复试插,以免加重损伤及感染,尿道损伤并骨盆骨折时一般不易插入导尿管。

### (三)X 射线检查

X 射线检查可显示骨盆骨折情况,必要时从尿道注入造影剂 20 mL,确定尿道损伤部位、程度及造影剂有无外渗,了解尿液外渗情况。

## 四、治疗

### (一)紧急处理

对损伤严重伴失血性休克者,及时采取输血、输液等抗休克措施。对骨盆骨折患者需让其平卧,勿随意搬动,以免加重损伤。对尿潴留不宜导尿或未能立即手术者,可行耻骨上膀胱穿刺,吸出膀胱内尿液。

### (二)保守治疗

尿道挫伤及轻度损伤,症状较轻、尿道连续性存在而无排尿困难者,无须特殊治疗;排尿困难或不能排尿、插入导尿管成功者,留置尿管 1～2 周。使用抗生素预防感染,一般无须特殊处理。

### （三）手术治疗

**1.前尿道裂伤导尿失败或尿道断裂**

行经会阴尿道修补或断端吻合术,并留置导尿管 2~3 周。对病情严重、会阴或阴囊形成大血肿及尿外渗者,施行耻骨上膀胱穿刺造瘘术,3 个月后再修补尿道,并在尿外渗区做多个皮肤切口,深达浅筋膜下,以引流外渗尿液。

**2.骨盆骨折致后尿道损伤**

病情稳定后,做耻骨上高位膀胱造瘘术。一般在 3 周内能恢复排尿;如不能恢复排尿,则留置造瘘管 3 个月,二期施行解除尿道狭窄的手术。

**3.并发症处理**

为预防尿道狭窄,待患者拔除导尿管后,需定期做尿道扩张术。对于晚期发生的尿道狭窄可用腔内技术行经尿道切开或切除狭窄部的瘢痕组织,或于伤后 3 个月经会阴部切口切除瘢痕组织,做尿道吻合术。后尿道合并肠损伤应立即修补,并做暂时性结肠造瘘。如并发尿道直肠瘘,应待 3~6 个月后再施行修补手术。

## 五、护理

### （一）护理评估

**1.健康史**

收集病史资料时,要注意询问受伤的原因、受伤时的姿势,是否有骑跨伤、骨盆骨折或经尿道的器械检查治疗史。

**2.身体状况**

（1）尿道出血:前尿道损伤后,即使在不排尿时也可见尿道外口滴血或流血;后尿道损伤后,尿道外口不流血或仅流出少量血液;排尿时,可出现血尿。

（2）疼痛:前尿道损伤时,受伤处疼痛,有时可放射到尿道外口,排尿时疼痛加重;后尿道损伤时,疼痛位于下腹部,在移动时出现或加重。

（3）排尿困难与尿潴留:尿道挫裂伤时,由损伤和疼痛导致尿道括约肌痉挛,发生排尿困难;尿道断裂时,可引起尿潴留。

（4）局部血肿和瘀斑:骑跨伤或骨盆骨折造成尿生殖膈撕裂时,可发生会阴及阴囊部肿胀、瘀斑和血肿。

（5）尿液外渗:前尿道损伤时,尿液外渗至会阴、阴囊、阴茎部位,有时向上扩展至腹壁,造成这些部位肿胀;后尿道损伤时,尿液外渗至耻骨后间隙和膀胱周围。

（6）直肠指检:尿道膜部完全断裂后,可触及前列腺尖端浮动;若指套上染有血迹,提示可能合并直肠损伤。

（7）休克:骨盆骨折合并后尿道损伤,常有休克表现。

**3.心理状况**

患者可因尿道出血、疼痛、排尿困难等而出现焦虑,有的患者担心发生性功能障碍而加重焦虑,甚至出现恐惧。

**4.辅助检查**

（1）尿常规检查:了解有无血尿和脓尿。

(2)试插导尿管:若导尿管插入顺利,说明尿道连续,提示可能为尿道部分挫裂伤;一旦插入导尿管,即应留置导尿 1 周,以引流尿液并支撑尿道;若插入困难,多提示尿道严重断裂伤,不能反复试插,以免加重损伤和导致感染。

(3)X 射线检查:平片可了解骨盆骨折情况,尿道造影可显示尿道损伤的部位和程度。

(4)B 超检查:可了解尿液外渗情况。

**(二)护理诊断及相关合作性问题**

1.疼痛

疼痛与损伤、尿液外渗等有关。

2.焦虑

焦虑与尿道出血、排尿障碍及担心预后等有关。

3.排尿异常

排尿异常与创伤、疼痛、尿道损伤等有关。

4.有感染的危险

感染与尿道损伤、尿外渗等有关。

**(三)护理目标**

(1)疼痛减轻或缓解。

(2)解除焦虑,情绪稳定。

(3)解除尿潴留,恢复正常排尿。

(4)降低感染发生率或不发生感染。

**(四)护理措施**

1.轻症患者的护理

轻症患者的护理主要是多饮水及预防感染。

2.急重症患者的护理

(1)抗休克:安置患者于平卧位,尽快建立静脉输液通路,及时输液,严密观察生命体征。

(2)解除尿潴留:配合医师试插导尿管,若能插入,即应留置导尿管;若导尿管插入困难,应配合医师于耻骨上行膀胱穿刺排尿或做膀胱造口术。

3.饮食护理

对能经口进食的患者,鼓励其适当多饮水,进高热量、高蛋白、高维生素的饮食。

4.心理护理

对有心理问题的患者,进行心理疏导,帮助其树立战胜疾病的信心。

5.留置导尿管的护理

同膀胱损伤的护理。

6.耻骨上膀胱造口管的护理

同膀胱损伤的护理。

7.尿液外渗切开引流的护理

同膀胱损伤的护理。

8.健康指导

(1)向患者及其亲属介绍康复的有关知识。

(2)嘱患者适当多饮水,以增加尿量,稀释尿液,预防泌尿系统感染和结石的形成。

(3)嘱尿道狭窄患者,出院后仍应坚持定期到医院行尿道扩张术。

# 第九节　泌尿系统结石

结石是较常见的泌尿外科疾病之一。患病男女比例约为3∶1,好发于25~40岁,复发率高。发病有地区性,我国南方的患病人数多于北方。近年来,上尿路结石发病率明显提高,下尿路结石日趋减少。

## 一、肾、输尿管结石

肾和输尿管结石,又称"上尿路结石"。肾结石多原发,位于肾盂和肾盏。输尿管结石绝大多数来自肾,多为单侧发病。

### (一)病因

结石成因不完全清楚,研究认为,脱落细胞和坏死组织形成的核基质与高浓度的尿盐,以及尿中抑制晶体形成物质不足是尿结石形成的主要原因。

1.流行病学因素

结石的形成与年龄、性别、职业、饮食成分和结构、摄水量、气候、代谢及遗传等因素有关。

2.全身因素

长期卧床、甲状腺功能亢进症患者,摄入过多的动物蛋白,维生素 D、维生素 C、维生素 $B_6$ 摄入不足,与结石形成有关。

3.尿液因素

尿量减少、尿液浓缩;尿液中抑制晶体形成物质不足;尿 pH 改变,盐类结晶;尿液中钙、草酸、尿酸物质排出过多。

4.局部因素

尿路狭窄、梗阻、感染及留置尿管常诱发结石形成。

### (二)病因生理

1.直接损伤

结石损伤肾盂、输尿管黏膜导致出血。

2.梗阻

结石位于输尿管三个狭窄处致尿路梗阻。

3.感染

梗阻基础上,细菌逆行蔓延导致尿路感染。

4.癌变

肾盂内的结石长期慢性刺激诱发肾癌。

### (三)临床表现

主要表现是与活动有关的疼痛和血尿,少数患者长期无症状。

1.疼痛

较大的结石,引起腰腹部钝痛或隐痛,活动后加重;较小的结石,在梗阻后引起绞痛,肾绞痛常突然发生,如刀割样,沿输尿管向下腹部、外阴部和大腿内侧放射,伴有面色苍白、出冷汗、恶心、呕吐、血压下降,呈阵发性发作。输尿管末端结石引起尿路刺激症状。尿内排出结石,对诊断有重要意义。

2.血尿

常在活动或剧痛后出现镜下血尿或肉眼血尿。

3.脓尿

并发感染时可有高热、腰痛,易被误诊为肾盂肾炎。

4.其他

梗阻引起肾积水,可触到肿大的肾脏。上尿路完全梗阻可导致无尿,继发肾功能不全。

### (四)辅助检查

1.实验室检查

(1)尿常规:可有红细胞、白细胞或结晶。

(2)肾功能、血生化,有条件则化验尿石形成的相关因素。

2.影像学检查

(1)X射线检查:95%以上的上尿路结石可在X射线平片上显影。

(2)排泄性或逆行性尿路造影:排泄性或逆行性尿路造影对于确定结石的部位、有无梗阻及程度、对侧肾功能是否良好、鉴别钙化阴影等都有重要价值。

(3)B超:B超可探及密集光点或光团。

### (五)诊断要点

1.临床表现

典型的肾绞痛、血尿,首先考虑上尿路结石,合并肾区压痛、肾肿大,则可能性更大。

2.检查结果

根据尿常规、X射线平片可初步诊断,泌尿系统造影可确定结石。

### (六)诊疗要点

1.非手术治疗

非手术治疗适用于直径小于0.6 cm的光滑圆形结石,以及无尿路梗阻、感染,肾功能良好者。

(1)充分饮水,根据结石成分调节饮食。

(2)根据结石性质选用影响代谢药物。

(3)酌情选用抗生素,预防或控制尿路感染。

(4)对症治疗:肾绞痛者,单独或联合应用解痉剂,酌情选用阿托品、哌替啶、黄体酮等药物。

2.体外冲击波碎石术

体外冲击波碎石术适用于直径小于 2.5 cm 的单个结石,有效率为 90 % 左右。

3.手术治疗

对不适于上述治疗者选用手术治疗。

(1)非开放手术包括输尿管镜取石或碎石术、经皮肾镜取石或碎石术、腹腔镜输尿管取石。

(2)开放手术包括输尿管、肾盂、肾窦切开取石和肾部分、全部切除术。

4.中医中药

清热利湿,排石通淋。

### (七)护理评估

1.健康史

评估年龄、性别、职业等个人生活史,以及泌尿系感染、梗阻或异物病史。

2.目前身体状况

(1)症状体征:是否出现肾绞痛,疼痛性质、压痛部位,有无血尿、膀胱刺激征。

(2)辅助检查:尿常规、X 射线平片及造影。

3.心理—社会状况

了解患者和家属对结石的危害、手术、治疗配合、康复知识、并发症的认知程度和心理承受能力。

### (八)常见的护理诊断/问题

1.疼痛

疼痛与结石导致的损伤、炎症及平滑肌痉挛有关。

2.血尿

血尿与结石损伤肾及输尿管黏膜有关。

3.有感染的危险

感染与结石梗阻、尿液潴留有关。

4.知识缺乏

患者缺乏有关病因、预防复发的相关知识。

### (九)护理目标

(1)患者的疼痛减轻。

(2)患者恢复正常排尿。

(3)感染得到预防或控制。

(4)患者能说出结石形成的原因、预防结石复发的方法。

### (十)护理措施

1.非手术治疗的护理

(1)病情观察:观察排尿是否有结石排出,观察排出尿液的颜色。

(2)促进排石:鼓励患者多饮水,指导患者适当运动,如跳跃、跑步等。

(3)指导饮食、用药:根据结石成分指导饮食和用药,鼓励多食高纤维的食物,少食高动物蛋白、高脂肪、高糖食物。

（4）肾绞痛的护理：卧床休息，选用恰当的物理疗法，遵医嘱应用止痛药。

**2.体外冲击波碎石术护理**

（1）术前护理。①心理护理：解释治疗的原理、方法。②术前准备：术前3天忌食产气食物，术前1天服用缓泻剂，术晨禁饮食，术前排空膀胱。

（2）术后护理。①体位：术后患者无不适，可变换体位，适当活动，促进排石，巨大结石碎石后，采用患侧侧卧位。②指导饮食：术后大量饮水，无药物反应即可进食，硬膜外麻醉者术后6小时进食。③疗效护理：术后绞痛者，解痉镇痛；观察记录排石情况，定时拍腹平片了解排石效果。

**3.手术取石的护理**

（1）术前护理。①心理护理：解释手术相关知识，安慰患者。②术前准备：皮肤准备，女性患者行会阴冲洗，输尿管结石术前X射线平片定位，供手术参考。

（2）术后护理。①病情观察：观察和记录尿液颜色、性状、量，术后12小时尿中有鲜血且较浓，提示出血严重。②体位：术后48小时内，嘱患者麻醉平稳后取半卧位，以利于呼吸及引流，嘱肾实质切开者，卧床2周。③输液与饮食：输液利尿，达到冲洗尿路和改善肾功能的目的；肠蠕动恢复、肛门排气即可进食。④换药及引流管护理：保持伤口敷料的清洁干燥，防止尿液浸湿。观察引流液的颜色、性状与量；正确安置引流袋，防止逆流；在严格无菌条件下换管或冲洗；按时更换引流管，导尿管每周更换1次。

**（十一）护理评价**

（1）患者的疼痛是否减轻、消失。

（2）患者能否正常排尿。

（3）感染是否得到预防或控制。

（4）患者是否了解结石形成的原因、预防结石复发的方法。

**（十二）健康指导**

（1）宣传预防结石的知识。

（2）讲解术后饮水、适当活动、放置引流管的重要性。

（3）熟悉食物理化特性，根据结石成分指导饮食。

（4）熟悉药物特性，正确指导患者用药。

## 二、膀胱结石

膀胱结石常在膀胱内形成，也可来自肾脏。发病有地区性，多见于儿童及老年男性。

**（一）病因分类**

**1.原发性结石**

原发性结石与气候、饮水、营养不良和长期低蛋白饮食有关。

**2.继发性结石**

继发性结石与膀胱憩室、异物、出口梗阻有关，也可从肾、输尿管移行而来。

**（二）病理生理**

结石、梗阻、感染三者互为因果关系。与肾结石相同，膀胱结石可直接刺激黏膜引起损伤，也可阻塞尿道内口引起梗阻和感染，结石长期刺激可诱发癌变。

### (三)临床表现

**1.症状**

典型表现是排尿突然中断,合并耻骨上剧烈疼痛,向阴茎头部、尿道远端放射。小儿常牵拉阴茎或变换体位,从而缓解疼痛并继续排尿,伴随出现尿频、尿急和排尿终末疼痛及终末血尿。

**2.体征**

直肠指检或双合诊可触及较大结石。

### (四)辅助检查

**1.X 射线检查**

X 射线检查可显示绝大多数膀胱内结石。

**2.B 超**

B 超可探及膀胱内结石声影,确定结石大小、形状、数目。

**3.膀胱镜**

X 射线检查、B 超不能确诊时首选。

### (五)诊断要点

根据典型病史、症状、体征,以及双合诊检查、X 射线及 B 超检查结果,一般确诊不难。膀胱镜不仅可以诊断,还可镜下取石。

### (六)诊疗要点

小的膀胱结石可经尿道自行排出。较大结石可行膀胱内碎石术,包括体外冲击波、液电冲击波、超声波碎石及碎石钳碎石、气压弹道碎石。对无条件碎石者行膀胱切开取石术。

### (七)护理评估

**1.健康史**

评估是否有上尿路结石病史,以及饮水、饮食习惯。

**2.目前的身体状况**

(1)症状体征:是否有排尿突然中断的表现,是否伴随膀胱刺激征、血尿。

(2)辅助检查:X 射线、B 超、膀胱镜检查。

**3.心理—社会状况**

评估患者和家属对结石、手术的危害及并发症的认知程度和心理承受能力,以及家庭和社会支持情况。

### (八)常见的护理诊断/问题

**1.疼痛**

疼痛与结石导致的损伤、炎症及括约肌痉挛有关。

**2.血尿**

血尿与结石损伤膀胱黏膜有关。

**3.排尿异常**

排尿异常与结石导致梗阻、尿液潴留有关。

**(九)护理目标**

(1)患者的疼痛减轻。

(2)患者尿液正常。

(3)患者恢复正常排尿。

**(十)护理措施**

(1)鼓励患者多饮水,观察结石排出情况。

(2)酌情应用抗生素,有效解痉止痛。

(3)经尿道碎石、取石后,观察出血的颜色、性状与量。

(4)耻骨上膀胱切开取石术后,保持切口清洁干燥,按时换药。术后留置尿管 7～10 天,保持通畅,一旦堵塞,可用生理盐水冲洗。

**(十一)护理评价**

(1)患者疼痛是否减轻。

(2)患者尿液是否正常。

(3)患者能否正常排尿。

**(十二)健康指导**

(1)指导儿童多饮水、多食纤维含量高的食物。

(2)指导良性前列腺增生患者尽早治疗。

## 三、尿道结石

尿道结石多由肾、输尿管或膀胱结石移行而来,常因阻塞尿道就诊。多发生于 1～10 岁的儿童,90 ％为男性。

**(一)临床表现**

1.症状

排尿时疼痛,前尿道结石疼痛局限在结石停留处,后尿道放射至阴茎头部或会阴部。结石阻塞尿道引起排尿困难,尿线变细、滴沥,甚至急性尿潴留。

2.体征

后尿道结石经直肠指检触及,前尿道结石直接沿尿道体表扪及。

**(二)辅助检查**

1.尿道探子

尿道探子经尿道探查时可有摩擦音及碰击感。

2.X 射线检查

X 射线检查可明确结石部位、大小及数目。

3.尿道造影

明确结石与尿道的关系。

**(三)诊断要点**

根据肾、输尿管或膀胱结石病史及尿痛和排尿困难典型表现,辅助以尿道探子、X 射线检查结果,不难确诊。

### (四)诊疗要点

**1.舟状窝结石**

对舟状窝结石,直接用镊子取出或钳碎后取出。对直径较大者,麻醉后切开尿道外口取出。

**2.前尿道结石**

对前尿道结石,可经尿道直接取出。若失败,可用金属探子将结石推回到尿道壶腹部后行尿道切开取石。

**3.后尿道结石**

金属探子将结石推回膀胱,再按膀胱结石处理。

### (五)护理评估

**1.健康史**

评估是否有肾、输尿管、膀胱结石的病史。

**2.目前的身体状况**

(1)症状体征:是否有尿痛和排尿困难的典型表现,是否合并急性尿潴留。

(2)辅助检查:尿道探子、X射线及造影检查结果。

**3.心理—社会状况**

评估患者和家属对结石、手术的危害、并发症的认知程度。

### (六)常见的护理诊断/问题

**1.疼痛**

疼痛与结石梗阻及尿道括约肌痉挛有关。

**2.排尿异常**

排尿异常与结石梗阻、尿潴留及感染有关。

**3.潜在并发症**

急性尿潴留。

### (七)护理目标

(1)患者疼痛减轻。

(2)患者恢复正常排尿。

(3)对患者不发生并发症或及时解除症状。

### (八)护理措施

(1)尿道取石后,观察尿道出血的颜色、性状与量。

(2)尿道切开取石后,保持切口清洁干燥,按时换药。术后留置尿管2周左右,防止粘连、狭窄。

(3)对术后尿道狭窄者,配合医师进行尿道扩张。

### (九)护理评价

(1)患者的疼痛是否减轻或消失。

(2)患者能否正常排尿。

(3)患者有无发生并发症或及时解除症状。

**(十)健康指导**

(1)及时有效治疗肾、输尿管、膀胱结石。

(2)指导患者定时复查和治疗。

# 第十节 泌尿系统梗阻

尿路上任何部位发生梗阻都可导致肾积水、肾功能损害,重则肾衰竭。泌尿系统梗阻最基本的病理变化是尿路扩张,从代偿到失代偿,诱发肾积水、尿潴留、肾脏滤过率和浓缩能力受损,最终导致肾功能障碍。

## 一、前列腺增生症

良性前列腺增生症主要是前列腺组织及上皮增生,简称"前列腺增生"。其是老年男性常见病,50岁以后发病,随着年龄增长发病率不断升高。

**(一)病因**

目前病因不十分清楚,研究认为前列腺增生与体内雄激素及雌激素的平衡失调关系密切,睾酮对细胞的分化、生长产生作用,雌激素对前列腺增生也有一定影响。

**(二)病理**

前列腺分两组,外为前列腺组,内为尿道腺组。前列腺增生有两类结节,包括由增生的纤维和平滑肌细胞组成的基质型,以及由增生的腺组织组成的腺泡型。增生的最初部位多在尿道腺组,增生的结节挤压腺体形成外科包膜,其是前列腺摘除术的标志。前列腺增生使尿道弯曲、受压、伸长、狭窄,出现尿道梗阻。

**(三)临床表现**

1.尿频

尿频是最常见的症状,夜间明显,逐渐加重。早期是由膀胱颈部充血引起的;晚期是由增生前列腺引起尿道梗阻,膀胱内残余尿增多,膀胱有效容量减少所致的。

2.进行性排尿困难

进行性排尿困难是最重要症状,表现为起尿缓慢、排尿费力、射尿无力、尿线细小、尿流滴沥、分段排尿及排尿不尽等。

3.尿潴留、尿失禁

前列腺增生晚期,膀胱残余尿增加,收缩无力,发生尿潴留,当膀胱内压力增高超过尿道阻力后,发生充盈性尿失禁。前列腺增生常由受凉、劳累、饮酒等诱发急性尿潴留。

4.其他表现

常因局部充血、出血发生血尿。合并感染或结石,可有膀胱刺激症状。

**(四)辅助检查**

1.尿流动力学检查

尿道梗阻时,最大尿流率小于每秒15 mL;尿流率小于每秒10 mL,表示梗阻严重。

2.残余尿测定

膀胱残余尿量反映膀胱代偿衰竭的严重程度,不仅是重要的诊断步骤之一,也是决定手术治疗的因素。

3.膀胱镜检查

膀胱镜检查直接观察前列腺各叶增生情况。

4.B超

B超测定前列腺的大小和结构,测量残余尿量。

**(五)诊断要点**

1.临床表现

老年男性有夜尿频、进行性排尿困难等表现时,就应考虑前列腺增生,排尿后对其进行直肠指检,可触及增大的腺体,光滑、质韧、中央沟变浅或消失。

2.辅助检查

尿流动力学、膀胱镜、B超等检查有助于确定前列腺增生程度及膀胱功能。

**(六)诊疗要点**

1.急性尿潴留的治疗

急性尿潴留是前列腺增生常见急症,需紧急治疗。选用肾上腺素受体阻滞剂、留置导尿管或耻骨上膀胱穿刺造瘘术等,解除潴留。

2.药物治疗

药物治疗适用于尿道梗阻较轻,或因年老体弱、心肺功能不全等而不能耐受手术的患者。常用药物有特拉唑嗪、哌唑嗪等。

3.手术治疗

前列腺摘除术是理想的根治方法,手术方式有经尿道、经耻骨上、经耻骨后及经会阴四种,目前临床常用前两种。

4.其他治疗

对尿道梗阻严重而不宜手术者,冷冻治疗、微波和射频治疗、激光治疗、体外超声、金属耐压气囊扩张术等都能产生一定疗效。

**(七)护理评估**

1.健康史

评估患者的年龄、诱因、既往病史。

2.目前的身体状况

(1)症状体征:是否有夜尿频、进行性排尿困难的表现,是否合并尿潴留、尿失禁。

(2)辅助检查:尿流动力学、膀胱镜、B超检查结果。

3.心理—社会状况

评估患者对疾病和手术的心理反应及对并发症的认知程度,患者及家属对术后护理配合及有关康复知识的掌握程度。

**(八)常见的护理诊断/问题**

(1)恐惧/焦虑:与认识不足、角色改变、对手术和预后的担忧有关。

(2)排尿形态异常：与尿道梗阻、残余尿量增多、留置导管等有关。

(3)有感染的危险：与尿路梗阻、导尿、免疫力低下、伤口引流有关。

(4)潜在并发症：出血。

### (九)护理目标

(1)患者的恐惧/焦虑减轻。

(2)患者能够正常排尿。

(3)患者感染危险性下降或未感染。

(4)患者术后未发生出血。

### (十)护理措施

**1.非手术治疗的护理**

(1)饮食护理：为防止尿潴留，嘱患者不可在短期内大量饮水，忌饮酒、辛辣食物，有尿意勤排尿，适当运动，预防便秘。

(2)观察疗效：药物治疗 3 个月之后前列腺缩小、排尿功能改善。

(3)适应环境：前列腺增生患者多为老年人，行动不便，对医院环境不熟悉，加之夜尿频，入院后护理人员应帮助患者适应环境，确保舒适和安全。

**2.术前护理**

(1)观察生命体征，测量各项生理指标。

(2)做好重要脏器功能检查，了解患者能否耐受手术。

(3)对术前已有造瘘管或留置导尿管的患者，保证引流通畅。

**3.术后护理**

(1)病情观察：观察记录 24 小时出入量，判断血容量有无不足。观察意识状态和生命体征。

(2)体位：嘱患者平卧两天后改为半卧位，固定各种导管的肢体不得随意移动。

(3)饮食与输液：嘱患者术后 6 小时无不适即可进流质饮食，鼓励其多饮水，1～2 天后无腹胀即可恢复饮食，以易消化、营养丰富、富含纤维素的食物为主，必要时静脉补液，但要注意输液速度。

(4)预防感染：早期预防性应用抗生素。保持切口敷料的清洁与干燥。置管引流者常规护理尿道外口。

(5)膀胱冲洗：术后用生理盐水持续冲洗膀胱 3～7 天。保持引流通畅，必要时高压冲洗抽吸血块。根据尿液颜色控制冲洗速度，色深则快、色浅则慢。

(6)不同手术方式的护理。①经尿道切除术（transurethral resection，TUR）：观察有无 TUR 综合征的发生，即术后几小时内出现恶心、呕吐、烦躁、抽搐、昏迷或严重的脑水肿、肺水肿、心力衰竭等。可能是冲洗液被吸收，血容量剧增，稀释性低钠血症所致，护理时应减慢输液速度，遵医嘱应用利尿剂、脱水剂，对症处理。②开放手术：固定各种引流管，观察记录引流液量、颜色，保持引流通畅。及时拔除引流管，如耻骨后引流管，术后 3～4 天拔除；耻骨上引流管，术后 5～7 天拔除；膀胱造瘘管多在术后 10～14 天排尿通畅后拔除，瘘口无菌堵塞或压迫，防止漏尿，一般 2～3 天愈合。③预防并发症：出血是常见并发症。术后 1 周，患者可逐渐离床活动,禁止灌肠、肛管排气,同时避免腹压增高的诱因。

**(十一)护理评价**

(1)患者的恐惧/焦虑是否减轻。

(2)患者能否正常排尿。

(3)患者感染未发生或得到及时治疗。

(4)患者术后是否出血,或出血后是否得到有效处理。

**(十二)健康指导**

(1)讲解手术、术式及手术前后护理的注意事项。

(2)术后1～2个月避免剧烈活动,忌烟酒,防感冒。

(3)指导患者学会提肛肌锻炼,以尽快恢复尿道括约肌的功能。

(4)指导患者定期复查尿流率及残余尿量。

## 二、肾积水

结石、肿瘤、结核等原因导致尿液排出受阻、肾内压力增高、肾盂肾盏扩张、肾实质萎缩、肾功能减退,被称为肾积水。成人积水超过1 000 mL,小儿超过24小时的正常尿量,为巨大肾积水。

**(一)临床表现**

1.腰痛

腰痛是重要症状。慢性梗阻仅为钝痛;急性梗阻出现明显腰痛或肾绞痛。

2.腰部肿块

慢性梗阻形成肾脏肿大,长期梗阻者在腹部可扪及囊性肿块。

3.多尿和无尿

慢性梗阻致肾功能损害表现为多尿,而双侧完全梗阻、孤立肾完全梗阻可发生无尿。

4.其他表现

因结石、肿瘤、结核等继发肾积水时,原发病表现掩盖了肾积水征象。肾积水并发感染或肾积脓时,出现全身中毒症状。

**(二)辅助检查**

1.实验室检查

血尿常规,必要时做尿细菌检查,化验血生化、电解质等了解肾功能情况。

2.影像学检查

(1)B超:鉴别肾积水和腹部肿块的首选方法。

(2)X射线造影:排泄性尿路造影可了解肾积水程度和对侧肾功能。

(3)CT、MRI检查:明确腰部肿块的性质,对确诊肾积水有重要价值。

**(三)诊断要点**

根据原发病史、典型症状、腰腹部肿块,以及B超等辅助检查结果可明确诊断,确定原发病对诊断有重要意义。

**(四)诊疗要点**

1.病因治疗

最理想的治疗是根除肾积水的病因,保留患肾。

2.肾造瘘术

原发病严重或肾积水病因暂不能去除者,先行肾引流术,病情好转或稳定后行去除病因的手术。

3.肾切除术

肾积水后功能丧失或并发肾积脓,对侧肾功能良好者,可切除患肾。

**(五)护理评估**

1.健康史

评估患者是否有肾结石、肿瘤、结核等原发病史。

2.目前的身体状况

(1)症状体征:原发病基础上是否出现腰痛、腰腹部肿块,是否有肾功能减退表现。

(2)辅助检查:血、尿常规化验,B超、X射线等影像学检查结果。

3.心理—社会状况

评估患者对肾积水及治疗的认知程度,对术后康复知识的掌握程度。家人及社会的心理和经济支持程度。

**(六)常见的护理诊断/问题**

1.排尿形态异常

排尿形态异常与尿路急慢性梗阻有关。

2.有感染的危险

感染与尿路梗阻、免疫力低下、肾造瘘引流有关。

3.潜在并发症

潜在并发症为尿漏。

**(七)护理目标**

(1)患者排尿形态正常。

(2)患者感染危险性下降或未感染。

(3)患者未发生尿漏。

**(八)护理措施**

1.饮食

多食含纤维较高的食物,多饮水。

2.活动

鼓励患者加强床上活动,定时按序协助患者变换体位。

3.感染的护理

遵医嘱使用抗生素;用0.1%苯扎氯铵清洗尿道口,每天2次;每天更换引流袋;及时更换浸湿的切口敷料。

4.引流管的护理

妥善固定,引流通畅,观察记录引流量与颜色,冲洗肾盂引流管,每天 2 次。若无尿漏,肾周围引流物一般术后 3～4 天拔除;肾盂输尿管支架引流管一般于术后 3 周拔除;肾造瘘管在吻合口通畅后拔除。

**(九)护理评价**

(1)患者排尿形态是否正常。

(2)患者感染是否得到治疗或术后有无感染发生。

(3)患者有无发生尿漏。

**(十)健康指导**

(1)向患者讲解手术及术后引流的重要性。

(2)指导患者养成良好的排便习惯。

(3)指导患者正确进行摄水、饮食搭配。

## 三、尿道狭窄

因尿道损伤、炎症,尿道壁形成瘢痕,瘢痕萎缩导致尿道扭曲、狭窄。

**(一)病因及分类**

1.先天性尿道狭窄

先天性尿道狭窄如尿道外口狭窄、尿道瓣膜狭窄等。

2.炎症性尿道狭窄

炎症性尿道狭窄,如淋病性尿道狭窄,以及留置导尿管引起的尿道狭窄。

3.外伤性尿道狭窄

外伤性尿道狭窄最常见,由尿道损伤严重,初期处理不当或不及时所致。

**(二)病理生理**

其与狭窄的程度、深度及长度有关。淋病性狭窄为多处狭窄,狭窄易继发感染,形成尿道憩室、周围炎、前列腺炎、附睾睾丸炎。尿道梗阻如长期不能解除,导致肾积水。肾功能损害,出现尿毒症。

**(三)临床表现**

1.排尿异常

最常见的是排尿困难,重者出现尿潴留。

2.继发疾病表现

尿道长期狭窄继发膀胱炎、附睾睾丸炎等,出现膀胱刺激征、血尿症状。

3.并发症表现

排尿困难使腹内压长期增高,并发疝、痔、直肠脱垂等,并出现相应症状。

**(四)辅助检查**

1.尿道探子检查

尿道探子检查可确定狭窄部位、程度。

2.B 超

B 超明确尿道狭窄长度、程度及周围瘢痕组织的厚度。

3.膀胱尿道造影

膀胱尿道造影确定尿道狭窄的部位、程度、长度。

**(五)诊断要点**

根据尿道外伤史、感染史及典型的排尿困难、尿潴留表现,结合尿道探子检查、B超、膀胱尿道造影结果,诊断尿道狭窄一般不难。

**(六)诊疗要点**

1.尿道扩张术

尿道扩张术是防止和治疗尿道狭窄的有效措施。尿道狭窄的原因不同,扩张时间不同。

2.耻骨上膀胱造瘘术

耻骨上膀胱造瘘术适用于慢性尿潴留或已有肾功能损害的患者。

3.尿道内切开术

尿道内切开术是目前临床治疗的主要术式,术后放置网状合金支架管于狭窄部位扩张,一般放置4～8周,术后不需尿道扩张。

4.开放手术

切除尿道狭窄部及周围瘢痕后,行尿道端端吻合术。

**(七)护理评价**

1.健康史

儿童尿道狭窄多为先天性,成人有外伤、感染病史者,多为继发性狭窄。

2.目前的身体状况

(1)症状体征:原发病基础上是否出现排尿困难、尿潴留,是否继发感染、结石。

(2)辅助检查:尿道探子检查、B超、膀胱尿道造影的检查结果。

3.心理—社会状况

评估患者对尿道狭窄的严重性及手术治疗的认知程度,以及对术后康复知识的掌握程度。

**(八)常见的护理诊断/问题**

1.排尿形态异常

排尿形态异常与尿道狭窄、梗阻有关。

2.有感染的危险

感染与尿道梗阻、免疫力低下、膀胱造瘘引流、手术等有关。

3.潜在并发症

潜在并发症为尿失禁。

**(九)护理目标**

(1)患者排尿形态正常。

(2)患者感染危险性下降或未感染。

(3)患者未发生尿失禁。

**(十)护理措施**

1.尿道扩张术的护理

指导患者定时进行尿道扩张。术后观察尿量及颜色,有无尿道出血。对疼痛明显者给予止痛处理。

2.尿道内切开术的护理

严密观察血尿转清情况。留置导尿管1个月左右,保持通畅,遵医嘱尿道冲洗,及时拔出尿管,防止狭窄复发。

3.开放手术的护理

遵医嘱应用抗生素。及时更换切口浸湿的敷料,确保各种引流导管通畅。

4.并发症护理

术后尿失禁常为暂时性,用较细导尿管引流数日后可恢复。如不能恢复,指导患者进行肛门括约肌收缩练习。

### (十一)护理评价

(1)患者排尿形态是否正常。

(2)患者是否感染或感染后是否得到控制。

(3)患者是否发生尿失禁。

### (十二)健康指导

(1)指导患者定时进行尿道扩张。

(2)讲解尿道扩张的意义及护理配合注意事项。

(3)鼓励患者多饮水。嘱患者适当运动,进食纤维素高的食物,防止便秘。

# 第三章　妇科常见疾病的护理

## 第一节　子宫肌瘤

子宫平滑肌瘤简称"子宫肌瘤"，是女性生殖器官中最常见的一种良性肿瘤。子宫肌瘤主要由子宫平滑肌组织增生而成，其间还有少量的纤维结缔组织，多见于 30～50 岁女性。由于肌瘤生长速度慢，对机体影响不大，所以子宫肌瘤的临床报道发病率远比真实的要低。

### 一、病因

确切病因仍不清楚。子宫肌瘤好发于生育年龄女性，绝经后肌瘤停止生长，甚至萎缩、消失，发生子宫肌瘤的女性常伴发子宫内膜的增生。所以，绝大多数的人认为子宫肌瘤的发生与女性激素有关，特别是雌激素。雌激素可以使子宫内膜增生，使子宫肌纤维增生肥大、肌层变厚、子宫增大，而且肌瘤组织经过检验，其中雌激素受体和雌二醇的含量比正常子宫肌组织高。所以，目前认为子宫肌瘤与长期和大量的雌激素刺激有关。

### 二、病理

#### (一)大体检查

肌瘤为实质性球形结节，表面光滑，与周围肌组织有明显界限。外无包膜，但是肌瘤周围的肌层受压可形成假包膜。肌瘤切开后，切面呈漩涡状结构，颜色和质地与肌瘤成分有关：若含平滑肌较多，则肌瘤质地较软，颜色略红；若纤维结缔组织多，则质地较硬，颜色发白。

#### (二)镜检

肌瘤由皱纹状排列的平滑肌纤维相互交叉组成，切面呈漩涡状，其间掺有不等量的纤维结缔组织。细胞大小均匀，呈卵圆形或杆状，核染色质较深。

### 三、分类

#### (一)按肌瘤生长部位分类

按肌瘤生长部位可分为子宫体肌瘤(90 ％)与子宫颈肌瘤(10 ％)。

#### (二)按肌瘤生长方向与子宫肌壁的关系分类

1.肌壁间肌瘤

肌壁间肌瘤最多见，占总数的 60 ％～70 ％。肌瘤全部位于肌层内，四周均被肌层包围。

2.浆膜下肌瘤

浆膜下肌瘤占总数的 20 ％。肌瘤向子宫浆膜面生长，突起于子宫表面，外面仅有一层浆膜包裹。这种肌瘤还可以继续向浆膜面生长，仅留一细蒂与子宫相连，成为带蒂的浆膜下肌瘤，活动度大。蒂内有供应肌瘤生长的血管，若供血不足，肌瘤易变性、坏死；若发生蒂扭转，可出现急腹痛。若因扭转而造成断裂，肌瘤脱落至腹腔或盆腔，可形成游离性肌瘤。有些浆膜下肌瘤生长在宫体侧壁，突入阔韧带，形成阔韧带肌瘤。

3.黏膜下肌瘤

黏膜下肌瘤占总数的 10 ％～15 ％。肌瘤向宫腔内生长,并突出于宫腔,仅由黏膜层覆盖,被称为黏膜下肌瘤。黏膜下肌瘤使宫腔变形、增大,易形成蒂。宫腔就好像长了异物一样,可刺激子宫收缩,在宫缩的作用下,黏膜下肌瘤可被挤压出子宫颈口外,或堵于子宫颈口处,或脱垂于阴道。

各种类型的肌瘤可发生在同一子宫,被称为多发性子宫肌瘤(图 3-1)。

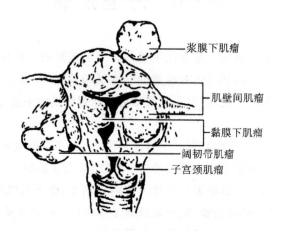

图 3-1　各型子宫肌瘤示意

## 四、临床表现

### (一)症状

多数患者无明显症状,只是偶尔在进行盆腔检查时发现。肌瘤临床表现的出现与肌瘤的部位、生长速度及是否发生变性有关,而与其数量及大小关系不大。

1.月经改变

月经改变是最常见的症状,主要表现为月经周期缩短,经期延长,经量过多,不规则阴道出血。其中以黏膜下肌瘤最常见,其次是肌壁间肌瘤。浆膜下肌瘤及小的肌壁间肌瘤对月经影响不明显。若肌瘤发生坏死、溃疡、感染,则可出现持续或不规则阴道流血或脓血性白带。

2.腹部包块

腹部包块常为患者就诊的主诉。当肌瘤增大超过妊娠 3 个月子宫大小时,可在下腹部扪及肿块,质硬,无压痛,清晨膀胱充盈将子宫推向上方时更加清楚。

3.白带增多

因为子宫肌瘤使宫腔面积增大,内膜腺体分泌增多,加之盆腔充血,所以患者白带增多。若为黏膜下肌瘤脱垂于阴道,则表面易感染、坏死,从而产生大量脓血性排液及腐肉样组织并排出,伴臭味。

4.腰酸、腹痛、下腹坠胀

临床表现常为腰酸或下腹坠胀,经期加重。通常无腹痛,只是在发生一些意外情况时才会出现:如浆膜下肌瘤蒂扭转,可出现急性腹痛;妊娠期肌瘤发生红色变性时,可出现腹痛剧烈伴发热、恶心,黏膜下肌瘤被挤出宫腔时,可由宫缩引起痉挛性疼痛。

5.压迫症状

大的子宫肌瘤使子宫体积增大,可对周围的组织器官产生一定的压迫症状。如前壁肌瘤压迫膀胱可出现尿频、尿急;子宫颈肌瘤可引起排尿困难、尿潴留,后壁肌瘤可压迫直肠引起便秘、里急后重;较大的阔韧带肌瘤压迫输尿管可致肾盂积水。

6.不孕或流产

肌瘤压迫输卵管使其扭曲管腔不通,或使宫腔变形,影响受精或受精卵着床,导致不孕、流产。

7.继发性贫血

长期月经过多、不规则出血,部分患者可出现继发性贫血,严重时全身乏力,面色苍白、气短、心悸。

**(二)体征**

肌瘤较大时,可在腹部触及。质硬,表面不规则,结节状物质。妇科检查时,肌壁间肌瘤子宫增大,表面不规则,有单个或多个结节状突起。浆膜下肌瘤外面仅包裹一层浆膜,所以质地坚硬,呈球形块状物,与子宫有细蒂相连,可活动;黏膜下肌瘤突出于宫腔,像孕卵一样,所以整个子宫均匀增大,有时宫口扩张,肌瘤位于宫口内或脱出于阴道,呈红色、实质、表面光滑,若感染则表面有渗出液覆盖或溃疡形成,排液有臭味。

## 五、治疗原则

根据患者的年龄、症状、有无生育要求及肌瘤的大小等情况综合考虑。

**(一)随访观察**

若肌瘤小(子宫<孕2月)且无症状,通常不需要治疗。尤其近绝经年龄患者,雌激素水平低落,肌瘤可自然萎缩或消失,每3~6个月随访1次。随访期间若发现肌瘤增大或症状明显时,再考虑进一步治疗。

**(二)药物治疗(保守治疗)**

肌瘤在2个月妊娠子宫大小以内,症状不明显或较轻,近绝经年龄及全身情况不能手术者,均可给予药物对症治疗。

1.雄性激素药物

常用药物有丙酸睾酮。可对抗雌激素,使子宫内膜萎缩,直接作用于平滑肌,使其收缩而减少出血,并使近绝经期的患者提早绝经。

2.促性腺激素释放激素类似物

常用药物有亮丙瑞林或戈舍瑞林。可抑制垂体及卵巢的功能,降低雌激素水平,使肌瘤缩小或消失。适用于肌瘤较小、经量增多或周期缩短、围绝经期患者。不宜长期使用,以免因雌激素缺乏导致骨质疏松。

3.其他药物

常用药物有米非司酮。作为术前用药或提前绝经使用。但不宜长期使用,以防其拮抗糖皮质激素的不良反应。

**(三)手术治疗**

手术治疗为子宫肌瘤的主要治疗方法。对肌瘤大于等于2.5个月妊娠子宫大小或症状明显出现贫血者,应手术治疗。

### 1.肌瘤切除术

肌瘤切除术适用于年轻要求保留生育功能的患者。可经腹或腹腔镜切除肌瘤,对突出宫内或脱出于阴道内的带蒂的黏膜下肌瘤也可经阴道或经宫腔镜下摘除。

### 2.子宫切除术

对肌瘤较大、多发、症状明显、年龄较大、无生育要求或已有恶变者可行子宫全切。50岁以下,卵巢外观正常者,可保留卵巢。

## 六、护理评估

### (一)健康史

了解患者一般情况,评估月经史、婚育史,是否有不孕、流产史;询问有无长期使用雌激素类药物。如果接受过治疗,还应了解治疗的方法及所用药物的名称、剂量、用法及用药后的反应等。

### (二)身体状况

#### 1.症状

了解有无月经异常、腹部肿块、白带增多或贫血、腹痛等临床表现,了解出现症状的时间及具体表现。

#### 2.体征

了解妇科检查结果,子宫是否均匀或不规则增大、变硬,阴道有无子宫肌瘤脱出等情况。了解B超检查所示结果中肌瘤的大小、个数及部位等。

### (三)心理—社会状况

患者及家属对子宫肌瘤缺乏认识,担心肿瘤为恶性,对治疗方案的选择犹豫不决,对需要手术治疗而焦虑不安,担心手术切除子宫可能会影响其女性特征,影响夫妻生活。

## 七、护理诊断

(1)营养失调,低于机体需要量:与月经改变、长期出血导致贫血有关。

(2)知识缺乏:缺乏子宫肌瘤疾病发生、发展、治疗及护理知识。

(3)焦虑:与月经异常,影响正常生活有关。

(4)自我形象紊乱:与手术切除子宫有关。

## 八、护理目标

(1)患者获得子宫肌瘤及其健康保健知识。

(2)患者贫血得到纠正,营养状况改善。

(3)患者出院时,不适症状缓解。

## 九、护理措施

### (一)心理护理

评估患者对疾病的认知程度,尊重患者,耐心解答患者提出的问题,告知患者和家属子宫肌瘤是妇科最常见的良性肿瘤,手术或药物治疗都不会影响今后日常生活和工作,让患者消除顾虑,纠正错误认识,配合治疗。

### (二)缓解症状

对出血多需住院的患者,护士应严密观察并记录其生命体征变化情况,协助医师完成血常规及凝血功能检查、备血、核对血型、交叉配血等。注意收集会阴垫,评估出血量。按医嘱给予止血药和子宫收缩剂,必要时输血、补液、抗感染或刮宫止血。因巨大子宫肌瘤者常出现局部压迫症状,故对排尿不畅者应予以导尿,对便秘者可用缓泻剂缓解不适症状。当带蒂的浆膜下肌瘤发生扭转或肌瘤红色变性时,应评估腹痛的程度、部位、性质,以及有无恶心、呕吐、体温升高征象。需剖腹探查时,护士应迅速做好急诊手术前准备和术中术后护理。保持患者的外阴清洁干燥,如对黏膜下肌瘤脱出子宫颈口者,应保持其局部清洁,预防感染,为经阴道摘取肌瘤者做好术前准备。

### (三)手术护理

对经腹或腹腔镜下行肌瘤切除或子宫切除术的患者,按腹部手术患者的一般护理,并要特别注意观察术后阴道流血情况。经阴道黏膜下肌瘤摘除术时,常在蒂部留置止血钳24～48小时,取出止血钳后需继续观察阴道流血情况,按阴道手术患者进行护理。

### (四)健康教育

#### 1.保守治疗的患者

对保守治疗的患者需定期随访,护士要告知患者随访的目的、意义和随访时间。嘱患者应3～6个月定期复查,其间监测肌瘤生长状况、了解患者症状的变化,如有异常及时和医师联系,修正治疗方案。对应用激素治疗的患者,护士要向患者讲解用药的相关知识,使患者了解药物的治疗作用、使用剂量、服用时间、方法、不良反应及应对措施,避免擅自停药和服药过量引起撤退性出血和男性化。

#### 2.手术后的患者

嘱患者出院后1个月门诊复查,了解患者术后康复情况,并给予术后性生活、自我保健、日常工作恢复等健康指导。嘱患者在任何时候出现不适或异常症状,需及时随诊。

## 十、结果评价

(1)患者能叙述子宫肌瘤保守治疗的注意事项或术后自我护理措施。

(2)患者面色红润,无疲倦感。

(3)患者出院时,能列举康复期随访时间及注意问题。

# 第二节　子宫颈癌

子宫颈癌又称"宫颈浸润癌",是除乳腺癌以外最常见的妇科恶性肿瘤。虽然它的发病率很高,但是子宫颈癌有较长的癌前病变阶段,加上近40年来国内外已经普遍开展宫颈细胞防癌普查,使子宫颈癌和癌前病变得以早期诊断和早期治疗,子宫颈癌的发病率和死亡率也随之不断下降。

## 一、分类及病理

子宫颈癌的好发部位是位于宫颈外口处的鳞-柱状上皮交界区。根据发生癌变的组织不同,子宫颈癌可分为:鳞状细胞癌简称"鳞癌",占子宫颈癌的 80 ％～85 ％;腺癌,占子宫颈癌的 15 ％～20 ％;鳞腺癌,由鳞癌和腺癌混合构成,占子宫颈癌的 3 ％～5 ％,少见,但恶性度最高,预后最差。

本节中原位癌、浸润癌指的都是鳞癌。

鳞癌与腺癌在外观上并无特殊差别,因为鳞状细胞与柱状细胞都可侵入对方领域,所以两者均可发生在宫颈阴道部或宫颈管内。

**(一)大体检查**

在发展为浸润癌以前,鳞癌在肉眼观察时无特殊异常,类似一般的宫颈糜烂(主要是环绕宫颈外口有较粗糙的颗粒状糜烂区,或有不规则的溃破面,触之易出血),随着浸润癌的出现,子宫颈可以表现为以下 4 种不同类型(图 3-2)。

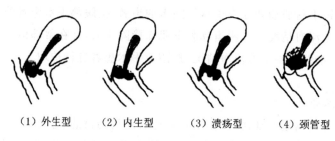

(1) 外生型　　(2) 内生型　　(3) 溃疡型　　(4) 颈管型

**图 3-2　子宫颈癌类型(大体检查)**

1.外生型

外生型又称"增生型"或"菜花型",癌组织开始向外生长,最初呈息肉样或乳头状隆起,继而又发展为向阴道内突出的大小不等的菜花状赘生物,质地脆,易出血。

2.内生型

内生型又称"浸润型",癌组织向宫颈深部组织浸润,宫颈变得肥大而硬,甚至整个宫颈段膨大像直筒一样。但宫颈表面还是比较光滑的或仅有浅表溃疡。

3.溃疡型

无论是外生型还是内生型,当癌进一步发展时,肿瘤组织发生坏死、脱落,可形成凹陷性溃疡,有时整个子宫颈都为空洞所代替,形如火山口样。

4.颈管型

癌灶发生在宫颈外口内,隐蔽在宫颈管,侵入宫颈及子宫峡部供血层,且转移到盆壁的淋巴结。不同于内生型,后者由特殊的浸润性生长扩散到宫颈管。

**(二)显微镜检**

1.宫颈上皮内瘤样病变(cervical intraepithelial neoplasia, CIN)

在移行带区形成过程中,未分化的化生鳞状上皮代谢活跃,在一些物质(精子、精液组蛋白、人乳头瘤病毒等)的刺激下,可发生细胞分化不良、排列紊乱,细胞核异常、有丝分裂增加,形成宫颈上皮内瘤样病变,包括宫颈不典型增生和宫颈原位癌。这两种病变是子宫颈癌的癌前病变。

通过显微镜下的观察,子宫颈癌的进展可分为以下几个阶段。

(1)宫颈不典型增生：上皮底层细胞增生活跃、分化不良，从正常的1～2层增生至多层，甚至占据了大部分上皮组织，而且细胞排列紊乱，细胞核增大、染色加深、染色质分布不均，出现很多核异质改变，被称为不典型增生。可分为轻、中、重3种不同程度，重度时与原位癌不易区别。

(2)宫颈原位癌：鳞状上皮全层发生癌变，但是基底膜仍然保持完整，被称为原位癌。

不典型增生和原位癌均局限于上皮内，所以合称子宫颈上皮内瘤样病变。

2.宫颈早期浸润癌

原位癌继续发展，已有癌细胞穿过鳞状上皮基底层进入间质，但浸润不深，小于5 mm，并未侵犯血管及淋巴管，癌灶之间孤立存在，未出现融合。

3.宫颈浸润癌

癌继续发展，浸润深度大于5 mm，且侵犯血管及淋巴管，癌灶之间呈网状或团块状融合。

## 二、转移途径

以直接蔓延和淋巴转移为主，血行转移极少见。

### (一)直接蔓延

直接蔓延最常见。癌组织直接侵犯邻近组织和器官：向下蔓延至阴道壁；向上累及子宫腔；向两侧扩散至主韧带、阴道旁组织直至骨盆壁；向前、后可侵犯膀胱、直肠、盆壁等。

### (二)淋巴转移

癌组织局部浸润后侵入淋巴管形成瘤栓，随淋巴液引流进入局部淋巴结，在淋巴管内扩散。淋巴转移一级组包括宫旁、宫颈旁、闭孔、髂内、髂外、髂总、骶前淋巴结；二级组包括腹股沟深浅淋巴结、腹主动脉旁淋巴结。

### (三)血行转移

血行转移极少见，晚期可转移至肺、肝或骨骼等。

## 三、临床分期

采用国际妇产科联盟(International Federation of Gynecology and Obsterics, FIGO)2000年修订的子宫颈癌临床分期，大体分为5期(表3-1)。

表3-1　子宫颈癌的临床分期(FIGO,2000)

| 期别 | 肿瘤累及范围 |
| --- | --- |
| 0 期 | 原位癌(浸润前癌) |
| Ⅰ期 | 癌灶局限于宫颈(包括累及宫体) |
| Ⅰa 期 | 肉眼未见癌灶，仅在显微镜下可见浸润癌。 |
| Ⅰa1 期 | 间质浸润深度≤3 mm，宽度≤7 mm |
| Ⅰa2 期 | 3 mm<间质浸润深度≤5 mm，宽度≤7 mm |
| Ⅰb 期 | 肉眼可见癌灶局限于宫颈，或显微镜下可见病变>Ⅰa2期 |
| Ⅰb1 期 | 肉眼可见癌灶最大直径≤4 cm |
| Ⅰb2 期 | 肉眼可见癌灶最大直径>4 cm |
| Ⅱ期 | 癌灶已超出宫颈，但未达盆壁。癌累及阴道，但未达阴道下1/3 |
| Ⅱa 期 | 无宫旁浸润 |
| Ⅱb 期 | 有宫旁浸润 |

| 期别 | 肿瘤累及范围 |
|---|---|
| Ⅲ期 | 癌肿扩散至盆壁和(或)累及阴道下 1/3,导致肾盂积水或无功能肾 |
| Ⅲa 期 | 癌累及阴道下 1/3,但未达盆壁 |
| Ⅲb 期 | 癌已达盆壁,或有肾盂积水或无功能肾 |
| Ⅳ期 | 癌播散超出真骨盆,或癌浸润膀胱黏膜及直肠黏膜 |
| Ⅳa 期 | 癌播散超出真骨盆,或癌浸润膀胱黏膜或直肠黏膜 |
| Ⅳb 期 | 远处转移 |

### 四、临床表现

#### (一)症状

早期可无症状,随着癌细胞的进展,可出现以下表现。

1.阴道流血

阴道流血由癌灶浸润间质内血管所致,出血量根据病灶大小、受累间质内血管的情况而定。年轻患者常表现为接触性出血,即性生活后或妇科检查后少量出血,也有表现为经期延长、周期缩短、经量增多等。年老患者常表现为绝经后不规则阴道流血。

一般外生型癌出血较早,量多;内生型癌出血较晚,量少。一旦侵犯较大血管可引起致命大出血。

2.阴道排液

阴道排液一般发生在阴道出血之后,白色或血性,稀薄如水样或米泔样。初期量不多、有腥臭;晚期癌组织坏死、破溃,继发感染则出现大量脓性或米汤样恶臭白带。

3.疼痛

疼痛为癌晚期症状。宫旁组织明显浸润,并已累及盆壁、神经,可引起严重的腰骶部或坐骨神经痛。盆腔病变严重,可以导致下肢静脉回流受阻,引起下肢肿胀和疼痛。

4.其他

(1)邻近器官受累症状。①压迫或侵犯膀胱、尿道及输尿管:排尿困难、尿痛、尿频、血尿、尿闭、膀胱阴道瘘、肾盂积水、尿毒症等。②累及直肠:里急后重、便血、排便困难、便秘或肠梗阻、直肠阴道瘘。③宫旁组织受侵:组织增厚、变硬、弹性消失,可直达盆壁,子宫固定不动,可形成冰冻盆腔。

(2)恶病质:晚期癌症,长期消耗,出现身心交瘁、贫血、低热、消瘦、虚弱等全身衰竭表现。

#### (二)体征

早期子宫颈癌时局部无明显病灶,宫颈光滑或轻度糜烂与一般宫颈炎肉眼难以区别。随着病变的发展,类型不同,体征也不同。外生型宫颈上有赘生物呈菜花状、乳头状,质脆易出血。内生型宫颈肥大、质硬、如桶状,表面可光滑。晚期癌组织坏死、脱落可形成溃疡或空洞。阴道受累时,阴道壁变硬弹性减退,有赘生物生长。若侵犯宫旁组织,三合诊检查可扪及宫颈旁组织增厚、变硬、呈结节状,甚至形成冰冻盆腔。

### 五、治疗原则

以手术治疗为主,配合放疗和化疗。

### (一)手术治疗

手术治疗适用于Ⅰa期～Ⅱa期无手术禁忌证患者。根据临床分期不同,可选择全子宫切除术、子宫根治术和盆腔淋巴结清扫术。对年轻患者可保留卵巢及阴道。

### (二)放射治疗

放射治疗适用于各期患者,主要是年老、有严重并发症或Ⅲ期以上不能手术的患者。放射治疗分为腔内和体外照射两种方法。早期以腔内放射为主,体外照射为辅;晚期则以体外照射为主,腔内放射为辅。

### (三)手术加放射治疗

对癌灶较大者,先行放疗局限病灶后再行手术治疗;对手术后疑有淋巴或宫旁组织转移者,放疗作为其手术的补充治疗。

### (四)化学治疗

化学治疗用于晚期或有复发转移的患者,也可用于手术或放疗的辅助治疗,目前多主张联合化疗方案。

## 六、护理评估

### (一)健康史

详细了解年轻患者有无接触性出血、年老患者绝经后阴道不规则流血的情况。评估患者有无患病的高危因素存在,如慢性宫颈炎的病史,从及是否有人乳头瘤病毒、巨细胞病毒等的感染,婚育史、性生活史、高危男子性接触史等。

### (二)身体状况

1.症状

详细了解一下情况:患者阴道流血的时间、量、质、色等,有无妇科检查或性生活后的接触性出血;阴道排液的性状、气味;有无邻近器官受累的症状;有无疼痛,疼痛的部位、性质、持续时间等;全身有无贫血、消瘦、乏力等恶病质的表现。

2.体征

评估妇科检查的结果,如子宫颈有无异常、有无糜烂和赘生物,子宫颈是否出血、肥大、质硬,宫颈管外形是否呈桶状等。

### (三)心理—社会状况

子宫颈癌确诊早期,患者常因无症状或症状轻微,往往对诊断表示怀疑和震惊而四处求医,希望否定癌症诊断;当诊断明确,患者会感到恐惧和绝望,害怕疼痛和死亡,迫切要求治疗,以减轻痛苦、延长寿命。另外,恶性肿瘤对患者身体的折磨会给患者带来巨大的心理应激,而且手术范围大,留置导尿管的时间长,疾病和手术对身体的损伤大,恢复时间长,患者很长时间不能正常地生活、工作。

### (四)辅助检查

子宫颈癌发展过程长,尤其是癌前病变阶段,所以应该积极开展防癌普查,提倡"早发现、早诊断、早治疗"。早期子宫颈癌因无明显症状和体征,需采用以下辅助检查。

1.宫颈刮片细胞学检查

宫颈刮片细胞学检查是普查子宫颈癌的主要方法,也是早期发现子宫颈癌的主要方法之一。注意在宫颈外口鳞-柱上皮交界处取材,防癌涂片用巴氏染色。结果分5级:Ⅰ级正常、Ⅱ级炎症、Ⅲ级可疑癌、Ⅳ级高度可疑癌、Ⅴ级癌。巴氏Ⅲ级及以上细胞,需行活组织检查。

2.碘试验

将碘溶液涂于宫颈和阴道壁,观察其着色情况。正常宫颈阴道部和阴道鳞状上皮含糖原丰富,被碘溶液染成棕色或深赤褐色。若不染色为阳性,说明鳞状上皮不含糖原。瘢痕、囊肿、子宫颈炎或子宫颈癌等鳞状上皮不含糖原或缺乏糖原,均不染色,所以本试验对癌无特异性。碘试验主要识别宫颈病变危险区,以便确定活检取材部位,提高诊断率。

3.阴道镜检查

对宫颈刮片细胞学检查Ⅲ级或以上者,应行阴道镜检查,观察宫颈表面上皮及血管变化,发现病变部位,指导活检取材,提高诊断率。

4.宫颈和宫颈管活组织检查

宫颈和宫颈管活组织检查是确诊子宫颈癌和癌前病变的"金标准"。可在宫颈外口鳞-柱上皮交界处3、6、9、12点4处取材,或在碘试验不着色区、阴道镜病变可疑区取材做病理检查。宫颈活检阴性时,可用小刮匙刮取宫颈管组织送病理检查。

## 七、护理诊断

(1)排尿异常:与子宫颈癌根治术后对膀胱功能影响有关。

(2)营养失调:与长期的阴道流血造成的贫血及癌症的消耗有关。

(3)焦虑:与子宫颈癌确诊带来的心理应激有关。

(4)恐惧:与子宫颈癌的不良预后有关。

(5)自我形象紊乱:与阴道流恶臭液体及较长时间留置导尿管有关。

## 八、护理目标

(1)患者能接受诊断,配合各种检查、治疗。

(2)出院时,患者排尿功能恢复良好。

(3)患者能接受现实,适应术后生活方式。

## 九、护理措施

### (一)心理护理

多陪伴患者,经常与患者沟通,了解其心理特点。与患者、家属一起寻找引起不良心理反应的原因,教会患者缓解心理应激的措施,学会用积极的应对方法,如寻求别人的支持和帮助、向别人倾诉内心的感受等,使患者能以最佳的心态接受并积极配合治疗。

### (二)饮食与营养

根据患者的营养状况、饮食习惯协助制定营养食谱,鼓励患者进食高能量、高维生素及营养素全面的饮食,以满足机体的需要。

### (三)阴道、肠道准备

术前3天需每天行阴道冲洗两次,冲洗时动作应轻柔,以免损伤子宫颈脆性癌组织引起阴道大出血。肠道按清洁灌肠来准备。另外,术前教会患者进行肛门、阴道肌肉的缩紧与舒张练习,掌握锻炼盆底肌肉的方法。

**(四)术后帮助膀胱功能恢复**

由于手术范围大,可能损伤支配膀胱的神经,膀胱功能恢复缓慢,所以一般留置尿管 7～14 天,甚至 21 天。

1.盆底肌肉的锻炼

术前教会患者进行盆底肌肉的缩紧与舒张练习,术后第 2 天开始锻炼,术后第 4 天开始锻炼腹部肌肉,如抬腿、仰卧起坐等。有资料报道改变体位的肌肉锻炼有利于排尿功能的恢复,锻炼的强度应逐渐增加。

2.膀胱肌肉的锻炼

从拔除尿管前 3 天开始定时开放尿管,每 2～3 小时放尿 1 次,锻炼膀胱功能,促进排尿功能的恢复。

3.导残余尿

在膀胱充盈的情况下拔除尿管,让患者立即排尿,排尿后导残余尿,每天 1 次。如残余尿连续 3 次在 100 mL 以下,证明膀胱功能恢复尚可,不需再留置尿管;如残余尿超过 100 mL,应及时给予患者再留置尿管,保留 3～5 天后,再行拔管,导残余尿,直至低于 100 mL 以下。

**(五)保持负压引流管的通畅**

手术创面大,渗出多,同时淋巴回流受阻,术后常在盆腔放置引流管,应密切注意引流管是否通畅,引流液的量、色、质,一般引流管于 48～72 小时后拔除。

**(六)出院指导**

(1)定期随访:护士应向出院患者和家属说明随访的重要性及随访要求。在第 1 年内,出院后 1 个月首次随访,以后每 2～3 个月随访 1 次;第 2 年,每 3～6 个月随访 1 次;第 3～5 年,每半年随访 1 次;第 6 年开始每年随访 1 次。如有不适随时就诊。

(2)少数患者出院时尿管未拔,应教会患者留置尿管的护理,强调多饮水、外阴清洁的重要性,嘱患者勿将尿袋高于膀胱口,避免尿液倒流,继续锻炼盆底肌肉、膀胱功能,及时到医院拔尿管、导残余尿。

(3)嘱患者康复后应逐步增加活动强度,适当参加社交活动及正常的工作等,以便恢复原来的角色功能。

## 十、结果评价

(1)患者住院期间能以积极态度配合诊治全过程。

(2)出院时,患者无尿路感染症状,拔管后已经恢复正常排尿功能。

(3)患者能正常与人交往,正确树立自我形象。

# 第三节　子宫内膜癌

子宫内膜癌发生于子宫体的内膜层,又称"子宫体癌"。绝大多数为腺癌,故也称子宫内膜腺癌。其多见于老年妇女,是女性生殖器三大恶性肿瘤之一,仅次于子宫颈癌,居妇科恶性肿瘤的第 2 位,近年来我国该病的发病率有上升趋势。腺癌是一种生长缓慢,发生转移也较晚的恶性肿瘤。但是,一旦蔓延至子宫颈,侵犯子宫肌层或子宫外,其预后极差。

## 一、病因

确切病因尚不清楚,可能与下列因素相关。

### (一)体质因素

该病易发生于肥胖、高血压、糖尿病、绝经延迟、未孕或不育的妇女。这些因素是子宫内膜癌的高危因素。

### (二)长期持续的雌激素刺激

在长期持续雌激素刺激而又无孕激素拮抗的情况下,可发生子宫内膜增生症(单纯型或复杂型,伴或不伴不典型增生),子宫内膜癌发病的危险性增高。临床常见于无排卵性疾病、卵巢女性化肿瘤等。

### (三)遗传因素

约 20 % 的癌患者有家族史。

## 二、病理

### (一)大体检查

病变多发生于子宫底部内膜,尤其是两侧宫角。根据病变形态及范围分为两种类型。

#### 1.局限型

肿瘤局限于部分子宫内膜,常发生在宫底部或宫角部,呈息肉状或菜花状,表面有溃疡,容易出血,易侵犯肌层。

#### 2.弥漫型

癌肿累及大部分或全部子宫内膜,呈菜花状,可充满宫腔或脱出子宫颈口外。癌组织表面为灰白色或淡黄色。质脆,易出血、坏死或有溃疡形成,侵入肌层少。晚期癌灶可侵入深肌层或宫颈,若阻塞宫颈管可引起宫腔积脓。

### (二)镜检

#### 1.内膜样腺癌

内膜样腺癌最常见,占子宫内膜癌的 80 %～90 %。腺体异常增生,癌细胞大而不规则,核大深染,分裂活跃。

#### 2.腺癌伴鳞状上皮分化

腺癌中含成团的分化良好的良性鳞状上皮被称为腺角化癌,恶性的为鳞腺癌,介于两者之间的为腺癌伴鳞状上皮不典型增生。

#### 3.浆液性腺癌

浆液性腺癌占 10 %。复杂乳头样结构、裂隙样腺体、明显的细胞复层、芽状结构形成和核异型。恶性程度很高,常见于年老的晚期患者。

#### 4.透明细胞癌

肿瘤呈管状结构,镜下见大量大小不等、背靠背排列的小管,内衬透明的鞋钉状细胞。

## 三、转移途径

癌灶多数生长缓慢:局限于内膜或宫腔内时间较长,也有极少数发展较快,短期内出现转移。

**（一）直接蔓延**

癌灶沿子宫内膜向上蔓延生长，经子宫角达输卵管，向下蔓延累及宫颈、阴道；向肌层浸润，可穿透浆膜而延及输卵管、卵巢，并广泛种植于盆腔腹膜、子宫直肠陷凹及大网膜。

**（二）淋巴转移**

淋巴转移为内膜癌的主要转移途径。其转移途径与肿瘤生长的部位有关。宫底部的癌灶可沿阔韧带上部的淋巴管网转移到卵巢，再向上到腹主动脉旁淋巴结。子宫角及前壁的病灶可经圆韧带转移到腹股沟淋巴结。子宫后壁的病灶可沿骶韧带至直肠淋巴结。子宫下段及宫颈管的病灶与子宫颈癌的淋巴转移途径相同。

**（三）血行转移**

血行转移少见，出现较晚，主要转移到肺、肝、骨等处。

## 四、临床分期

现广泛采用国际妇产科联盟（FIGO，2000）规定的手术病理分期（表 3-2）。

表 3-2　子宫内膜癌临床分期（FIGO，2000）

| 期别 | 肿瘤累及范围 |
| --- | --- |
| 0 期 | 原位癌（浸润前癌） |
| Ⅰ 期 | 癌局限于宫体 |
| 　Ⅰa | 癌局限于子宫内膜 |
| 　Ⅰb | 癌侵犯肌层≤1/2 |
| 　Ⅰc | 癌侵犯肌层＞1/2 |
| Ⅱ 期 | 癌累及宫颈，无子宫外病变 |
| 　Ⅱa | 仅宫颈黏膜腺体受累 |
| 　Ⅱb | 宫颈间质受累 |
| Ⅲ 期 | 癌扩散于子宫外的盆腔内，但未累及膀胱、直肠 |
| 　Ⅲa | 癌累及浆膜和（或）附件和（或）腹腔，细胞学检查为阳性 |
| 　Ⅲb | 阴道转移 |
| 　Ⅲc | 盆腔淋巴结和（或）腹主动脉淋巴结转移 |
| Ⅳ 期 | 癌累及膀胱及直肠（黏膜明显受累），或有盆腔外远处转移 |
| 　Ⅳa | 癌累及膀胱和（或）直肠黏膜 |
| 　Ⅳb | 远处转移，包括腹腔内转移和（或）腹股沟淋巴结转移 |

## 五、临床表现

**（一）症状**

极早期的患者无明显症状，随着病程进展后出现下列症状。

1.阴道流血

不规则阴道流血为最常见的症状，量一般不多。绝经后患者主要表现为间歇性或持续性出血，量不多；未绝经者则表现为月经紊乱，经量增多，经期延长，或经间期出血。

2.阴道排液

少数患者述阴道排液增多，为癌肿渗出液或感染坏死所致。早期多为浆液性或浆液血性白带,晚期合并感染则为脓性或脓血性,有恶臭。

**3.疼痛**

通常不引起疼痛。晚期癌肿侵犯盆腔或压迫神经,可引起下腹部及腰骶部疼痛,并向下肢放射。若癌肿累及宫颈,堵塞宫颈管致使宫腔积脓,可出现下腹胀痛或痉挛样疼痛。

**4.全身症状**

晚期可出现贫血、消瘦、乏力、发热、恶病质、全身衰竭等症状。

**(二)体征**

早期妇科检查无明显异常。随着病情发展,可有子宫增大、质地变软。有时可见癌组织自宫颈口脱出,质脆,易出血。若并发宫腔积脓,子宫明显增大、有压痛。若周围有浸润,子宫常固定,宫旁、盆腔内可触及不规则结节状物。

## 六、治疗原则

主要治疗方法为手术、放疗及药物治疗。早期以手术为主,晚期则采用放疗、药物治疗等综合治疗。

## 七、护理评估

**(一)健康史**

了解患者一般情况,评估高危因素,如老年、肥胖、高血压、糖尿病、不孕不育、绝经期推迟及用雌激素替代治疗等;了解有无家族肿瘤史;了解患者疾病诊疗过程及用药情况。

**(二)身体状况**

1.症状

评估阴道流血、排液、疼痛及有无肿瘤转移的临床表现。

2.体征

了解妇科检查的结果,如有子宫增大、变软,是否可以触及转移性结节或肿块,有无明显触痛等情况。

**(三)心理—社会状况**

子宫内膜癌多发生于绝经后妇女,因子女工作忙,疏于对患者的关心,患者在精神上有较强的失落感;或因未婚、婚后不孕等易产生孤独感;加上恶性肿瘤的发生,更增加了患者的恐惧心理。

**(四)辅助检查**

根据病史、临床表现及辅助检查做出诊断。

1.分段诊刮

分段诊刮是确诊子宫内膜癌最可靠的方法。先刮宫颈管,再刮宫腔,刮出物分瓶标记送病理检查。刮宫时操作要轻柔,特别是刮出豆渣样组织时,应立即停止操作,以免子宫穿孔或癌肿扩散。

2.B超

子宫增大,宫腔内可见实质不均的回声区,形态不规则,宫腔线消失。若肌层中有不规则回声紊乱区,则提示肌层有浸润。

**3.宫腔镜检查**

宫腔镜检查可直接观察病变大小、形态,并取活组织病理检查。

**4.细胞学检查**

用宫腔吸管或宫腔刷取宫腔分泌物找癌细胞,阳性率可达 90 %。

**5.其他**

CT、MRI、淋巴造影检查及血清 CA125 检查等。

## 八、护理诊断

(1)焦虑:与住院及手术有关。

(2)知识缺乏:缺乏子宫内膜癌的治疗、护理知识。

## 九、护理目标

(1)患者获得有关子宫内膜癌的治疗、护理知识。

(2)患者焦虑减轻,主动参与诊治过程。

## 十、护理措施

### (一)心理护理

帮助患者熟悉医院环境,为患者提供安静、舒适的休息环境。告知患者子宫内膜癌的病程发展慢,子宫内膜癌是女性生殖系统恶性肿瘤预后较好的一种,以缓解或消除其心理压力,增强其治病的信心。

### (二)生活护理

(1)嘱患者卧床休息,注意保暖。鼓励患者进食高蛋白、高热量、高维生素、易消化的饮食。对进食不足或营养状况极差者,遵医嘱静脉补充营养。

(2)严密观察生命体征、腹痛、手术切口、血常规变化;保持会阴清洁,每天用 0.1 %苯扎溴铵溶液冲洗会阴,正确使用消毒会阴垫,发现感染征象及时报告医师,并遵医嘱及时使用抗生素和其他药物。

### (三)治疗配合

对于采用不同治疗方法的患者,实施相应的护理措施。对手术患者注意术后病情观察,记录阴道残端出血的情况,指导患者适度地活动。在孕激素治疗过程中,注意药物的不良反应,指导患者坚持用药。对化疗患者要注意骨髓抑制现象,做好支持护理。

### (四)健康教育

**1.普及防癌知识**

大力宣传定期防癌普查的重要性,定期进行防癌检查;正确掌握使用雌激素的指征;对绝经过渡期妇女月经紊乱或不规则流血者,应先排除子宫内膜癌;对绝经后妇女出现阴道流血者,警惕子宫内膜癌的可能;注意高危因素,重视高危患者。

**2.定期随访**

手术、放疗、化疗患者应定期随访。随访时间:术后 2 年内,每 3～6 个月 1 次;术后 3～5 年,每6～12 个月 1 次。随访中注意有无复发病灶,并根据患者康复情况调整随访时间。随访内容:盆腔检查、阴道脱落细胞学检查、胸片(6 个月至 1 年)。

### 十一、结果评价

(1)患者能叙述子宫内膜癌治疗和护理的有关知识。

(2)患者睡眠良好,焦虑缓解。

# 第四节 卵巢肿瘤

卵巢肿瘤是女性生殖系统常见肿瘤之一,可发生于任何年龄。由于卵巢位于盆腔深部,卵巢肿瘤早期无症状,又缺乏早期诊断的有效方法,患者就医时,恶性肿瘤多为晚期,预后差。其死亡率已居妇科恶性肿瘤的首位,严重威胁着妇女的生命和健康。

## 一、分类

卵巢肿瘤的分类方法较多,世界卫生组织(World Health Organization, WHO)1973 年制定的卵巢肿瘤组织学分类方法,将卵巢肿瘤分为卵巢上皮性肿瘤、性索间质肿瘤、生殖细胞肿瘤和转移性肿瘤。

## 二、常见肿瘤及病理特点

### (一)卵巢上皮性肿瘤

卵巢上皮性肿瘤是最常见的卵巢肿瘤,占卵巢肿瘤的 2/3,来源于卵巢表面的生发上皮。可分为良性、交界性、恶性3 种。交界性肿瘤是一种低度潜在恶性肿瘤,无间质浸润,生长缓慢,转移率低,复发迟。

#### 1.良性浆液性囊腺瘤

良性浆液性囊腺瘤约占卵巢良性肿瘤的 25 %。多为单侧,分为单纯性和乳头状两种。前者中等大小,囊壁光滑,单房,囊内为淡黄色清亮液体;后者多房,囊壁上有乳头状物生长,穿透囊壁可发生腹腔种植。镜下可见囊壁内为单层立方上皮或柱状上皮,间质内见砂粒体。

#### 2.恶性浆液性囊腺癌

恶性浆液性囊腺癌是最常见的卵巢恶性肿瘤,占 40 %~50 %。多为双侧,实性或囊实性,表面光滑,或有乳头状生长,有出血坏死。镜下见瘤细胞大小不一,复层,排列紊乱,并向间质浸润。恶性度高,预后差。

#### 3.良性黏液性囊腺瘤

良性黏液性囊腺瘤约占卵巢良性肿瘤的 20 %。常为单侧多房,表面光滑,灰白色,囊壁较厚,内为胶冻状黏液,可长成巨大卵巢肿瘤。镜下见囊壁内衬单层柱状上皮,产生黏液,可见杯状细胞和嗜银细胞。如囊壁破裂,瘤细胞可广泛种植于腹膜上,继续生长并分泌黏液,形成结节状,称腹膜黏液瘤。

#### 4.恶性黏液性囊腺癌

恶性黏液性囊腺癌约占卵巢恶性肿瘤的 10 %,由黏液性囊腺瘤恶变而来,多为单侧,表面光滑,实性或囊实性。镜下见腺体密集,间质较少,瘤细胞复层排列,有间质浸润。预后较好。

### (二)卵巢生殖细胞肿瘤

卵巢生殖细胞肿瘤为来源于生殖细胞的一组肿瘤,其发生率仅次于卵巢上皮性肿瘤,多见于儿童及青少年。

1.畸胎瘤

畸胎瘤通常由2～3个胚层组织组成,这些组织可以是成熟或不成熟的,肿瘤可以是囊性的,也可以是实性的。其恶性程度与组织分化程度有关。

(1)成熟畸胎瘤:又称"皮样囊肿",是最常见的卵巢良性肿瘤。可发生于任何年龄。单侧为主,中等大小,圆形或椭圆形,表面光滑呈灰白色,囊腔内充满油脂及毛发,有时可见牙齿或骨组织。

(2)未成熟畸胎瘤:由分化程度不同的未成熟的胚胎组织组成,多为原始神经组织。多为实性,转移及复发率均较高,预后差。

2.无性细胞瘤

无性细胞瘤属中度恶性肿瘤。单侧居多,中等大小,实性,表面光滑,切面呈淡棕色。间质中常有淋巴浸润。对放疗极敏感。

3.内胚窦瘤

内胚窦瘤,又称"卵黄囊瘤",较罕见。瘤体较大,单侧,圆形或卵圆形。切面实性为主,灰黄色,常有出血坏死。瘤细胞可产生甲胎蛋白(AFP)。生长迅速,早期即出现转移,故恶性度极高,预后差。

**(三)卵巢性索间质肿瘤**

卵巢性索间质肿瘤来源于原始性腺中的性索及间质,占卵巢恶性肿瘤的5％～8％。本组肿瘤多具有内分泌功能,可分泌性激素。

1.颗粒细胞瘤

颗粒细胞瘤占性索间质肿瘤的80％左右,为低度恶性肿瘤,于任何年龄均可发生,于45～55岁人群常见。多为单侧,圆形或卵圆形,大小不一,表面光滑。切面组织脆而软,伴有出血坏死灶。一般预后良好,5年生存率在80％以上。

2.卵泡膜细胞瘤

卵泡膜细胞瘤为实质性的良性肿瘤,单侧,大小不一,呈圆形或卵圆形,切面灰白色,瘤细胞呈短梭形,胞浆中含有脂质,排列呈旋涡状。可分泌雌激素,故有女性化作用。

3.纤维瘤

纤维瘤为良性肿瘤,多发生于中年妇女,常为单侧,中等大小,实性,表面光滑。切面灰白色,质地坚硬,纤维组织呈编织状排列。可伴有胸腔积液或腹腔积液,称为梅格斯综合征,肿瘤切除后,胸腔积液、腹腔积液可自然消退。

4.支持细胞-间质细胞瘤

支持细胞-间质细胞瘤,又称"睾丸母细胞瘤",是一种能分泌男性激素的肿瘤,为低度恶性,罕见,多发生于40岁以下的妇女。单侧,实性、较小,表面光滑,有时呈分叶状,切面灰白色。镜下可见不同程度的支持细胞及间质细胞。患者常有男性化症状。5年存活率为70％～90％。

**(四)卵巢转移性肿瘤**

卵巢转移性肿瘤占卵巢肿瘤的5％～10％。身体各部位的肿瘤均可能转移到卵巢,以乳腺、胃肠道、子宫的肿瘤最多见。库肯勃瘤是来自胃肠道的卵巢转移癌,呈双侧性、实性、中等大小、表面光滑。镜下可见印戒细胞。恶性度高,预后极差。

### 三、恶性肿瘤的分期

采用国际妇产科联盟(FIGO,2000)的手术病理分期(表 3-3)。

**表 3-3　原发性卵巢恶性肿瘤的手术病理分期(FIGO,2000)**

| 期别 | 肿瘤累及范围 |
| --- | --- |
| Ⅰ期 | 肿瘤局限于卵巢 |
| Ⅰa | 肿瘤局限于一侧卵巢,包膜完整,表面无肿瘤,腹腔积液或腹腔冲洗液中未查见恶性细胞 |
| Ⅰb | 肿瘤局限于两侧卵巢,包膜完整,表面无肿瘤,腹腔积液或腹腔冲洗液中未查见恶性细胞 |
| Ⅰc | 肿瘤局限于单侧或两侧卵巢,伴有以下任何一项者:包膜破裂、卵巢表面有肿瘤、腹腔积液或腹腔冲洗液中查见恶性细胞 |
| Ⅱ期 | 肿瘤累及一侧或双侧卵巢,伴盆腔内扩散 |
| Ⅱa | 蔓延和(或)转移到子宫和(或)输卵管,腹腔积液或冲洗液中无恶性细胞 |
| Ⅱb | 蔓延到其他盆腔组织,腹腔积液或冲洗液中无恶性细胞 |
| Ⅱc | Ⅱa 或Ⅱb病变,但腹腔积液或冲洗液中查见恶性细胞 |
| Ⅲ期 | 一侧或双侧卵巢肿瘤,镜检证实有盆腔外的腹膜转移和(或)区域淋巴结转移,肝表面转移为Ⅲ期 |
| Ⅲa | 淋巴结阴性,组织学证实盆腔外腹膜表面有镜下转移 |
| Ⅲb | 淋巴结阴性,腹腔转移灶直径≤2 cm |
| Ⅲc | 腹膜转移灶直径>2 cm 和(或)腹膜后区域淋巴结阳性 |
| Ⅳ期 | 远处转移(胸腔积液有癌细胞,肝实质转移) |

### 四、临床表现

#### (一)症状

卵巢肿瘤早期多无自觉症状,常在妇科检查或做 B 超时发现。随着肿瘤的增大,出现腹胀不适、尿频、便秘、心悸、气急等压迫症状,腹部触及肿块。如为恶性肿瘤,腹部肿块短期内迅速增大,出现腹胀、腹腔积液;若肿瘤压迫神经、血管或向周围组织浸润,可引起腹痛、腰痛、下肢疼痛及水肿。晚期可出现恶病质。

#### (二)体征

妇科检查在子宫一侧或双侧扪及囊性或实质性肿物。良性肿瘤包块多囊性、表面光滑、活动与子宫不相连;恶性肿瘤包块多为双侧、实性、表面高低不平、固定不动,子宫直肠陷凹可触及大小不等的结节。

#### (三)卵巢良、恶性肿瘤的鉴别

卵巢良性肿瘤与恶性肿瘤的鉴别见表 3-4。

**表 3-4　卵巢良性肿瘤与恶性肿瘤的鉴别**

| 项目 | 卵巢良性肿瘤 | 卵巢恶性肿瘤 |
| --- | --- | --- |
| 病史 | 生长缓慢,病程长,多无症状,生育期多见 | 生长迅速,病程短,于幼女、青春期或绝经后妇女多见 |
| 体征 | 多为单侧,囊性,表面光滑,活动,一般无腹腔积液 | 多为双侧,实性或囊性表面不规则,固定,直肠陷凹可触及结节,常伴腹腔积液,且为血性,可查见癌细胞 |

| 项目 | 卵巢良性肿瘤 | 卵巢恶性肿瘤 |
|------|------------|------------|
| 一般情况 | 良好，多无不适 | 逐渐出现恶病质 |
| B超 | 边界清楚，液性暗区，有间隔光带 | 肿块边界不清，液性暗区，光点杂乱 |

## 五、常见并发症

### (一)蒂扭转

蒂扭转是卵巢肿瘤最常见的并发症，也是妇科常见的急腹症之一。多见于瘤蒂长、活动度好、中等大小、重心不均的肿瘤，以成熟畸胎瘤最多见。常发生于体位改变或妊娠期、产褥期子宫位置发生变化时。卵巢肿瘤的蒂由骨盆漏斗韧带、卵巢固有韧带及输卵管组成。发生扭转后，因血液循环障碍，瘤体增大、缺血、坏死，呈紫黑色，可发生破裂或继发感染。

其主要症状是突然发生的下腹部一侧剧烈疼痛，伴有恶心、呕吐甚至休克，系腹膜牵引绞窄所致。妇科检查子宫一侧扪及肿块，张力较高，压痛以瘤蒂部最明显，并有局限性肌紧张。扭转有时可自然复位，腹痛随之缓解。

蒂扭转一旦确诊，应立即手术切除肿瘤。手术时应先钳夹蒂根部，再切除肿瘤及瘤蒂，钳夹前切不可将扭转复位，以免栓子脱落引起栓塞。

### (二)破裂

破裂有外伤性破裂和自发性破裂两种。外伤性破裂可由腹部受到重击、分娩、性交、妇科检查及穿刺引起，自发性破裂则可由肿瘤生长过快或恶性肿瘤浸润穿透囊壁所致。其症状轻重与破口大小、流入腹腔囊液的性质、数量有关。轻者仅有轻度腹痛，重者致剧烈腹痛伴恶心、呕吐，有时导致内出血、腹膜炎。

### (三)感染

感染多继发于蒂扭转或破裂后，也可由邻近器官感染蔓延所致。主要表现为发热、腹痛、肿块压痛、腹肌紧张、白细胞升高。

### (四)恶变

恶变早期多无症状，若肿瘤短时间内迅速增大，应疑有恶变。若出现腹腔积液，已属晚期。因此，确诊为卵巢肿瘤者应尽早手术。

## 六、治疗原则

### (一)良性肿瘤

良性肿瘤一经确诊，即应手术治疗。可根据患者的年龄、有无生育要求及对侧卵巢情况决定手术范围。对年轻、单侧良性肿瘤患者，可行卵巢肿瘤剥出术、卵巢切除术或患侧附件切除术。对绝经期妇女可行全子宫及双附件切除术。

### (二)恶性肿瘤

恶性肿瘤以手术为主，辅以化疗、放疗。

1.手术

手术是恶性卵巢肿瘤的首选方法。首次手术尤为重要。对疑为恶性肿瘤者，应尽早剖腹探查。对早期患者一般做全子宫、双附件加大网膜切除及盆腔、腹主动脉旁淋巴结清扫术。晚期可行肿瘤细胞减灭术。

**2.化疗**

化疗为主要的辅助治疗方法。卵巢恶性肿瘤对化疗比较敏感,可用于预防肿瘤复发、消除残留病灶,或已无法施行手术的晚期患者。常用的化疗药物有顺铂、环磷酰胺、多柔比星、氟脲嘧啶、放线菌素 D 等。多采用联合化疗。

**3.放疗**

放疗常作为手术后的辅助治疗,无性细胞瘤对放疗最敏感;颗粒细胞瘤中度敏感,上皮性癌也有一定的敏感性。

## 七、护理评估

### (一)健康史

卵巢肿瘤病因不清楚,一般认为与遗传和家族史有关,20 ‰～25 ‰卵巢恶性肿瘤患者有家族史;此外,还与饮食习惯(如长期食用高胆固醇食物)及内分泌因素有关。所以需评估患者年龄、生育史、有无其他肿瘤疾病史及卵巢肿瘤的家族史。了解有无相关的内分泌、饮食等高危因素。

### (二)身体状况

**1.症状**

卵巢肿瘤体积较小或发病初期常无症状。产生激素的卵巢肿瘤在发病初期可以引起月经紊乱。随着卵巢肿瘤体积增大,患者会有肿胀感,随其继续长大可出现尿频、便秘等压迫症状。晚期卵巢肿瘤患者出现消瘦、贫血、恶病质表现。

**2.体征**

评估患者妇科检查的结果,注意有无腹围增大、有无腹腔积液、卵巢肿瘤的性质、肿瘤的部位及其大小等情况。

### (三)心理—社会状况

在卵巢肿瘤性质确定之前,患者及家属多表现为紧张不安和焦虑,既想得到确切的结果,又怕诊断为恶性肿瘤。而一旦确诊为恶性,因手术和反复化疗影响其正常生活、疾病可能导致死亡等原因,患者表现为悲观、抑郁甚至绝望的情绪。

### (四)辅助检查

**1.B 超检查**

B 超检查可了解肿块的位置、大小、形态和性质,以及与子宫的关系,并可鉴别卵巢肿瘤、腹腔积液或结核性包裹性积液。

**2.细胞学检查**

腹腔积液或腹腔冲洗液找癌细胞,可协助诊断及临床分期。

**3.腹腔镜检查**

腹腔镜检查可直接观察肿块的部位、形态、大小、性质,并可行活检或抽取腹腔液进行细胞学检查。

**4.肿瘤标志物检查**

卵巢上皮性癌患者血清中癌抗原(CA125)水平升高,黏液性卵巢癌时癌胚抗原(carcinoembryonic antigen，CEA)升高，卵巢绒癌时人绒毛膜促性腺激素（Human Chorionic Gonado-tropin，HCG)升高。甲胎蛋白则对内胚窦瘤、未成熟畸胎瘤有诊断意义。颗粒细胞瘤、卵泡膜细胞瘤患者体内雌激素水平升高。睾丸母细胞瘤患者尿中 17-酮、17-羟类固醇升高。

### 八、护理诊断

(1)疼痛：与卵巢肿瘤蒂扭转或肿瘤压迫有关。

(2)营养失调，低于机体需要量：与恶性肿瘤、治疗不良反应及产生腹腔积液有关。

(3)预感性悲哀：与卵巢癌预后不佳有关

### 九、护理目标

(1)患者疼痛减轻或消失。

(2)患者营养摄入充足。

(3)患者能正确面对疾病，焦虑程度减轻。

### 十、护理措施

#### (一)心理护理

护理人员应有同情心，关心体贴患者，建立良好的护患关系，详细了解患者的疑虑和需求，认真听取患者的诉说，并对患者所提出的各种疑问给予明确答复。鼓励患者尽可能参与护理计划，鼓励家属参与照顾患者，让患者能感受到来自多方面的关爱。尤其是对确定肿瘤是良性者，要及时将诊断结果告诉患者，消除其紧张焦虑心理，从而增强战胜疾病的信心。

#### (二)饮食护理

疾病及化疗通常会使患者营养失调。应鼓励患者进食高蛋白、高维生素、营养素全面且易消化的饮食。对进食不足和全身营养状况极差者，遵医嘱静脉补充高营养液及成分输血等，保证治疗效果。

#### (三)病情观察

术后注意观察切口及阴道残端有无渗血、渗液，并及时更换敷料与会阴血垫。对切口疼痛者遵医嘱应用镇痛药。对行肿瘤细胞减灭术者，术后一般放置腹膜外引流管与腹腔化疗管各1根。将留置的化疗管末端用无菌纱布包扎，固定于腹壁，防止脱落，以备术后腹腔化疗所用。将引流管接负压引流袋，固定好，保持引流通畅，记录引流量与引流液性质。

#### (四)接受各种检查和治疗的护理

1.手术后一般护理

手术后一般护理见腹部手术后护理。一般在术后第 2 日血压稳定后，嘱患者取半卧位，以利于腹腔及阴道分泌物的引流，减少炎症与腹胀发生。对行肠切除患者应暂禁食，根据医嘱行持续胃肠减压，保持通畅，记录引流量及性质。对未侵及肠管者，于第 2 日可给流质饮食，同时服用胃肠动力药，促进肠蠕动恢复，3 日后根据肠蠕动恢复情况改半流质饮食或普通饮食，保持大便通畅。卧床期间，做好皮肤护理，避免压疮。鼓励患者做床上活动，叩背，及时清除痰液，防止肺部并发症，待病情许可后，协助患者离床活动。

2.腹腔插管化疗的护理

卵巢癌患者术中往往发现盆腹腔各脏器浆膜表面广泛播散粟粒样或较大的植入病灶，经肿瘤减灭术后仍存散在病灶，术后腹腔插管化疗可使化疗药物与病灶直接接触，使局部药物浓度升高,而体循环的药物浓度较低。腹腔化疗能提高疗效并减少由化疗引起的全身反应。化疗方案根据组织学分类而定,多在腹部切口拆除缝线后行第 1 个疗程,或术中腹腔即放置化疗药,待 1 个月后再行第 2 个疗程。腹腔灌注化疗药物时应严格无菌操作,防止感染,注药前先注入少量生理盐水,观察注药管是否通畅,有无外渗。灌注药液量多时,应先将液体适当加温,避免药液过凉导致患者寒战。在灌注完毕后,将注药管末端包扎,嘱患者翻身活动,使药物在腹腔内均匀分布。

3.并发症观察与护理

同腹部手术后并发症观察与护理。

**(五)健康教育**

1.预防

30 岁以上妇女,应每年进行 1 次妇科检查。高危人群不论年龄大小,最好每半年接受1 次检查,以排除卵巢肿瘤。

2.出院指导

对手术后患者出院前应进行康复指导。单纯一侧附件切除的患者也可因性激素水平波动而出现停经、潮热等症状,护士应让患者了解这些症状,让其有一定心理准备,必要时可在医师指导下接受雌激素补充治疗,以缓解症状。对行卵巢癌根治术后患者,应根据病理报告的组织学类型、临床分期和组织学分级,告知家属,并讲清后期化疗的必要性,化疗既可用于预防复发,也可用于手术未能全部切除者。化疗多需 8~10 个疗程,一般为每月 1 次,化疗应在医院进行,以便随时进行各系统化疗不良反应的监测,护士应督促、协助患者克服实际困难,正确指导患者减轻化疗反应,顺利完成治疗计划。

3.做好随访

未手术的患者 3~6 个月随访 1 次,观察肿瘤的大小变化情况。良性肿瘤术后按一般腹部手术后 1 个月常规进行复查。恶性肿瘤术后易复发,应长期随访。术后 1 年,每月 1 次;术后第 2 年,每 3 个月 1 次;术后 3~5 年,每 3~6 个月 1 次;以后可每年 1 次。

## 十一、结果评价

(1)患者能说出应对疼痛的方法,自述疼痛减轻。

(2)患者合理膳食,能维持体重。

(3)患者能正常与人交往,树立正确自我形象。

# 第五节 阴道炎

## 一、滴虫性阴道炎

滴虫性阴道炎是由阴道毛滴虫引起的最常见的阴道炎。阴道毛滴虫主要寄生于女性阴道,也可存在于尿道、尿道旁腺及膀胱;于男性可存在于包皮皱襞、尿道及前列腺内。滴虫适宜生长在温度为 25~40 ℃、pH 为 5.2~6.6 的潮湿环境中。月经前后,阴道内酸性减弱,接近中性,隐藏在腺体及阴道皱襞中的滴虫常得以繁殖,而发生滴虫性阴道炎。此病的传播途径有经性交的直接传播及经游泳池、浴盆、厕所、衣物、器械等途径的间接传播。

**(一)护理评估**

1.健康史

(1)病因评估:阴道毛滴虫呈梨形,体积为多核白细胞的 2～3 倍。滴虫顶端有 4 根鞭毛,体部有波动膜,后端尖并有轴柱凸出。活的滴虫透明无色如水滴,鞭毛随波动膜的波动而活动。阴道毛滴虫极易传播,pH 在 4.5 以下时便受到抑制甚至致死。pH 上升至 7.5 时,其繁殖可完全被抑制。在妊娠期和月经来潮前后,阴道 pH 升高,可使阴道毛滴虫的感染率和发病率升高。

(2)病史评估:评估发作与月经周期的关系、既往阴道炎病史、个人卫生情况,分析感染经过,了解治疗经过。

2.身心状况

(1)症状:主要症状为白带呈稀薄泡沫状,量多及伴有外阴、阴道口瘙痒。如有其他细菌混合感染,白带可呈黄绿色、血性、脓性且有臭味。局部可有灼热、疼痛、性交痛。如合并尿路感染,可有尿频、尿痛、血尿。阴道毛滴虫能吞噬精子,阻碍乳酸生成,影响精子在阴道内存活,可致不孕。

(2)体征:妇科检查时可见阴道黏膜充血,严重时有散在的出血点。有时可见阴道后穹隆处有液性或脓性泡沫状分泌物。

(3)心理—社会状况:患者常因炎症反复发作而烦恼,出现无助感。

**(二)辅助检查**

(1)悬滴法:在玻片上加 1 滴温生理盐水,自阴道后穹隆处取少许分泌物混于生理盐水中,用低倍镜检查,如有滴虫,可见其活动。阳性率可为 80 ％～90 ％。取分泌物检查前 24～48 小时,避免性交、阴道灌洗及阴道上药。

(2)培养法:适于症状典型而悬滴法未见滴虫者,可用培养基培养,其准确率可达 98 ％。

**(三)护理诊断及合作性问题**

(1)知识缺乏:缺乏对疾病传染途径的认识及缺乏阴道炎治疗的知识。

(2)舒适改变:与外阴瘙痒、分泌物增多有关。

(3)组织完整性受损:与分泌物增多、外阴瘙痒、搔抓有关。

**(四)护理目标**

(1)患者能说出疾病传染的途径、阴道炎的治疗与日常防护知识。

(2)患者分泌物减少,舒适度提高。保持组织完整性,无破损。

**(五)护理措施**

1.一般护理

注意个人卫生,保持外阴部清洁、干燥,避免搔抓外阴导致皮肤破损。

2.心理护理

解除患者由疾病带来的烦恼,减轻其对确诊后的心理压力,增强治疗疾病的信心。告知患者夫妇滴虫性阴道炎的传播途径、临床表现、治疗方法和注意事项,减轻他们的焦虑心理,同时鼓励他们积极配合治疗。

3.病情观察

观察患者的外阴瘙痒症状、阴道分泌物的量及颜色等。

4.治疗护理

(1)治疗原则:杀灭阴道毛滴虫,保持阴道的自净作用,防止复发,夫妻双方要同时治疗,切断直接传染途径。

(2)治疗配合。①局部治疗:增强阴道酸性环境,用 1 %乳酸溶液、0.5 %醋酸溶液或1∶5 000高锰酸钾溶液冲洗阴道后,每晚睡前用甲硝唑 200 mg,置于阴道后穹隆,每天 1 次,10 天为一个疗程。②全身治疗:口服甲硝唑(灭滴灵)200～400 mg/次,每天 3 次,10 天为 1 个疗程。③指导患者正确用药,按疗程坚持用药,注意冲洗液的浓度、温度。④观察用药后反应:甲硝唑口服后偶见胃肠道反应,如食欲不振、恶心、呕吐及白细胞减少、皮疹等,一旦发现,应报告医师并停药。妊娠期、哺乳期妇女应慎用,因为药能通过胎盘进入胎儿体内,并可由乳汁排泄。

**(六)健康指导**

(1)做好卫生宣教,积极开展普查普治,消灭传染源,严格禁止滴虫阴道炎或带虫者进入游泳池。医疗单位做好消毒隔离,防止交叉感染。嘱患者治疗期间勤换内裤,内裤、坐浴及洗涤用物应煮沸消毒 5～10 分钟以消灭病原体,禁止性生活,避免交叉或重复感染的机会。嘱哺乳期妇女在用药期间或用药后 24 小时内不宜哺乳。嘱患者经期暂停坐浴、阴道冲洗及阴道用药。

(2)夫妻应双双检查,男方若查出毛滴虫,夫妻应同治,有助于提高疗效,治疗期间应禁止性生活。

(3)治愈标准:治疗后应在每次月经干净后复查 1 次,连续 3 次均为阴性,方为治愈。

**(七)护理评价**

(1)患者自诉外阴不适症状减轻,舒适感增加,悬滴法试验连续 3 个周期复查为阴性。

(2)患者正确复述预防及治疗此疾病的相关知识。

## 二、外阴阴道假丝酵母菌病

外阴阴道假丝酵母菌病(vulvovaginal candidiasis, VVC),也称外阴阴道念珠菌病,是一种常见的外阴、阴道炎,80 %～90 %的病原体为白假丝酵母菌,其发病率仅次于滴虫阴道炎。白假丝酵母菌是真菌,不耐热,在加热至 60 ℃且持续 1 小时后,即可死亡;但对干燥、日光、紫外线及化学制剂的抵抗力较强。

**(一)护理评估**

1.健康史

(1)病因评估:假丝酵母菌为条件致病菌,可存在口腔、肠道和阴道而不引起症状。当阴道内糖原增多、酸度增加、局部细胞免疫力下降时,假丝酵母菌可繁殖并引起炎症,故外阴阴道假丝酵母菌病多见于孕妇、糖尿病患者及接受大量雌激素治疗者。此外,长期应用抗生素、服用类固醇皮质激素或免疫缺陷综合征等,可以改变阴道内微生物之间的相互制约关系,易发此症;紧身化纤内裤、肥胖可使会阴局部的温度及湿度增加,也易使假丝酵母菌得以繁殖而引起感染。

(2)传播途径评估：①内源性感染为主要感染，假丝酵母菌除寄生阴道外，还可寄生于人的口腔、肠道，这些部位的假丝酵母菌可互相传染。②通过性交直接传染。③通过接触感染的衣物等间接传染。

(3)病史评估：了解有无糖尿病及长期使用抗生素、雌激素、类固醇皮质激素病史，了解个人卫生习惯及有无不洁性生活史。

2.身心状况

(1)症状：外阴、阴道奇痒，坐卧不安，痛苦异常，可伴有尿痛、尿频、性交痛。阴道分泌物为干酪样或豆渣样。

(2)体征：妇科检查见小阴唇内侧、阴道黏膜红肿并附着白色块状薄膜，容易剥离，下面为糜烂及溃疡。

(3)心理—社会状况：患者常因外阴瘙痒痛苦不堪，由于影响休息与睡眠，产生忧虑与烦躁。评估患者心理障碍及影响疾病治疗的原因。

3.辅助检查

(1)悬滴法：在玻片上加1滴温生理盐水，自阴道后穹隆处取少许分泌物混于生理盐水中，用低倍镜检查，若找到白假丝酵母菌的芽胞和假菌丝即可确诊。

(2)培养法：适于症状典型而悬滴法未见白假丝酵母菌者，可用培养基培养。

**(二)护理诊断及合作性问题**

1.焦虑

焦虑与易复发，影响休息与睡眠有关。

2.组织完整性受损

组织完整性受损与分泌物增多、外阴瘙痒、搔抓有关。

**(三)护理目标**

(1)患者情绪稳定，积极配合治疗与护理。

(2)患者病情改善，舒适度提高。

(3)保持组织完整性，组织无破损。

**(四)护理措施**

1.一般护理

注意个人卫生，保持外阴部清洁、干燥，避免搔抓外阴以免皮肤破损。

2.心理护理

向患者讲解外阴阴道假丝酵母菌病的病因、治疗方法和注意事项等，消除患者的顾虑和焦虑心理，使其积极配合治疗。

3.病情观察

观察患者的外阴瘙痒症状、阴道分泌物的量及颜色等。

4.治疗护理

(1)治疗原则：消除诱因，改变阴道酸碱度，根据患者情况选择局部或全身应用抗真菌药杀灭致病菌。

(2)用药护理。①局部治疗：用2%～4%碳酸氢钠溶液冲洗阴道或坐浴，再选用制霉菌素栓剂、克霉唑栓剂、咪康唑栓剂等置于阴道内,一般 7～10 天为一个疗程。②全身用药:若局部用药效果较差或病情顽固,可选用伊曲康唑、氟康唑、酮康唑等口服。③用药注意:孕妇要积极治疗,否则阴道分娩时新生儿易感染发生鹅口疮。妊娠期坚持局部治疗,禁用口服唑类药物。勤换内裤,内裤、坐浴及洗涤用物应煮沸消毒 5～10 分钟以消灭病原体,避免交叉和重复感染的机会。④用药护理:嘱阴道灌洗或坐浴应注意药液浓度和治疗时间,灌洗药物要充分溶化,温度一般为 40 ℃,切忌过烫,以免烫伤皮肤。

**(五)健康指导**

(1)做好卫生宣教,养成良好的卫生习惯,每天洗外阴、换内裤,切忌搔抓。

(2)约 15 ％男性与女性患者接触后患有龟头炎,对有症状男性也应进行检查与治疗。

(3)鼓励患者坚持用药,不随意中断疗程。

(4)嘱积极治疗糖尿病等疾病,正确使用抗生素、雌激素,以免诱发外阴阴道假丝酵母菌病。

**(六)护理评价**

(1)患者分泌物减少,性状转为正常,舒适感增加。

(2)患者正确复述预防及治疗此疾病的相关知识,做到积极配合并坚持治疗。

## 三、萎缩性阴道炎

萎缩性阴道炎属非特异性阴道炎,常见于绝经后及卵巢切除后或盆腔放射治疗者。绝经后的萎缩性阴道炎又称"老年性阴道炎"。

**(一)护理评估**

**1.健康史**

(1)病因评估:①妇女绝经后;②手术切除卵巢;③产后闭经;④药物假绝经治疗;⑤盆腔放射治疗后等。由于雌激素水平降低,阴道上皮萎缩变薄,上皮细胞内糖原减少,阴道内 pH 增高,阴道自净作用减弱,局部抵抗力降低,致病菌入侵后易繁殖引起炎症。

(2)病史评估:了解有无糖尿病及长期使用抗生素、雌激素、类固醇皮质激素病史;了解个人卫生习惯及有无不洁性生活史;了解有无进行盆腔放疗等。

**2.身心状况**

(1)症状:白带增多,多为黄水状,严重感染时可呈脓性,有臭味。黏膜有浅表溃疡时,分泌物可为血性,有的患者可有点滴出血,可伴有外阴瘙痒、灼热、尿频、尿痛、尿失禁等症状。

(2)体征:妇科检查可见阴道皱襞消失,上皮菲薄,黏膜出血,表面可有小出血点或片状出血点;严重时可形成浅表溃疡,阴道弹性消失、狭窄,慢性炎症、溃疡还可引起阴道粘连,导致阴道闭锁。

(3)心理—社会状况:老年人常因思想比较保守,不愿就医而出现无助感。其他患者常因知识缺乏而病急乱投医,因此应注意评估影响患者不愿就医的因素及家庭支持系统。

**3.辅助检查**

取分泌物检查,悬滴法排除滴虫性阴道炎和外阴阴道假丝酵母菌病;有血性分泌物时,常需做宫颈刮片或分段诊刮排除子宫颈癌和子宫内膜癌。

**(二)护理诊断及合作性问题**

(1)舒适改变:与外阴瘙痒、疼痛、分泌物增多有关。

(2)知识缺乏:与缺乏绝经后妇女预防保健知识有关。

(3)有感染的危险:与局部分泌物增多、破溃有关。

**(三)护理目标**

(1)患者分泌物减少,性状转为正常,舒适感增加。

(2)患者正确复述预防及治疗此疾病的相关知识,做到积极配合并坚持治疗。

(3)患者无感染发生或感染被及时发现和控制,体温、血常规正常。

**(四)护理措施**

*1.一般护理*

嘱患者保持外阴清洁,勤换内裤。穿棉织内裤,减少刺激等。

*2.心理护理*

使患者了解老年性阴道炎的病因和治疗方法,减轻其焦虑;对卵巢切除、放疗者给予心理安慰与相关医学知识解释,增强其治疗疾病的信心;解释雌激素替代疗法可缓解症状,帮助其建立治愈疾病的信心。

*3.病情观察*

观察白带性状、量、气味,有无外阴瘙痒、灼热及膀胱刺激症状等。

*4.治疗护理*

(1)治疗原则:增强阴道黏膜的抵抗力,抑制细菌生长繁殖。

(2)治疗配合。①增加阴道酸度:用 0.5 %醋酸或 1 %乳酸溶液冲洗阴道,每天 1 次。阴道冲洗后,将甲硝唑 200 mg 或氧氟沙星 200 mg,放入阴道深部,每天 1 次,7～10 日为 1 个疗程。②增加阴道抵抗力:针对病因给予雌激素制剂,可局部用药,也可全身用药。将己烯雌酚 0.125～0.25 mg,每晚放入阴道深部,7 日为 1 个疗程。③全身用药:可口服尼尔雌醇,首次用量为 4 mg,以后每 2～4 周 1 次,每晚 2 mg,维持 2～3 个月。

**(五)健康指导**

(1)对绝经期、老年妇女进行健康教育,使其掌握预防老年性阴道炎的措施及技巧。

(2)指导患者及其家属阴道灌洗、上药的方法和注意事项。嘱患者用药前洗净双手及会阴,减少感染的机会。对自己用药有困难者,指导其家属协助用药或由医务人员帮助使用。

(3)告知患者使用雌激素治疗可出现的症状,嘱乳癌或子宫内膜癌患者慎用雌激素制剂。

**(六)护理评价**

(1)患者分泌物减少,性状转为正常,舒适感增加。

(2)患者正确复述预防及治疗此疾病的相关知识,做到积极配合并坚持治疗。

# 第四章　产科常见疾病的护理

## 第一节　妊娠期高血压疾病

妊娠期高血压疾病是妊娠期特有的疾病。我国发病率为9.4%~10.4%,国外为7%~12%。本病命名强调生育年龄妇女发生高血压、蛋白尿症状与妊娠之间的因果关系。多数病例在妊娠期出现一过性高血压、蛋白尿症状,分娩后即随之消失。该病严重影响母婴健康,是孕产妇和新生儿患病及死亡的主要原因。

### 一、高危因素与病因

#### (一)高危因素

流行病学调查发现与妊娠期高血压疾病发病风险增加密切相关有以下高危因素:初产妇、孕妇年龄过小或大于35岁、多胎妊娠、妊娠期高血压病史及家族史、慢性高血压、慢性肾炎、抗磷脂抗体综合征、糖尿病、肥胖、营养不良、低社会经济状况。

#### (二)病因

妊娠期高血压疾病至今病因不明,多数学者认为当前可较合理解释的原因有以下几种。

1.异常滋养层细胞侵入子宫肌层

研究认为,子痫前期患者胎盘有不完整的滋养层细胞侵入子宫动脉,蜕膜血管与血管内滋养母细胞并存,子宫螺旋动脉发生广泛改变,包括血管内皮损伤、组成血管壁的原生质不足、肌内膜细胞增殖及脂类。先在肌内膜细胞再在吞噬细胞中积聚,最终发展为动脉粥样硬化而引发妊娠期高血压疾病的一系列症状。

2.免疫机制

妊娠被认为是成功的自然同种异体移植。胎儿在妊娠期内不受排斥是因胎盘的免疫屏障作用、母体内免疫抑制细胞及免疫抑制物的作用。研究发现子痫前期呈间接免疫,子痫前期孕妇组织相容性抗原 HLA-DR4 明显高于正常孕妇。HLA-DR4 在妊娠期高血压疾病发病中的作用可能为:①直接作为免疫基因,通过免疫基因产物,如抗原影响 R 噬细胞呈递抗原;②与疾病致病基因连锁不平衡;③使母胎间抗原呈递及识别功能降低,导致封闭抗体产生不足,最终导致妊娠期高血压疾病的发生。

3.血管内皮细胞受损

炎性介质如肿瘤坏死因子、白细胞介素-6、极低密度脂蛋白等可能促成氧化应激,导致类脂过氧化物持续生成,产生大量毒性因子,引起血管内皮损伤,干扰前列腺素平衡而使血压升高,导致一系列病理变化。研究认为这些炎性介质、毒性因子可能来源于胎盘及蜕膜。因此,胎盘血管内皮损伤可能先于全身其他脏器。

4.遗传因素

妊娠期高血压疾病的家族多发性提示遗传因素与该病发生有关。研究发现,血管紧张素原基因变异 T235 的妇女妊娠期高血压疾病的发生率较高。也有人发现妇女纯合子基因突变有异常滋养细胞浸润。遗传性血栓形成可能发生于子痫前期。单基因假设能够解释子痫前期的发生,但多基因遗传也不能排除。

5.营养缺乏

已发现多种营养如低清蛋白血症、钙、镁、锌、硒等缺乏与子痫前期发生发展有关。研究发现,妊娠期高血压疾病患者细胞内钙离子升高、血清钙下降,导致血管平滑肌细胞收缩,血压上升。

6.胰岛素抵抗

近年研究发现,妊娠期高血压疾病患者存在胰岛素抵抗,高胰岛素血症可导致一氧化氮(NO)合成下降及脂质代谢紊乱,影响前列腺素 $E_2$ 的合成,增加外周血管的阻力,升高血压。因此,认为胰岛素抵抗与妊娠期高血压疾病的发生密切相关,但尚需进一步研究。

## 二、病理生理变化

本病基本病理生理变化是全身小血管痉挛,内皮损伤及局部缺血,全身各系统各脏器灌流减少。小动脉痉挛造成管腔狭窄、血管外周阻力增大、内皮细胞损伤、通透性增加、体液和蛋白质渗漏,表现为血压上升、蛋白尿、水肿和血液浓缩等。全身各组织器官因缺血、缺氧而受到不同程度损害。严重者脑、心、肝、肾及胎盘等的病理变化可导致抽搐、昏迷、脑水肿、脑出血,以及心、肾衰竭、肺水肿、肝细胞坏死及肝被膜下出血。胎盘绒毛退行性变、出血和梗死,胎盘早期剥离,以及凝血功能障碍而导致弥散性血管内凝血(Disseminate Intravascular Coagulation,DIC)等。主要病理生理变化简示如下(图 4-1)。

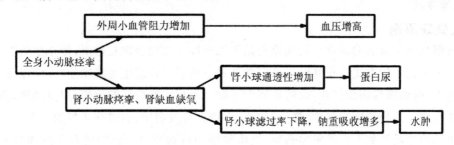

图 4-1　妊娠期高血压疾病病理生理变化示意

## 三、临床表现与分类

妊娠期高血压疾病分类与临床表现见表 4-1。

需要注意以下几个方面。

(1)通常正常妊娠、贫血及低蛋白血症均可发生水肿,妊娠期高血压疾病之水肿无特异性,因此不能作为其诊断标准及分类依据。

(2)血压较基础血压升高 30/15 mmHg,但低于 140/90 mmHg 时,不作为诊断依据,但必须严密观察。

(3)重度子痫前期是由轻度子痫前期发展而来,一般表现为血压高于 140/90 mmHg,以及头痛、视力模糊、上腹部疼痛、少尿、抽搐等。

表 4-1　妊娠期高血压疾病分类及临床表现

| 分类 | 临床表现 |
| --- | --- |
| 妊娠期高血压 | 妊娠期首次出现血压大于等于 140/90 mmHg,并于产后 12 周恢复正常;尿蛋白(一);少数患者可伴有上腹部不适或血小板减少,产后方可确诊 |
| 子痫前期 | |
| 　轻度 | 妊娠 20 周以后出现血压大于等于 140/90 mmHg;尿蛋白大于 0.3 g/24 h 或随机尿蛋白(+);可伴有上腹部不适、头痛等症状 |
| 　重度 | 血压≥160/110 mmHg;尿蛋白>2.0 g/24 h 或随机尿蛋白大于(++);血清肌酐>$10^6$ mmol/L,血小板低于 $100×10^9$/L;血 LDH 升高;血清 GPT 或 AST 升高;持续性头痛或其他脑神经或视觉障碍;持续性上腹不适 |
| 子痫 | 子痫前期孕妇抽搐不能用其他原因解释 |
| 慢性高血压并发子痫前期 | 血压高血压孕妇妊娠 20 周以前无尿蛋白,若出现尿蛋白大于 0.3 g/24 h;高血压孕妇妊娠 20 周后突然尿蛋白增加或血压进一步升高或血小板<$100×10^9$/L |
| 妊娠合并慢性高血压 | 妊娠前或妊娠 20 周前舒张压大于 90 mmHg(除外滋养细胞疾病),妊娠期无明显加重,或妊娠 20 周后首次诊断高血压并持续到产后 12 周后 |

　　子痫前可有不断加重的重度子痫前期,但子痫也可发生于血压升高不显著、无蛋白尿或水肿者。通常产前子痫较多,约 25 %子痫发生于产后 48 小时。

　　子痫抽搐进展迅速,前驱症状短暂,表现为抽搐、面部充血、口吐白沫、深昏迷,随之深部肌肉僵硬。很快发展成典型的全身阵挛性惊厥、有节律的肌肉收缩和紧张,持续 1～1.5 分钟,其间患者无呼吸动作,此后抽搐停止,呼吸恢复,但患者仍昏迷,最后意识恢复,但有困顿、易激惹、烦躁等症状。

### 四、处理原则

　　妊娠期高血压疾病的治疗目的和原则是争取母体可以完全恢复健康,胎儿生后能够存活,以对母儿影响最小的方式终止妊娠。妊娠期高血压患者可住院也可在家治疗,应保证休息,加强孕期检查,密切观察病情变化,以防发展为重症。子痫前期应住院治疗、积极处理,防止发生子痫及并发症。治疗原则为解痉、降压、镇静,合理扩容及利尿,适时终止妊娠。

　　常用的治疗药物如下。①解痉药物:以硫酸镁为首选药物。硫酸镁有预防和控制子痫发作的作用,适用于子痫前期和子痫的治疗。②镇静药物:适用于对硫酸镁有禁忌或疗效不明显时,但分娩时应慎用,以免药物通过而对胎儿产生影响,主要用药有地西泮和冬眠合剂。③降压药物:仅适用于血压过高,特别是舒张压高的患者,对舒张压大于等于 110 mmHg 或平均动脉压大于等于 110 mmHg 者,可应用降压药物。选用的药物以不影响心排血量、肾血流量及子宫胎盘灌注量为宜。常用药物有肼屈嗪、硝苯地平、尼莫地平等。④扩容药物:扩容应在解痉的基础上进行。扩容治疗时,应严密观察脉搏、呼吸、血压及尿量,防止肺水肿和心力衰竭的发生。常用的扩容剂有白蛋白、全血、平衡液和低分子右旋糖酐。⑤利尿药物:仅用于全身性水肿、急性心力衰竭、肺水肿、脑水肿、血容量过高且伴有潜在肺水肿者。用药过程中应严密监测患者的水和电解质平衡情况,以及药物的毒副反应。常用药物有呋塞米、甘露醇。

## 五、护理

### (一)护理评估

**1.病史**

详细询问患者于孕前及妊娠20周前有无高血压、蛋白尿和(或)水肿及抽搐等征象;既往病史中有无原发性高血压、慢性肾炎及糖尿病;有无家族史;此次妊娠经过,出现异常现象的时间及治疗经过。

**2.身心状况**

除评估患者一般健康状况外,护士需重点评估患者的血压、蛋白尿、水肿、自觉症状,以及抽搐、昏迷等情况。在评估过程中应注意以下几个方面。

(1)嘱初测高血压有升高者,需休息1小时后再测,方能正确反映血压情况。同时不要忽略测得血压与其基础血压的比较。而且也可经过翻身试验(Roll Over Test, ROT)进行判断,即在孕妇左侧卧位时测血压直至血压稳定后,嘱其翻身卧位5分钟再测血压,若仰卧位舒张压较左侧卧位大于等于20 mmHg,提示有发生先兆子痫的倾向。

(2)留取24小时尿进行尿蛋白检查。凡24小时蛋白尿定量大于等于0.3 g者为异常。由于蛋白尿的出现及量的多少反映了肾小管痉挛的程度和肾小管细胞缺氧及其功能受损的程度,护士应给予高度重视。

(3)妊娠后期水肿发生的原因除妊娠期高血压疾病外,还可能是下腔静脉受增大子宫压迫使血液回流受阻、营养不良性低蛋白血症及贫血等,因此水肿的轻重并不一定反映病情的严重程度。水肿不明显者,也有可能迅速发展为子痫,应引起重视。此外,还应注意水肿不明显,但体重于1周内增加超过0.5 kg的隐性水肿。

(4)孕妇出现头痛、眼花、胸闷、恶心、呕吐等自觉症状时提示病情的进一步发展,即进入子痫前期阶段,护士应高度重视。

(5)抽搐与昏迷是最严重的表现,护士应特别注意发作状态、频率、持续时间、间隔时间、神智情况,以及有无唇舌咬伤、摔伤,甚至发生骨折、窒息或吸入性肺炎等。

妊娠期高血压疾病孕妇的心理状态与病情程度密切相关。妊娠期高血压孕妇由于身体尚未感明显不适,在心理上往往易忽略,不予重视。随着病情的发展,当血压明显升高,出现自觉症状时,孕妇紧张、焦虑、恐惧的心理也会随之加重。此外,孕妇的心理状态还与孕妇对疾病的认识,以及其支持系统的认识与帮助有关。

**3.诊断检查**

(1)尿常规检查:根据蛋白尿量确定病情严重程度;根据镜检出现管型判断肾功能受损情况。

(2)血液检查:①测定血红蛋白、血细胞比容、血浆黏度、全血黏度,以了解血液浓缩程度;重症患者应测定血小板数、凝血时间,必要时测定凝血酶时间、纤维蛋白原和血浆鱼精蛋白副凝试验(3P试验)等,以了解有无凝血功能异常。②测定血电解质及二氧化碳结合力,以及时了解有无电解质紊乱及酸中毒。③肝、肾功能测定:如进行谷丙转氨酶(GPT)、血尿素氮、肌酐及尿酸等测定。④眼底检查:重度子痫前期时,眼底小动脉痉挛、动静脉比例可由正常的2∶3变为1∶2,甚至为1∶4,或出现视网膜水肿、渗出、出血,甚至视网膜剥离、一时性失明等。

⑤其他检查:心电图、超声心动图、胎盘功能、胎儿成熟度检查等,可视病情而定。

**(二)护理诊断**

1.体液过多

体液过多与下腔静脉受增大子宫压迫或血液回流受阻或营养不良性低蛋白血症有关。

2.有受伤的危险

受伤与发生抽搐有关。

3.潜在并发症

胎盘早期剥离。

**(三)预期目标**

(1)妊娠期高血压孕妇病情缓解,发展为中、重度。

(2)子痫前期病情控制良好、未发生子痫及并发症。

(3)妊娠高血压疾病孕妇明确孕期保健的重要性,积极配合产前检查及治疗。

**(四)护理措施**

1.妊娠期高血压疾病的预防

护士应加强孕早期健康教育,使孕妇及家属了解妊娠期高血压疾病的知识及其对母儿的危害,从而促使孕妇自觉于妊娠早期开始做产前检查,并坚持定期检查,以便及时发现异常,及时得到治疗和指导。同时,还应指导孕妇合理饮食,增加蛋白质、维生素,以及富含铁、钙、锌的食物,减少过量脂肪和盐的摄入,对预防妊娠期高血压疾病有一定作用。尤其是钙的补充,可从妊娠 20 周开始。嘱孕妇每天补充钙剂 2 g,可降低妊娠期高血压疾病的发生。此外,嘱孕妇应采取左侧卧位休息以增加胎盘绒毛血供,同时保持心情愉快也有助于妊娠期高血压疾病的预防。

2.妊娠期高血压的护理

(1)保证休息:嘱妊娠期高血压孕妇可在家休息,但需注意适当减轻工作,创造安静、清洁环境,以保证充分的睡眠(8~10 h/d)。在休息和睡眠时以左侧卧位为宜,在必要时也可换成右侧卧位,但要避免平卧位,其目的是解除妊娠子宫下腔静脉的压迫,改善子宫胎盘循环。此外,孕妇精神放松、心情愉快也有助于抑制妊娠期高血压疾病的发展。因此,护士应帮助孕妇合理安排工作和生活,既不紧张劳累,又不单调郁闷。

(2)调整饮食:妊娠期高血压孕妇除摄入足量的蛋白质(100 g/d 以上)、蔬菜,补充维生素、铁和钙剂。食盐不必严格限制,因为长期低盐饮食可引起低钠血症,易发生产后血液循环衰竭,而且低盐饮食也会影响食欲,减少蛋白质的摄入,加强母儿不利。但全身水肿的孕妇应限制食盐的摄入量。

(3)加强产前保健:根据病情需要适当增加检查次数,加强母儿监测措施,密切注意病情变化,防止发展为重症。同时向孕妇及家属讲解妊娠期高血压疾病相关知识,便于病情发展时孕妇能及时汇报,并督促孕妇每天数胎动。嘱孕妇监测体重,及时发现异样,从而提高孕妇的自我保健意识,并取得家属的支持和理解。

3.子痫前期的护理

(1)一般护理。①轻度子痫前期的孕妇需住院治疗,卧床休息,左侧卧位。护士应保持病室安静,避免各种刺激。若孕妇为重度子痫前期患者,护士还应准备以下物品:呼叫器、床档、急救车、吸引器、氧气、开口器、产包及急救药品,如硫酸镁、葡萄糖酸钙等。②每4小时测1次血压,如舒张压渐上升,提示病情加重。并随时观察和询问孕妇有无头晕、头痛、恶心等自觉症状。③注意胎心变化,以及胎动、子宫敏感度(肌张力)有无变化。④嘱重度子痫前期孕妇应根据病情需要,适当限制食盐摄入量(每天少于3 g),每天或隔日测体重,每天记录液体出入量、测尿蛋白。必要时测24小时蛋白定量,测肝肾功能、二氧化碳结合力等项目。

(2)用药护理:硫酸镁是目前治疗子痫前期的首选解痉药物。镁离子能抑制运动神经末梢对乙酰胆碱的释放,阻断神经和肌肉间的传导,使骨骼肌松弛;镁离子可以刺激血管内皮细胞合成前列环素,降低机体对血管紧张素Ⅱ的反应,缓解血管痉挛状态,从而预防和控制子痫的发作。同时,镁离子可以提高孕妇和胎儿血红蛋白的亲和力,改善氧代谢。护士应明确硫酸镁的用药方法、毒性反应及注意事项。

用药方法:硫酸镁可采用肌内注射或静脉用药。①肌内注射:通常于用药2小时后血液浓度达高峰,且体内浓度下降缓慢,作用时间长,但局部刺激性强,患者常因疼痛而难以接受。注射时应注意使用长针头行深部肌内注射,也可加利多卡因于硫酸镁溶液中,以缓解疼痛刺激,注射后用无菌棉球或创可贴覆盖针孔,防止注射部位感染,必要时可行局部按揉或热敷,促进肌肉组织对药物的吸收。②静脉用药:可行静脉滴注或推注,静脉用药后可使血中浓度迅速达到有效水平,用药后约1小时血浓度可达高峰,停药后血浓度下降较快,但可避免肌内注射引起的不适。基于不同用药途径的特点,临床多采用两种方式互补长短。

毒性反应:硫酸镁的治疗浓度和中毒浓度相近,因此在进行硫酸镁治疗时应严密观察其毒性作用,并认真控制硫酸镁的入量。通常主张硫酸镁的滴注速度以1 g/h为宜,不超过2 g/h,每天维持用量15~20 g。硫酸镁过量会使呼吸和心肌收缩功能受到抑制,危及生命。中毒现象首先表现为膝反射减弱或消失,随着血镁浓度的增加可出现全身肌张力减退及呼吸抑制,严重者心跳可突然停止。

注意事项:护士在用药前及用药过程中均应检测孕妇血压,同时应检测以下指标。①膝腱反射必须存在;②呼吸不少于16次/分;③尿量每24小时不少于600 mL,或每小时不少于25 mL,尿少提示排泄功能受抑制。镁离子易蓄积发生中毒。由于钙离子可与镁离子争夺神经细胞上的同一受体,阻止镁离子的继续结合,因此应随时准备好10 %的葡萄糖酸钙注射液,以便出现毒性作用时及时予以解毒。10 %葡萄糖酸钙(10 mL)在静脉推注时宜在3分钟内推完,必要时可每小时重复1次,直至呼吸、排尿和神经抑制恢复正常,但2小时内不超过8次。

4.子痫患者的护理

子痫为妊娠期高血压疾病最严重的阶段,直接关系到母儿安危,因此子痫患者的护理极为重要。

(1)协助医师控制抽搐:患者一旦发生抽搐,应尽快控制。硫酸镁为首选药物,必要时可加用强有力的镇静药物。

(2)专人护理,防止受伤:在子痫发生后,首先应保持患者的呼吸道通畅。并立即给氧,用开口器于上、下磨牙间放置一缠好纱布的压舌板,用舌钳固定舌头,以防咬伤唇舌或发生舌后坠。使患者取头低侧卧位,以防黏液吸入呼吸道或舌头阻塞呼吸道,也可避免发生低血压综合征。必要时,用吸引器吸出喉部黏液或呕吐物,以免窒息。在患者昏迷或未完全清醒时,禁止给予一切饮食和口服药,防止误入呼吸道而致吸入性肺炎。

(3)减少刺激,以免诱发抽搐:应将患者安置于单人暗室,保持绝对安静,以避免声、光刺激;一切治疗活动和护理操作尽量轻柔且相对集中,避免干扰患者。

(4)严密监护:密切注意血压、脉搏、呼吸、体温及尿量(留置尿管),记出入量,及时进行必要的血、尿化验和特殊检查,及早发现脑出血、肺水肿、急性肾衰竭等并发症。

(5)为终止妊娠做好准备:子痫发作者往往在发作后自然临产,应严密观察并及时发现产兆,且做好母子抢救的准备。如经治疗病情得以控制仍未临产,应在孕妇清醒后 24～48 小时引产,或子痫患者经药物控制后 6～12 小时,需考虑终止妊娠。护士应做好终止妊娠的准备。

5.妊娠期高血压疾病孕妇的产时及产后护理

妊娠期高血压疾病孕妇的分娩方式应根据母儿的情形而定。若决定经阴道分娩,在第一产程中,应密切监测患者的血压、脉搏、尿量、胎心和子宫收缩情况,以及有无自觉症状;血压升高时应及时与医师联系。在第二产程中,应尽量缩短产程,避免产妇用力,初产妇可行会阴侧切并用产钳助产。在第三产程中,需预防产后出血,在胎儿娩出前肩后立即静脉推注缩宫素(禁用麦角新碱),及时娩出胎盘并按摩宫底,观察血压变化,重视患者的主诉。对病情较重者于分娩开始即需开放静脉。胎盘娩出后测血压,若病情稳定,方可送回病房。对重症患者产后应继续进行硫酸镁治疗 1～2 日,其产后 21 小时至 5 日内仍有发生子痫的可能,故不可放松治疗及其护理措施。

对妊娠期高血压疾病孕妇在产褥期仍需继续监测血压,产后 48 小时内应至少每 4 小时观察 1 次血压,即使产前未发生抽搐,产后 48 小时也有发生的可能,故产后 48 小时内仍应继续硫酸镁的治疗和护理。使用大量硫酸镁的孕妇,产后易发生子宫收缩乏力,恶露较常人多,因此应严密观察其子宫复旧情况,严防产后出血。

**(五)护理评价**

(1)妊娠期高血压孕妇休息充分、睡眠良好、饮食合理,病情缓解,未发展为重症。

(2)子痫前期预防病情得以控制,未发生子痫及并发症。

(3)妊娠期高血压孕妇分娩经过顺利。

(4)治疗中,患者未出现硫酸镁的中毒反应。

# 第二节　妊娠呕吐

妊娠呕吐是指妊娠期恶心,频繁呕吐,不能进食,导致脱水,酸、碱平衡失调,以及水、电解质紊乱,甚至肝肾功能损害,严重可危及孕妇生命。其发生率为 0.3 %～1 %。

**一、病因**

病因尚未明确,可能与下列因素有关。

**(一)人绒毛膜促性腺激素水平增高**

因早孕反应的出现和消失的时间与孕妇血清 HCG 值上升、下降的时间一致;另外,多胎妊娠、葡萄胎患者 HCG 值显著增高,发生妊娠呕吐的概率也增高;而终止妊娠后,呕吐消失。但症状的轻重与血 HCG 水平并不一定呈正相关。

**(二)精神及社会因素**

恐惧妊娠、精神紧张、情绪不稳、经济条件差的孕妇易患妊娠呕吐。

**(三)幽门螺杆菌感染**

近年研究发现,妊娠呕吐的患者与同孕周无症状孕妇相比,血清抗幽门螺杆菌(HP)的免疫球蛋白 G(Immunoglobulin G, IgG)浓度升高。

**(四)其他因素**

维生素缺乏,尤其是维生素 $B_6$ 缺乏可导致妊娠呕吐;变态反应;研究发现几种组织胺受体亚型与呕吐有关,临床上抗组胺治疗呕吐有效。

## 二、病理生理

(1)频繁呕吐导致失水、血容量不足、血液浓缩、细胞外液减少,钾、钠等离子丢失使电解质平衡失调。

(2)不能进食,热量摄入不足,发生负氮平衡,使血浆尿素氮及尿酸升高;由于机体动用脂肪组织供给热量,脂肪氧化不全,以致丙酮、乙酰乙酸及 β-羟丁酸聚集,产生代谢性酸中毒。

(3)脱水、缺氧血转氨酶值升高,严重时血胆红素升高。机体血液浓缩及血管通透性增加,另外,钠盐丢失,不仅尿量减少,尿中可出现蛋白及管型。肾脏继发性损害,肾小管有退行性变,部分细胞坏死,肾小管的正常排泌功能减退,终致血浆中非蛋白氮、肌酐、尿酸的浓度迅速增加。肾功能受损和酸中毒使细胞内钾离子较多地移到细胞外,出现高钾血症,严重时心搏骤停。

(4)病程长达数周者,可出现严重营养缺乏。由于缺乏维生素 C,血管脆性增加,视网膜出血。

## 三、临床表现

**(一)恶心、呕吐**

恶心、呕吐多见于年轻初孕妇,一般停经 6 周左右出现,逐渐加重直至频繁呕吐不能进食。

**(二)水电解质紊乱**

严重呕吐、不能进食导致失水、电解质紊乱,使氢、钠、钾离子大量丢失,出现低钾血症。营养摄入不足可致负氮平衡,使血浆尿素氮及尿素增高。

**(三)酸碱平衡失调**

机体动用脂肪组织供给能量,使脂肪代谢中间产物酮体增多,引起代谢性酸中毒。病情发展,可出现意识模糊。

**(四)维生素缺乏**

频繁呕吐、不能进食可引起维生素 $B_1$ 缺乏,导致韦尼克-科尔萨科夫综合征。维生素 K 缺乏,可致凝血功能障碍,常伴血浆蛋白及纤维蛋白原减少,增加孕妇出血倾向。

## 四、辅助检查

(1)尿液检查:患者尿比重增加,尿酮体阳性,肾功能受损时,尿中可出现蛋白和管型。

(2)血液检查:血液浓缩,红细胞计数增多,血细胞比容上升,血红蛋白值增高;血酮体可为阳性,二氧化碳结合力降低;肝、肾功能受损害时胆红素、转氨酶、肌酐和尿素氮升高。

(3)眼底检查:严重者出现眼底出血。

## 五、诊断及鉴别诊断

根据病史、临床表现及妇科检查,诊断并不困难。可用 B 超检查排除滋养叶细胞疾病,此外尚需与可引起呕吐的疾病,如急性病毒性肝炎、胃肠炎、胰腺炎、胆管疾病、脑膜炎、脑血管意外及脑肿瘤等鉴别。

## 六、并发症

### (一)韦尼克-科尔萨科夫综合征

发病率占妊娠呕吐患者的 10 %,是由妊娠呕吐长期不能进食,导致维生素 $B_1$ 缺乏引起的中枢系统疾病,韦尼克脑病和科尔萨科夫综合征是一个病程中的先后阶段。

维生素 $B_1$ 是糖代谢的重要辅酶,参与糖代谢的氧化脱羧代谢,维生素 $B_1$ 缺乏时,体内丙酮酸及乳酸堆积,发生糖代谢的三羧酸循环障碍,使得主要靠糖代谢供给能量的神经组织、骨骼肌和心肌代谢出现严重障碍。病理变化主要发生在丘脑、下丘脑的脑室旁区域、中脑导水管的周围区灰质、乳头体、第四脑室底部、迷走神经运动背核,可出现不同程度的神经细胞和神经纤维轴索或髓鞘的丧失,伴有星形细胞和小胶质细胞的增生。毛细血管扩张,血管的外膜和内皮细胞明显增生,有散在小出血灶。

韦尼克脑病表现为眼球震颤、眼肌麻痹等眼部症状,躯干性共济失调及精神障碍,可同时出现,但大多数患者精神症状迟发。科尔萨科夫综合征表现为严重的近事记忆障碍,表情呆滞、缺乏主动性,产生虚构与错构。部分伴有周围神经病变。严重时发展为永久性的精神、神经功能障碍,出现神经错乱、昏迷甚至死亡。

### (二)马洛里-魏斯综合征

胃-食管连接处的纵向黏膜撕裂出血,引起呕血和黑便。严重时,可使食管穿孔,表现为胸痛、呕吐、呕血,需急症手术治疗。

## 七、治疗与护理

治疗原则:休息,适当禁食,计出入量,纠正脱水、酸中毒及电解质紊乱,补充营养,并需要良好的心理支持。

### (一)补液治疗

每天应补充葡萄糖液、生理盐水、平衡液,总量为 3 000 mL 左右,加维生素 $B_6$ 100 mg。维生素 C 用量为 2~3 g,维持每天尿量大于等于 1 000 mL,肌内注射维生素 $B_1$,每天为 100 mg。为了更好地利用输入的葡萄糖,可适当加用胰岛素。根据血钾、血钠情况决定补充剂量。根据二氧化碳结合力值或血气分析结果,予以静脉滴注碳酸氢钠溶液。

一般经上述治疗 2~3 天后,病情大多迅速好转,症状缓解。待呕吐停止后,可试进少量流食,以后逐渐增加进食量,调整静脉输液量。

### (二)终止妊娠

经上述治疗后,若病情不见好转,反而出现下列情况,应迅速终止妊娠:①持续黄疸。②持续尿蛋白。③体温升高,持续在 38 ℃以上。④心率大于 120 次/分。⑤多发性神经炎及神经性体征。⑥出现韦尼克-科尔萨科夫综合征。

**(三)妊娠呕吐并发韦尼克-科尔萨科夫综合征的治疗**

如不紧急治疗,该综合征的死亡率高达 50 ％,即使积极处理,死亡率也约为 17 ％。在未补给足量维生素 $B_1$ 前,静脉滴注葡萄糖会进一步加重三羧酸循环障碍,使病情加重,导致患者昏迷甚至死亡。对长期不能进食的患者应给予维生素 $B_1$,用量为 $400 \sim 600$ mg,分次肌内注射,以后每天肌内注射100 mg至能正常进食为止,然后改为口服,并给予多种维生素。同时应对其内分泌及神经状态进行评价,对病情严重者及时终止妊娠。早期用大量维生素 $B_1$ 治疗,上述症状可在数日至数周内有不同程度的恢复,但仍有 60 ％患者不能得到完全恢复,特别是记忆恢复往往需要 1 年左右的时间。

**八、预后**

绝大多数妊娠呕吐患者预后良好,仅少数病例因病情严重而需终止妊娠。然而在胎儿方面,曾有报道妊娠呕吐发生酮症者,所生后代的智商较低。

# 第三节　异位妊娠

受精卵在于子宫体腔以外着床称为异位妊娠,习称宫外孕。异位妊娠依受精卵在子宫体腔外种植部位不同分为输卵管妊娠、卵巢妊娠、腹腔妊娠、阔韧带妊娠和宫颈妊娠(图 4-2)。

异位妊娠是妇产科常见的急腹症,发病率约为 1 ％,是孕产妇的主要死亡原因之一。以输卵管妊娠最常见,输卵管妊娠占异位妊娠的 95 ％左右。其中,输卵管壶腹部妊娠最多见,约占 78 ％,其次为输卵管峡部、伞部妊娠,输卵管间质部妊娠较少见。

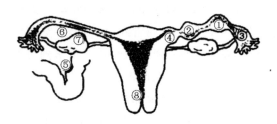

①输卵管壶腹部妊娠;②输卵管峡部妊娠;③输卵管伞部妊娠;④输卵管间质部妊娠;⑤腹腔妊娠;⑥阔韧带妊娠;⑦卵巢妊娠;⑧宫颈妊娠。

**图 4-2　异位妊娠的发生部位**

**一、病因**

**(一)输卵管炎症**

此是异位妊娠的主要病因,可分为输卵管黏膜炎和输卵管周围炎。输卵管黏膜炎轻者可发生黏膜皱襞粘连、管腔变窄,或使纤毛功能受损,从而导致受精卵在输卵管内运行受阻并于该处着床。输卵管周围炎病变主要在输卵管浆膜层或浆肌层,常造成输卵管周围粘连、输卵管扭曲、管腔狭窄、蠕动减弱而影响受精卵运行。

**(二)输卵管手术史、输卵管绝育史及手术史者**

有此类手术史者的输卵管妊娠发生率为 10 ％～20 ％。尤其是接受腹腔镜下电凝输卵管及硅胶环套术绝育者,可由输卵管瘘或再通而导致输卵管妊娠。曾经接受输卵管粘连分离术、输卵管成形术(输卵管吻合术或输卵管造口术)者,在再次妊娠时输卵管妊娠的可能性也增加。

### (三)输卵管发育不良或功能异常

输卵管过长、肌层发育差、黏膜纤毛缺乏、双输卵管、输卵管憩室或有输卵管副伞等,均可造成输卵管妊娠。输卵管功能(包括蠕动、纤毛活动及上皮细胞分泌)受雌、孕激素调节。若调节失败,可影响受精卵正常运行。

### (四)辅助生殖技术

近年,由于辅助生育技术的应用,输卵管妊娠发生率增加,既往少见的异位妊娠,如卵巢妊娠、宫颈妊娠、腹腔妊娠的发生率增加。1998年,美国报道由助孕技术应用所致输卵管妊娠的发生率为2.8%。

### (五)避孕失败

宫内节育器避孕失败,发生异位妊娠的机会较大。

### (六)其他

子宫肌瘤或卵巢肿瘤压迫输卵管,影响输卵管管腔通畅,使受精卵运行受阻。输卵管子宫内膜异位可增加受精卵着床于输卵管的可能性。

## 二、病理

### (一)输卵管妊娠的特点

输卵管管腔狭小,管壁薄且缺乏黏膜下组织,其肌层远不如子宫肌壁厚与坚韧,妊娠时不能形成完好的蜕膜,不利于胚胎的生长发育,常发生以下结局。

1.输卵管妊娠流产

输卵管妊娠流产多见于妊娠8~12周输卵管壶腹部妊娠。受精卵种植在输卵管黏膜皱襞内,由于蜕膜形成不完整,发育中的胚泡常向管腔突出,最终突破包膜而出血,胚泡与管壁分离,若整个胚泡剥离落入管腔,刺激输卵管逆蠕动经伞端排出到腹腔,形成输卵管妊娠完全流产,出血一般不多。若胚泡剥离不完整,妊娠产物部分排出到腹腔,部分尚附着于输卵管壁,形成输卵管妊娠不全流产,滋养细胞继续侵蚀输卵管壁,导致反复出血,形成输卵管血肿或输卵管周围血肿,血液不断流出并积聚在直肠子宫陷窝形成盆腔血肿,量多时甚至流入腹腔。

2.输卵管妊娠破裂

输卵管妊娠破裂多见于妊娠6周左右输卵管峡部妊娠。受精卵着床于输卵管黏膜皱襞间,胚泡生长发育时绒毛向管壁方向侵蚀肌层及浆膜,最终穿破浆膜,形成输卵管妊娠破裂。输卵管肌层血管丰富。短期内可发生大量腹腔内出血,使患者出现休克。其出血量远较输卵管妊娠流产多,腹痛剧烈;也可反复出血,在盆腔与腹腔内形成血肿。孕囊可自破裂口排出,种植于任何部位。若胚泡较小则可被吸收,若过大则可在直肠子宫陷凹内形成包块或钙化为"石胎"。

输卵管间质部妊娠虽少见,但后果严重,其结局几乎均为输卵管妊娠破裂。由于输卵管间质部管腔周围肌层较厚、血运丰富,因此破裂常发生于孕12~16周。其破裂犹如子宫破裂,症状较严重,往往在短时间内出现低血容量休克症状。

3.陈旧性宫外孕

输卵管妊娠流产或破裂,若长期反复内出血形成的盆腔血肿不消散,血肿机化变硬并与周围组织粘连,临床上称为陈旧性宫外孕。

4.继发性腹腔妊娠

无论输卵管妊娠流产或破裂,胚胎从输卵管排入腹腔内或阔韧带内,多数死亡,偶尔也有存活者。若存活胚胎的绒毛组织附着于原位或排至腹腔后重新种植而获得营养,可继续生长发育,形成继发性腹腔妊娠。

### (二)子宫的变化

输卵管妊娠和正常妊娠一样,合体滋养细胞产生 HCG 维持黄体生长,使类固醇激素分泌增加,致使月经停止来潮,子宫增大变软,子宫内膜出现蜕膜反应。若胚胎受损或死亡,滋养细胞活力消失,蜕膜自宫壁剥离而发生阴道流血。有时蜕膜可完整剥离,随阴道流血排出三角形蜕膜管型;有时呈碎片排出。排出的组织见不到绒毛,组织学检查无滋养细胞,此时血 $\beta$-HCG 下降。子宫内膜形态学改变呈多样性,若胚胎死亡已久,内膜可呈增生期改变,有时可见阿-斯(A-S)反应,镜检见内膜腺体上皮细胞增生、增大,细胞边界不清,腺细胞排列成团突入腺腔,细胞极性消失,细胞核肥大、深染,细胞质有空泡。这种子宫内膜过度增生和分泌反应,可能为类固醇激素过度刺激所引起;若胚胎死亡后部分深入肌层的绒毛仍存活,黄体退化迟缓,内膜仍可呈分泌反应。

## 三、临床表现

输卵管妊娠的临床表现与受精卵着床部位、有无流产或破裂,以及出血量多少与时间长短等有关。

### (一)症状

典型症状为停经后腹痛与阴道流血。

1.停经

除输卵管间质部妊娠停经时间较长外,多有 6～8 周停经史。有 20 ％～30 ％的患者无停经史,将异位妊娠时出现的不规则阴道流血误认为月经,或由于月经过期仅数日而不认为是停经。

2.腹痛

腹痛是输卵管妊娠患者的主要症状。在输卵管妊娠发生流产或破裂之前,由于胚胎在输卵管内逐渐增大,常表现为一侧下腹部隐痛或酸胀感。当发生输卵管妊娠流产或破裂时,突感一侧下腹部撕裂样疼痛,常伴有恶心、呕吐。若血液局限于病变区,主要表现为下腹部疼痛,当血液积聚于直肠子宫陷凹时,可出现肛门坠胀感。随着血液由下腹部流向全腹,疼痛可由下腹部向全腹部扩散,血液刺激膈肌,可引起肩胛部放射性疼痛及胸部疼痛。

3.阴道流血

胚胎死亡后常有不规则阴道流血,色暗红或深褐,量少呈点滴状,一般不超过月经量,少数患者阴道流血量较多,类似月经。阴道流血可伴有蜕膜管型或蜕膜碎片排出,系子宫蜕膜剥离所致。阴道流血一般常在病灶去除后方能停止。

4.晕厥与休克

由于腹腔内出血及剧烈腹痛,轻者出现晕厥,严重者出现失血性休克。出血量越多越快,症状出现越迅速越严重,但与阴道流血量不成正比。

5.腹部包块

输卵管妊娠流产或破裂时所形成的血肿时间较久者,由于血液凝固并与周围组织或器官(如子宫、输卵管、卵巢、肠管或大网膜等)发生粘连形成包块。包块较大或位置较高者,腹部可扪及。

### (二)体征

根据患者内出血的情况,患者可呈贫血貌。腹部检查时下腹压痛、反跳痛明显。出血多时,叩诊有移动性浊音。

## 四、处理原则

处理原则以手术治疗为主,其次是药物治疗。

### (一)药物治疗

1.化学药物治疗

化学药物治疗主要适用于早期输卵管妊娠、要求保存生育能力的年轻患者。符合下列条件可采用此法:①无药物治疗的禁忌证;②输卵管妊娠未发生破裂或流产;③输卵管妊娠包块直径不大于 4 cm;④血 β-HCG<2 000 U/L;⑤无明显内出血,常用甲氨蝶呤(MTX),治疗机制是抑制滋养细胞增生,破坏绒毛,使胚胎组织坏死、脱落、吸收。但在治疗中若病情无改善,甚至发生急性腹痛或输卵管破裂症状,则应立即进行手术治疗。

2.中医药治疗

中医学认为本病属血瘀少腹、不通则痛的实证。以活血化瘀、消症为治则,但应严格掌握指征。

### (二)手术治疗

手术治疗分为保守手术和根治手术。保守手术为保留患侧输卵管,根治手术为切除患侧输卵管。手术治疗适用于:①生命体征不稳定或有腹腔内出血征象者;②诊断不明确者;③异位妊娠有进展者(如血β-HCG处于高水平、附件区大包块等);④随诊不可靠者;⑤药物治疗禁忌证者或无效者。

1.保守手术

保守手术适用于有生育要求的年轻妇女,特别是对侧输卵管已切除或有明显病变者。

2.根治手术

根治手术适用于无生育要求的输卵管妊娠内出血并发休克的急症患者。

3.腹腔镜手术

腹腔镜手术是近年治疗异位妊娠的主要方法。

## 五、护理

### (一)护理评估

**1.病史**

应仔细询问月经史,以准确推断停经时间。注意不要将不规则阴道流血误认为末次月经,或由于月经仅过期几天,就不认为是停经。此外,对不孕、放置宫内节育器、绝育术、输卵管复通术、盆腔炎等与发病相关的高危因素应予高度重视。

**2.身心状况**

输卵管妊娠发生流产或破裂前,症状及体征不明显。当患者腹腔内出血较多时呈贫血貌,严重者可出现面色苍白、四肢湿冷,脉快、弱、细,血压下降等休克症状。体温一般正常,出现休克时体温略低,腹腔内血液吸收时体温略升高,但不超过 38 ℃。下腹有明显压痛、反跳痛,尤以患侧为重,肌紧张不明显,叩诊有移动性浊音。血凝后下腹可触及包块。

输卵管妊娠流产或破裂后,腹腔内急性大量出血及剧烈腹痛,以及妊娠终止的现实都将使孕妇出现较为激烈的情绪反应,可表现为哭泣、自责、无助、抑郁和恐惧等。

**3.诊断检查**

(1)腹部检查:输卵管妊娠流产或破裂者,下腹部有明显压痛或反跳痛,尤以患侧为甚,轻度腹肌紧张;出血多时,叩诊有移动性浊音;如出血时间较长,形成血凝块,在下腹可触及软性肿块。

(2)盆腔检查:输卵管妊娠未发生流产或破裂者,除子宫略大较软外,仔细检查可能触及胀大的输卵管并有轻度压痛。输卵管妊娠流产或破裂者,阴道后穹隆饱满,有触痛。将宫颈轻轻上抬或左右摇动可引起剧烈疼痛,被称为宫颈抬举痛或摇摆痛,是输卵管妊娠的主要体征之一。子宫稍大而软,腹腔内出血多时子宫检查呈漂浮感。

(3)阴道后穹隆穿刺:一种简单、可靠的诊断方法,适用于疑有腹腔内出血的患者。由于腹腔内血液易积聚于子宫直肠陷凹,抽出暗红色不凝血为阳性,说明存在血腹症。无内出血、内出血量少、血肿位置较高或子宫直肠陷凹有粘连者,可能抽不出血液,因而穿刺阴性不能排除输卵管妊娠存在。如有移动性浊音,可做腹腔穿刺。

(4)妊娠试验:放射免疫法测血中 HCG,尤其是 β-HCG 阳性有助诊断。虽然此方法灵敏度高,异位妊娠的阳性率一般可在 80 ％～90 ％,但 β-HCG 阴性者仍不能完全排除异位妊娠。

(5)血清黄体酮测定:对判断正常妊娠胚胎的发育情况有帮助,血清黄体酮值小于 5 ng/mL 应考虑宫内妊娠流产或异位妊娠。

(6)超声检查:B 超显像有助于诊断异位妊娠。阴道 B 超检查较腹部 B 超检查准确性高。诊断早期异位妊娠,单凭 B 超现象有时可能会误诊。若能结合临床表现及 β-HCG 测定等,对诊断的帮助很大。

(7)腹腔镜检查:适用于输卵管妊娠尚未流产或破裂的早期患者和诊断有困难的患者,对腹腔内有大量出血或伴有休克者,禁做腹腔镜检查。对早期异位妊娠患者,腹腔镜可见一侧输卵管肿大,表面紫蓝色,腹腔内无出血或有少量出血。

(8)子宫内膜病理检查:诊刮仅适用于阴道流血量较多的患者,目的在于排除宫内妊娠流产。将宫腔排出物或刮出物做病理检查,切片中见到绒毛,可诊断为宫内妊娠,仅见蜕膜未见绒毛者有助于诊断异位妊娠。现已经很少依靠诊断性刮宫协助诊断。

**(二)护理诊断**

1.潜在并发症

出血性休克。

2.恐惧

恐惧与担心手术失败有关。

**(三)预期目标**

(1)患者休克症状得以及时发现并缓解。

(2)患者能以正常心态接受此次妊娠失败的事实。

**(四)护理措施**

1.接受手术治疗患者的护理

(1)护士在严密监测患者生命体征的同时,配合医师积极纠正患者休克症状,做好术前准备。手术治疗是输卵管异位妊娠的主要处理原则。对于严重内出血并发休克的患者,护士应立即开放静脉,交叉配血,做好输血输液的准备,以便配合医师积极纠正休克,补充血容量,并按急症手术要求迅速做好手术准备。术前准备与术后护理的有关内容详见腹部手术患者的护理章。

(2)加强心理护理:护士于术前简洁明了地向患者及家属讲明手术的必要性,并以亲切的态度和切实的行动赢得患者及家属的信任,保持周围环境的安静、有序,减少和消除患者的紧张、恐惧心理,协助患者接受手术治疗方案。术后,护士应帮助患者以正常的心态接受此次妊娠失败的现实,向她们讲述异位妊娠的有关知识,一方面可以减少因害怕再次发生异位妊娠而抵触妊娠的不良情绪,另一方面也可以增加和提高患者的自我保健意识。

2.接受非手术治疗患者的护理

对于接受非手术治疗方案的患者,护士应从以下几个方面加强护理。

(1)护士需密切观察患者的一般情况、生命体征,并重视患者的主诉,尤应注意阴道流血量与腹腔内出血量不成比例,当阴道流血量不多时,不要误认为腹腔内出血量也很少。

(2)护士应告诉患者病情发展的一些指征,如出血增多、腹痛加剧、肛门坠胀感明显等,以便当患者病情发展时,医患均能及时发现,给予相应处理。

(3)患者应卧床休息,避免腹部压力增大,从而减少异位妊娠破裂的机会。在患者卧床期间,护士需提供相应的生活护理。

(4)护士应协助正确留取血标本,以检测治疗效果。

(5)护士应指导患者摄取足够的营养物质,尤其是富含铁蛋白的食物,如动物肝脏、肉类、豆类、绿叶蔬菜及黑木耳等,以促进血红蛋白的增加,增强患者的抵抗力。

3.出院指导

要保证输卵管妊娠的预后良好需防治输卵管损伤和感染,因此护士应做好妇女的健康保健工作,防止发生盆腔感染。教育患者保持良好的卫生习惯,勤洗浴、勤换衣,确保性伴侣稳定。发生盆腔炎后须立即彻底治疗，以免延误病情。另外，由于输卵管妊娠者中约有 10％的再发生率和 50％～60％的不孕率，因此护士需告诫患者，下次妊娠时要及时就医，并且不宜轻易终止妊娠。

**（五）护理评价**

（1）患者的休克症状得以及时发现并纠正。

（2）患者消除了恐惧心理，愿意接受手术治疗。

# 第四节　自然流产

流产是指妊娠不足 28 周、胎儿体重不足 1 000 g 而终止者。流产发生于妊娠 12 周前者称早期流产，发生在妊娠 12 周至不足 28 周者称晚期流产。流产又分为自然流产和人工流产，本节内容仅限于自然流产。自然流产的发生率占全部妊娠的 15％左右，多数为早期流产，是育龄妇女的常见病，严重影响了妇女生殖健康。

**一、病因和发病机制**

导致自然流产的原因很多，可分为胚胎因素和母体因素。早期流产常见的原因是胚胎染色体异常、孕妇内分泌异常、生殖器官畸形、生殖道感染、血栓前状态、免疫因素异常等；晚期流产多由宫颈功能不全等因素引起。

**（一）胚胎因素**

胚胎染色体异常是自然流产最常见的原因。据文献报道，46％～54％的自然流产与胚胎染色体异常有关。流产发生越早，胚胎染色体异常的频率越高，早期流产中染色体异常的发生率为 53％，晚期流产为 36％。

胚胎染色体异常包括数量异常和结构异常。在数量异常中第一位的是染色三体，占52％，除 1 号染色三体未见报道外，各种染色三体均有发现，其中以 13 号、16 号、18 号、21 号及 22 号染色体最常见，16-三体约占 1/3；第二位的是 45，X 单体，约占 19％；其他依次为三倍体占 16％，四倍体占 5.6％。染色体结构异常主要是染色体易位，占 3.8％，嵌合体占 1.5％，染色体倒置、缺失和重叠也见有报道。

多数三体胚胎是以流产或死胎告终，但也有少数能成活，如 21-三体、13-三体、18-三体等。单体是减数分裂不分离所致，以 X 单体最为多见，少数胚胎如能存活，足月分娩后即形成特纳综合征。三倍体常与胎盘的水泡样变性共存，不完全水泡状胎块的胎儿可发育成三倍体或第16 号染色体的三体，流产较早，少数存活，继续发育后伴有多发畸形，未见活婴。四倍体活婴极少，绝大多数极早期流产。在染色体结构异常方面，不平衡易位可导致部分三体或单体，易发生流产或死胎。总之，染色体异常的胚胎多数结局为流产，极少数可能继续发育成胎儿，但出生后也会发生某些功能异常或合并畸形。若已流产，妊娠产物有时仅为一空孕囊或已退化的胚胎。

### (二)母体因素

**1.夫妇染色体异常**

习惯性流产与夫妇染色体异常有关,习惯性流产者夫妇染色体异常发生频率为 3.2 %,其中多见的是染色体相互易位,占 2 %,罗伯逊易位占 0.6 %。着床前配子在女性生殖道时间过长,配子发生老化,流产的机会也会增加。在促排卵及体外受精等辅助生殖技术中,是否存在配子老化问题目前尚不清楚。

**2.内分泌因素**

(1)黄体功能不良(Luteal Phase Defect, LPD):黄体中期黄体酮峰值低于正常标准值,或子宫内膜活检与月经时间同步差两天以上即可诊断为 LPD。高浓度黄体酮可阻止子宫收缩,使妊娠子宫保持相对静止状态;黄体酮分泌不足,可引起妊娠蜕膜反应不良,影响孕卵着床和发育,导致流产。孕期黄体酮的来源有两条途径:一是由卵巢黄体产生,二是胎盘滋养细胞分泌。孕 6～8 周后卵巢黄体产生黄体酮逐渐减少,之后由胎盘产生黄体酮替代,如果两者衔接失调则易发生流产。在习惯性流产中有 23 %～60 %的病例存在黄体功能不全。

(2)多囊卵巢综合征(Polycystic Ovarian Syndrome, PCOS):有人发现在习惯性流产中多囊卵巢的发生率可高达 58 %,而且其中有 56 %的患者 LH 呈高分泌状态。现认为 PCOS 患者高浓度的 LH 可能导致卵细胞第二次减数分裂过早完成,从而影响受精和着床过程。

(3)高泌乳素血症:高水平的泌乳素可直接抑制黄体颗粒细胞增生及其分泌功能。高泌乳素血症的临床主要表现为闭经和泌乳,当泌乳素水平高于正常值时,则可表现为黄体功能不全。

(4)糖尿病:血糖控制不良者流产发生率可为 15 %～30 %,妊娠早期高血糖还可能造成胚胎畸形的危险因素。

(5)甲状腺功能:目前认为,甲状腺功能减退或亢进与流产有着密切的关系,妊娠前期和早孕期进行合理的药物治疗,可明显降低流产的发生率。有学者报道,甲状腺自身抗体阳性者流产发生率显著升高。

**3.生殖器官解剖因素**

(1)子宫畸形:米勒管先天性发育异常导致子宫畸形,如单角子宫、双角子宫、双子宫、子宫纵隔等。子宫畸形可影响子宫血供和宫腔内环境造成流产。母体在孕早期使用或接触己烯雌酚可影响女胎子宫发育。

(2)子宫腔粘连综合征:由宫腔创伤(如刮宫过深)、感染或胎盘残留等引起宫腔粘连和纤维化。宫腔镜下行子宫内膜切除术或黏膜下肌瘤切除手术也可造成宫腔粘连。子宫内膜受损伤可影响胚胎种植,导致流产发生。

(3)宫颈功能不全:中晚期流产的主要原因。宫颈功能不全在解剖上表现为宫颈管过短或宫颈内口松弛。由于存在解剖上的缺陷,随着妊娠的进程子宫增大,宫腔压力升高,多数患者在中、晚期妊娠出现无痛性的宫颈管消退、宫口扩张、羊膜囊突出、胎膜破裂,最终发生流产。宫颈功能不全主要由宫颈局部创伤(分娩、手术助产、刮宫、宫颈锥形切除、曼彻斯特手术等)引起,先天性宫颈发育异常较少见;另外,胚胎时期接触己烯雌酚也可引起宫颈发育异常。

(4)其他:子宫肿瘤可影响子宫内环境,导致流产。

#### 4.生殖道感染

有一些生殖道慢性感染被认为是早期流产的原因之一。能引起反复流产的病原体往往是持续存在于生殖道而母体很少产生症状，而且此病原体能直接或间接导致胚胎死亡。生殖道逆行感染一般发生在妊娠12周以前，过此时期，胎盘与蜕膜融合，构成机械屏障，而且随着妊娠进程，羊水抗感染力也逐步增强，感染的机会减少。

(1)细菌感染：布鲁菌属和弧菌属感染可导致动物(牛、猪、羊等)流产，但在人类还不肯定。

(2)沙眼衣原体：文献报道，妊娠期沙眼衣原体感染率为3％～30％，但是否直接导致流产尚无定论。

(3)支原体：流产患者宫颈及流产物中支原体的阳性率均较高，血清学上也支持人支原体和解脲支原体与流产有关。

(4)弓形虫：弓形虫感染引起的流产是散发的，与习惯性流产的关系尚未完全证明。

(5)病毒感染：巨细胞病毒经胎盘可累及胎儿，引起心血管系统和神经系统畸形，致死或流产。妊娠前半期单纯疱疹感染流产发生率可高达70％，即使不发生流产，也易累及胎儿、新生儿。妊娠初期风疹病毒感染者流产的发生率较高。人免疫缺陷病毒感染与流产密切相关，据有关报道，HIV-1抗体阳性是流产的独立相关因素。

#### 5.血栓前状态

血栓前状态系凝血因子浓度升高，或凝血抑制物浓度降低而产生的血液易凝状态，尚未达到生成血栓的程度，或者形成的少量血栓正处于溶解状态。

血栓前状态与习惯性流产的发生有一定的关系，临床上包括先天性和获得性血栓前状态。前者是由凝血和纤溶有关的基因突变造成，如凝血因子Ⅴ突变、凝血酶原基因突变、蛋白C缺陷症、蛋白S缺陷症等；后者主要是抗磷脂抗体综合征、获得性高半胱氨酸血症，以及机体存在各种引起血液高凝状态的疾病等。

各种先天性血栓形成倾向引起自然流产的具体机制尚未阐明，目前研究比较多的是抗磷脂抗体综合征，并已肯定它与早、中期胎儿丢失有关。普遍的观点认为高凝状态使子宫胎盘部位血流状态改变，易形成局部微血栓，甚至胎盘梗死，使胎盘血供下降，胚胎或胎儿缺血缺氧，引起胚胎或胎儿发育不良而流产。

#### 6.免疫因素

免疫因素引起的习惯性流产，可分为自身免疫型和同种免疫型。

(1)自身免疫型：主要与患者体内抗磷脂抗体有关，部分患者同时可伴有血小板减少症和血栓栓塞现象，这类患者可被称为早期抗磷脂抗体综合征。在习惯性流产中，抗磷脂抗体阳性率约为21.8％。另外，自身免疫性习惯性流产还与其他自身抗体有关。

在正常情况下，各种带负电荷的磷脂位于细胞膜脂质双层的内层，不被免疫系统识别；一旦暴露于机体免疫系统，即可产生各种抗磷脂抗体。抗磷脂抗体不仅是一种强烈的凝血活性物质，能激活血小板和促进凝血，导致血小板聚集，血栓形成；同时可直接造成血管内皮细胞损伤，加剧血栓形成，使胎盘循环发生局部血栓栓塞，胎盘梗死，胎死宫内，导致流产。近来的研究还发现，抗磷脂抗体可能直接与滋养细胞结合，从而抑制滋养细胞功能，影响胎盘着床过程。

(2)同种免疫型：现代生殖免疫学认为，妊娠是成功的半同种异体移植现象，孕妇由于自身免疫系统产生一系列的适应性变化,从而对宫内胚胎移植物表现出免疫耐受,不发生排斥反应,妊娠得以继续。

在正常妊娠的母体血清中,存在一种或几种能够抑制免疫识别和免疫反应的封闭因子,也称封闭抗体,以及免疫抑制因子,而习惯性流产患者体内则缺乏这些因子。因此,使得胚胎遭受母体的免疫打击而排斥。封闭因子既可直接作用于母体淋巴细胞,又可与滋养细胞表面特异性抗原结合,从而阻断母儿之间的免疫识别和免疫反应,封闭母体淋巴细胞对滋养细胞的细胞毒作用。还有认为封闭因子可能是一种抗独特型抗体,直接针对 T 淋巴细胞或 B 淋巴细胞表面特异性抗原受体,从而防止母体淋巴细胞与胚胎靶细胞起反应。

几十年来,同种免疫型习惯性流产与人类白细胞抗原(Human Leukocyte Antigen,HLA)相容性的关系一直存有争议。有学者提出习惯性流产可能与夫妇 HLA 抗原的相容性有关,在正常妊娠过程中夫妇或母胎间 HLA 抗原是不相容的,胚胎所带的父源性 HLA 抗原可以刺激母体免疫系统,产生封闭因子。同时,滋养细胞表达的 HLA-G 抗原能够引起抑制性免疫反应,这种反应对胎儿具有保护性作用,能够抑制母体免疫系统对胎儿胎盘的攻击。

7.其他因素

(1)慢性消耗性疾病:结核和恶性肿瘤常导致早期流产,并威胁孕妇的生命;高热可导致子宫收缩;贫血和心脏病可引起胎儿胎盘单位缺氧;慢性肾炎、高血压可使胎盘发生梗死。

(2)营养不良:严重营养不良直接可导致流产。现在更强调各种营养素的平衡,如维生素 E 缺乏也可造成流产。

(3)精神、心理因素:焦虑、紧张、恐吓等严重精神刺激均可导致流产。近来还发现,嗓音和振动对人类生殖也有一定的影响。

(4)吸烟、饮酒等:近年来育龄妇女吸烟、饮酒,甚至吸毒的人数有所增加,这些因素都是流产的高危因素。孕期过多饮用咖啡也增加流产的危险性。

(5)环境毒性物质:影响生殖功能的外界不良环境因素很多,可以直接或间接对胚胎造成损害。过多接触某些有害的化学物质(如砷、铅、苯、甲醛、氯丁二烯、氧化乙烯等)和物理因素(如放射线、噪声及高温等),均可引起流产。

尚无确切的依据证明使用避孕药物与流产有关,然而有报道宫内节育器避孕失败者,感染性流产发生率有所升高。

## 二、病理

早期流产时胚胎多数先死亡,随后发生底蜕膜出血,造成胚胎的绒毛与蜕膜层分离,已分离的胚胎组织如同异物,引起子宫收缩而被排出。有时也可能蜕膜海绵层先出血坏死或有血栓形成,使胎儿死亡,然后排出。8 周以内妊娠时,胎盘绒毛发育尚不成熟,与子宫蜕膜联系还不牢固,此时流产妊娠产物多数可以完整地从子宫壁分离而排出,出血不多。妊娠 8～12 周时,胎盘绒毛发育茂盛,与蜕膜联系较牢固。此时若发生流产,妊娠产物往往不易完整分离排出,常有部分组织残留宫腔内影响子宫收缩,致使出血较多。妊娠 12 周后,胎盘已完全形成,流产时往往先有腹痛,然后排出胎儿、胎盘。有时由于底蜕膜反复出血,凝固的血块包绕胎块,形成血样胎块稽留于宫腔内。血红蛋白因时间长久被吸收形成肉样胎块,或纤维化与子宫壁粘连。偶有胎儿被挤压,形成纸样胎儿,或钙化后形成"石胎"。

### 三、临床表现

#### (一)停经

多数流产患者有明显的停经史,根据停经时间的长短可将流产分为早期流产和晚期流产。

#### (二)阴道流血

发生在妊娠 12 周以内流产者,开始时绒毛与蜕膜分离,血窦开放,即开始出血。当胚胎完全分离排出后,由于子宫收缩,出血停止。早期流产的全过程均伴有阴道流血,而且出血量往往较多。晚期流产者,胎盘已形成,流产过程与早产相似,胎盘继胎儿分娩后排出,一般出血量不多。

#### (三)腹痛

早期流产开始阴道流血后宫腔内存有血液,特别是血块,刺激子宫收缩,呈阵发性下腹痛,特点是阴道流血往往出现在腹痛之前。晚期流产则先有阵发性的子宫收缩,然后胎儿、胎盘排出,特点是往往先有腹痛,再出现阴道流血。

### 四、临床类型

根据临床发展过程和特点的不同,流产可以分为 7 种类型。

#### (一)先兆流产

先兆流产指妊娠 28 周前,先出现少量阴道流血,继之常出现阵发性下腹痛或腰背痛。

妇科检查:宫颈口未开,胎膜未破,妊娠产物未排出,子宫大小与停经周数相符。妊娠有希望继续者,经休息及治疗后,若流血停止及下腹痛消失,妊娠可以继续;若阴道流血量增多或下腹痛加剧,则可能发展为难免流产。

#### (二)难免流产

难免流产是先兆流产的继续,妊娠难以持续,有流产的临床过程,阴道出血时间较长,出血量较多,而且有血块排出,阵发性下腹痛,或有羊水流出。

妇科检查:宫颈口已扩张,羊膜囊突出或已破裂,有时可见胚胎组织或胎囊堵塞于宫颈管中,甚至露见于宫颈外口,子宫大小与停经周数相符或略小。

#### (三)不全流产

不全流产指妊娠产物已部分排出体外,尚有部分残留于宫腔内,由难免流产发展而来。妊娠 8 周前发生流产,胎儿胎盘成分多能同时排出;妊娠 8～12 周时,胎盘结构已形成并密切连接于子宫蜕膜,流产物不易从子宫壁完全剥离,往往发生不全流产。由于宫腔内有胚胎组织残留,影响子宫收缩,以致阴道出血较多,时间较长,易引起宫内感染,甚至因流血过多而发生失血性休克。

妇科检查:宫颈口已扩张,不断有血液自宫颈口内流出,有时尚可见胎盘组织堵塞于宫颈口或部分妊娠产物已排出,而部分仍留在宫腔内。一般子宫小于停经周数。

#### (四)完全流产

完全流产指妊娠产物已全部排出,阴道流血逐渐停止,腹痛逐渐消失。

妇科检查:宫颈口已关闭,子宫接近正常大小。常常发生于妊娠 8 周以前。

#### (五)稽留流产

稽留流产又称"过期流产",指胚胎或胎儿已死亡滞留在宫腔内尚未自然排出。患者有停经史和(或)早孕反应,按妊娠时间计算已达到中期妊娠但未感到腹部增大,病程中可有少量断续的阴道流血,早孕反应消失。尿妊娠试验由阳性转为阴性,血清 β-HCG 值下降,甚至降至非孕水平。B 超检查子宫小于相应孕周,无胎动及心管搏动,子宫内回声紊乱,难以分辨胎盘和胎儿组织。

妇科检查:阴道内可少量血性分泌物,宫颈口未开,子宫较停经周数小,由于胚胎组织机化,子宫失去正常组织的柔韧性,质地不软,或已孕 4 个月尚未听见胎心,触不到胎动。

### (六)习惯性流产

习惯性流产指自然流产连续发生 3 次或 3 次以上。每次流产多发生于同一妊娠月份,其临床经过与一般流产相同。早期流产的原因常为黄体功能不足、多囊卵巢综合征、高泌乳素血症、甲状腺功能减退、染色体异常、生殖道感染及免疫因素等。晚期流产最常见的原因为宫颈内口松弛、子宫畸形、子宫肌瘤等。宫颈内口松弛者于妊娠后,常于妊娠中期,胎儿长大,羊水增多,宫腔内压力增加,胎囊向宫颈内口突出,宫颈管逐渐短缩、扩张。患者多无自觉症状,一旦胎膜破裂,胎儿迅即排出。

### (七)感染性流产

感染性流产是指流产合并生殖系统感染。各种类型的流产均可并发感染,包括选择性或治疗性的人工流产,但以不全流产、过期流产和非法堕胎为常见。感染性流产的病原菌常常是阴道或肠道的寄生菌(条件致病菌),有时为混合性感染。厌氧菌感染占 60 %以上,需氧菌中以大肠埃希菌和假芽孢杆菌为多见,也见有 β-溶血链球菌及肠球菌感染。患者除有各种类型流产的临床表现和非法堕胎史外,还出现一系列感染相关的症状和体征。

妇科检查:宫口可见脓性分泌物流出,宫颈举痛明显,子宫体压痛,附件区增厚或有痛性包块。严重时感染可扩展到盆腔、腹腔乃至全身,并发盆腔炎、腹膜炎、败血症及感染性休克等。

## 五、病因筛查及诊断

诊断流产一般并不困难。根据病史及临床表现多能确诊,仅少数需进行辅助检查。确诊流产后,还应确定流产的临床类型,同时要对流产的病因进行筛查,这对决定流产的处理方法很重要。

### (一)病史

应询问患者有无停经史和反复流产史,有无早孕反应、阴道流血,应询问阴道流血量及其持续时间,有无腹痛,以及腹痛的部位、性质与程度,还应了解阴道有无水样排液,阴道排液的色、量及有无臭味,有无妊娠产物排出等。

### (二)体格检查

观察患者全身状况,有无贫血,并测量体温、血压及脉搏等。在消毒条件下进行妇科检查,注意宫颈口是否扩张,羊膜囊是否膨出,有无妊娠产物堵塞于宫颈口内;宫颈阴道部是否较短,甚至消退,内外口是否松弛,可容一指通过,有时可触及羊膜囊或见有羊膜囊突出于宫颈外口;子宫大小与停经周数是否相符,有无压痛等,并应检查双侧附件有无肿块、增厚及压痛。检查时操作应轻柔,尤其对疑为先兆流产者。

### (三)辅助检查

对诊断有困难者,可采用必要的辅助检查。

1.B 超检查

B 超检查目前应用较广,对鉴别诊断与确定流产类型有实际价值。对疑为先兆流产者,可根据妊娠囊的形态、有无胎心反射及胎动来确定胚胎或胎儿是否存活,以指导正确的治疗方法。一般妊娠 5 周后宫腔内即可见到孕囊光环,为圆形或椭圆形的无回声区,有时由于着床过程中的少量出血,孕囊周围可见环形暗区,此为早孕双环征。孕 6 周后可见胚芽声像,并出现心管搏动。孕 8 周可见胎体活动,孕囊约占宫腔一半。孕 9 周可见胎儿轮廓。孕 10 周孕囊几乎占满整个宫腔。孕 12 周胎儿出现完整形态。不同类型的流产及其超声图像特征有所差别,可帮助鉴别诊断。

(1)先兆流产声像图特征:子宫大小与妊娠月份相符,少量出血者孕囊一侧见无回声区包绕,出血多者宫腔有较大量的积血,有时可见胎膜与宫腔分离,胎膜后有回声区,孕 6 周后可见到正常的心管搏动。

(2)难免流产声像图特征:孕囊变形或塌陷,宫颈内口开大,并见有胚胎组织阻塞于宫颈管内,羊膜囊未破者可见到羊膜囊突入宫颈管内或突出宫颈外口,心管搏动多已消失。

(3)不全流产声像图特征:子宫较正常妊娠月份小,宫腔内无完整的孕囊结构,代之以不规则的光团或小暗区,心管搏动消失。

(4)完全流产声像图特征:子宫大小正常或接近正常,宫腔内空虚,见有规则的宫腔线,无不规则光团。

B 超检查在确诊宫颈机能不全引起的晚期流产中也很有价值。通过 B 超可以观察宫颈长度、内口宽度、羊膜囊突出等情况,能够客观地评价妊娠期宫颈结构,且具有无创伤可重复等优点,近年来临床应用较多。可作为宫颈功能评价的超声指标较多,如宫颈长度、宫颈内口宽度、宫颈漏斗宽度、羊膜囊楔度等。一般认为,宫颈结构随着妊娠进程有所变化,故动态观察妊娠期宫颈结构变化的意义更大。目前国内规定,孕 12 周时如三条径线中有一异常即提示宫颈功能不全,这包括宫颈长度小于 25 mm、宽度大于 32 mm 和内径大于 5 mm。

另外,以超声多普勒血流频谱显示孕妇子宫动脉和胎儿脐动脉,可判断宫内胎儿健康状况及母体并发症。目前,常用动脉血流频谱的收缩期速度峰值与舒张期速度最低值的比值,估计动脉血管的阻力,对早孕期动脉阻力高者来说,胎儿血供和营养不足,可诱发胚胎发育停止。

2.妊娠试验

妊娠试验用免疫学方法,近年临床多用试纸法,对诊断妊娠有意义。为进一步了解流产的预后,多选用血清 β-HCG 的定量测定。一般妊娠后 8～9 天在母血中即可测出 β-HCG,随着妊娠的进程,β-HCG 逐渐升高,早孕期 β-HCG 倍增时间为 48 小时左右,孕 8～10 周达高峰。血清 β-HCG 值低或呈下降趋势,提示可能发生流产。

3.其他激素测定

其他激素主要有血黄体酮的测定,可以协助判断先兆流产的预后。甲状腺功能减退和亢进均易发生流产,测定游离 $T_3$ 和 $T_4$ 有助于孕期甲状腺功能的判断。人胎盘催乳素(Human Placental Lactogen, HPL)的分泌与胎盘功能密切相关,妊娠 6～7 周时血清 HPL 正常值为 0.02 mg/L,8～9 周时为 0.04 mg/L。HPL 低水平通常是流产的先兆。正常空腹血糖值为 5.9 mmol/L,异常时应进一步做糖耐量试验,排除糖尿病。

4.血栓前状态测定

血栓前状态的妇女可能没有明显的临床表现,但母体的高凝状态使子宫胎盘部位血流状态改变,形成局部微血栓,甚至胎盘梗死,使胎盘血供下降,胚胎或胎儿缺血、缺氧,引起胚胎或胎儿发育不良而流产。以下诊断可供参考:D-二聚体、纤维蛋白降解产物(fibrin degradation product,FDP)数值增加表示已经产生轻度凝血-纤溶反应的病理变化;而对虽有危险因子参与,但尚未发生凝血-纤溶反应的患者,却只能用血浆凝血机能亢进动态评价,如血液流变学和红细胞形态检测;另外,与凝血和纤溶有关的基因突变造成凝血因子Ⅴ突变、凝血酶原基因突变、蛋白C缺陷症、蛋白S缺陷症、抗磷脂抗体综合征、获得性高半胱氨酸血症,以及机体存在的各种引起血液高凝状态的疾病等均需引起重视。

**(四)病因筛查**

引发流产的病因众多,特别是针对习惯性流产者,进行系统的病因筛查,明确诊断,及时干预治疗,对避免流产的再次发生是必要的。筛查内容包括胚胎染色体及夫妇外周血染色体核型分析、生殖道微生物检测、内分泌激素测定、生殖器官解剖结构检查、凝血功能测定、自身抗体检测等。

## 六、处理

流产为妇产科常见病,一旦发生流产症状,应根据流产的不同类型,及时进行恰当的处理。

**(一)先兆流产处理原则**

(1)休息镇静:嘱患者应卧床休息,禁止性生活,阴道检查操作应轻柔,对精神过分紧张者可使用对胎儿无害的镇静药,如苯巴比妥(鲁米那),用量为 0.03~0.06 g,每天 3 次。加强营养,保持大便通畅。

(2)应用黄体酮或 HCG:对黄体功能不足者,可用黄体酮 20 mg,每天或隔日肌内注射 1 次,也可使用 HCG 以促进黄体酮合成,维持黄体功能,用法为 1 000 U,每天肌内注射 1 次,或 2 000 U,隔日肌内注射 1 次。

(3)其他药物:维生素 E 为抗氧化剂,有利孕卵发育,每天 100 mg 口服。基础代谢率低者可以服用甲状腺素片,每天 1 次,每次 40 mg。

(4)对出血时间较长者,可选用无胎毒作用的抗生素,预防感染,如青霉素等。

(5)心理治疗:要使先兆流产患者的情绪安定,增强其信心。

(6)经治疗两周症状不见缓解或反而加重者,提示可能胚胎发育异常,进行 B 超检查及 β-HCG 测定,确定胚胎状况,给以相应处理,包括终止妊娠。

**(二)难免流产处理原则**

(1)对孕 12 周内者可行刮宫术或吸宫术,术前肌内注射催产素 10 U。

(2)对孕 12 周以上者可先用催产素 5~10 U 加于 5 ％葡萄糖液 500 mL 内静脉滴注,促使胚胎组织排出,对出血多者可行刮宫术。

(3)对出血多伴休克者,应在纠正休克的同时清宫。

(4)清宫术后应详细检查刮出物,注意胚胎组织是否完整,必要时做病理检查或胚胎染色体分析。

(5)术后应用抗生素预防感染。对出血多者可使用肌内注射催产素以减少出血。

**(三)不全流产处理原则**

(1)一旦确诊,对无合并感染者应立即清宫,以清除宫腔内残留组织。

(2)对出血时间短,量少或已停止,并发感染者,应在控制感染后再做清宫术。

(3)对出血多并伴休克者,应在抗休克的同时行清宫术。

(4)对出血时间较长者,术后应给予抗生素预防感染。

(5)刮宫标本应送病理检查,必要时可送检胎儿的染色体核型。

**(四)完全流产处理原则**

如无感染征象,一般不需要特殊处理。

**(五)稽留流产处理原则**

1.早期过期流产

早期过期流产宜及早清宫,因胚胎组织机化与宫壁粘连,刮宫时有可能遇到困难,而且此时子宫肌纤维可发生变性,失去弹性,刮宫时出血可能较多并有子宫穿孔的危险。故过期流产的刮宫术必须慎重,术时注射宫缩剂以减少出血,如一次不能刮净可于5～7天后再次刮宫。

2.晚期过期流产

晚期过期流产均为妊娠中期胚胎死亡,此时胎盘已形成,诱发宫缩后宫腔内容物可自然排出。若凝血功能正常,可先用大剂量的雌激素,如己烯雌酚5 mg,每天3次,连用3～5天,以提高子宫肌层对催产素的敏感性,再静脉滴注缩宫素(5～10单位加于5％葡萄糖液内),也可用前列腺素或依沙吖啶等进行引产,促使胎儿、胎盘排出。若不成功,再做清宫术。

3.预防 DIC

胚胎坏死组织在宫腔稽留时间过长,尤其是孕16周以上的过期流产,容易并发 DIC。所以,处理前应检查血常规、出凝血时间、血小板计数、血纤维蛋白原、凝血酶原时间、凝血块收缩试验、D-二聚体、纤维蛋白降解产物及血浆鱼精蛋白副凝试验(3P 试验)等,并做好输血准备。若存在凝血功能异常,应及早使用纤维蛋白原、输新鲜血或输血小板等,高凝状态可用低分子肝素,防止或避免 DIC 发生,待凝血功能好转后再行引产或刮宫。

4.预防感染

过期流产病程往往较长,且多合并有不规则阴道流血,易继发感染,故在处理过程中应使用抗生素。

**(六)习惯性流产处理原则**

有习惯性流产史的妇女,应在怀孕前进行必要的检查,包括夫妇双方染色体检查与血型鉴定及其丈夫的精液检查,女方尚需进行内分泌、生殖道感染、血栓前状态、生殖道局部或全身免疫等检查及生殖道解剖结构的详细检查,查出原因者,应于怀孕前及时纠治。

1.染色体异常

若每次流产均由胚胎染色体异常所致,这提示流产的病因与配子的质量有关。对精子畸形率过高者建议到男科治疗,久治不愈者可行供精人工授精(artificial insemination by doner, AID)。如女方为高龄,胚胎染色体异常多为三体,且多次治疗失败可考虑做赠卵体外受精胚胎移植术(In Vitro Fertilization and Embryo Transfer, IVF-ET)。夫妇双方染色体异常可做 AID,或赠卵 IVF-ET 及种植入前遗传学诊断(Preimplantation Genetic Diagnosis, PGD)。

### 2.生殖道解剖异常

对完全或不完全子宫纵隔可行纵隔切除术。对子宫黏膜下肌瘤可在宫腔镜下行肌瘤切除术,对壁间肌瘤可行经腹肌瘤挖出术。对宫腔粘连可在宫腔镜下做粘连分离术,术后放置宫内节育器3个月。对宫颈内口松弛者,于妊娠前做宫颈内口修补术。若已妊娠,最好于妊娠14～16周行宫颈内口环扎术,术后定期随诊,提前住院,待分娩发动前拆除缝线。若环扎术后有流产征象,治疗失败,应及时拆除缝线,以免造成宫颈撕裂。国际上有对于有先兆流产症状的患者进行紧急宫颈缝扎术获得较好疗效的报道。

### 3.内分泌异常

对黄体功能不全者主要采用孕激素补充疗法。孕时可使用黄体酮 20 mg 隔日或每天肌内注射至孕10 周左右,或 HCG 1 000～3 000 U,隔日肌内注射 1 次。如患者存在多囊卵巢综合征、高泌乳素血症、甲状腺功能异常或糖尿病等,均宜在孕前进行相应的内分泌治疗,并于孕早期加用孕激素。

### 4.感染因素

孕前应根据不同的感染原进行相应的抗感染治疗。

### 5.免疫因素

自身免疫型习惯性流产的治疗多采用抗凝剂和免疫抑制剂治疗。常用的抗凝剂有阿司匹林和肝素,免疫抑制剂以泼尼松为主,也有使用人血丙种球蛋白治疗成功的报道。同种免疫型习惯性流产采用主动免疫治疗,20 世纪 80 年代以来,国外有学者开始采用主动免疫治疗同种免疫型习惯性流产,即采用丈夫或无关个体的淋巴细胞对妻子进行主动免疫致敏,其目的是诱发女方体内产生封闭抗体,避免母体对胚胎的免疫排斥。

### 6.血栓前状态

低分子肝素(Low Molecular Weight Heparin, LMWH)单独用药或联合阿司匹林是目前主要的治疗方法。一般 LMWH 5 000 IU 皮下注射,每天 1～2 次。用药时间从孕早期开始,治疗过程中必须严密监测胎儿生长发育情况和凝血－纤溶指标,检测项目恢复正常,即可停药。但停药后必须每月复查凝血－纤溶指标,有异常时重新用药。有时治疗可维持整个孕期,一般在终止妊娠前 24 小时停止使用。

### 7.原因不明习惯性流产

当有怀孕征兆时,可按黄体功能不足给予黄体酮治疗,每天 10～20 mg 肌内注射,或 HCG 2 000 U,隔日肌内注射一次。确诊妊娠后继续给药直至妊娠 10 周或超过以往发生流产的月份,并嘱其卧床休息,禁忌性生活,补充维生素 E 并给予心理治疗,以解除其精神紧张,并安定其情绪。同时在孕前和孕期尽量避免接触环境毒性物质。

### (七)感染性流产

流产感染多为不全流产合并感染。治疗原则应积极控制感染,若阴道流血不多,应用广谱抗生素2～3 日,待控制感染后再行刮宫,清除宫腔残留组织以止血。若阴道流血量多,在静脉滴注广谱抗生素和输血的同时,用卵圆钳将宫腔内残留组织夹出,使出血减少,切不可用刮匙全面搔刮宫腔,以免造成感染扩散。术后继续应用抗生素,待感染控制后再行彻底刮宫。若已合并感染性休克,应积极纠正休克。若感染严重或腹、盆腔有脓肿形成,应行手术引流,必要时切除子宫。

## 七、护理

### (一)护理评估

1.病史

停经、阴道流血和腹痛是流产孕妇的主要症状。应详细询问患者停经史、早孕反应情绪；阴道流血的持续时间与阴道流血量；有无腹痛，腹痛的部位、性质及程度。此外，还应了解阴道有无水样排液，排液的色、量和有无臭味，以及有无妊娠产物排出等。对于既往病史，应全面了解孕妇在妊娠期间有无全身性疾病、生殖器官疾病、内分泌功能失调及有无接触有害物质等，以识别发生流产的诱因。

2.身心诊断

流产孕妇可因出血过多而出现休克，或因出血时间过长、宫腔内有残留组织而发生感染。因此，护士应全面评估孕妇的各项生命体征。判断流产类型，尤其需注意与贫血及感染相关的征象(表 4-2)。

表 4-2　各型流产的临床表现

| 类型 | 病史 | | | 妇科检查 | |
| --- | --- | --- | --- | --- | --- |
| | 出血量 | 下腹痛 | 组织排出 | 宫颈口 | 子宫大小 |
| 先兆流产 | 少 | 无或轻 | 无 | 闭 | 与妊娠周数相符 |
| 难免流产 | 中~多 | 加剧 | 无 | 扩张 | 相符或略小 |
| 不全流产 | 少~多 | 减轻 | 部分排出 | 扩张或有物堵塞或闭 | 小于妊娠周数 |
| 完全流产 | 少~无 | 无 | 全部排出 | 闭 | 正常或略大 |

流产孕妇的心理状况以焦虑和恐惧为特征。孕妇面对阴道流血往往会不知所措，甚至有过度严重化情绪，同时对胎儿健康的担忧也会直接影响孕妇的情绪反应，孕妇可能会表现伤心、郁闷、烦躁不安等。

3.诊断检查

(1)产科检查：在消毒条件下进行妇科检查，进一步了解宫颈口是否扩张、羊膜是否破裂、有无妊娠产物堵塞于宫颈口内；子宫大小与停经周数是否相符、有无压痛等，并应检查双侧附件有无肿块、增厚及压痛等。

(2)实验室检查：多采用放射免疫方法对 HCG、HPL、雌激素和孕激素等进行定量测定，如测定的结果低于正常值，提示有流产可能。

(3)B超显像：可显示有无胎囊、胎动、胎心等，从而可诊断并鉴别流产及其类型，指导正确处理。

### (二)可能的护理诊断

1.有感染的危险

感染与阴道出血时间过长、宫腔内有残留组织等因素有关。

2.焦虑

焦虑与担心胎儿健康等因素有关。

### (三)预期目标

(1)出院时护理对象无感染征象。

(2)先兆流产孕妇能积极配合保胎措施,继续妊娠。

### (四)护理措施

对于不同类型的流产孕妇,处理原则不同,其护理措施也有差异。护理在全面评估孕妇身心状况的基础上,综合病史及诊断检查,明确基本处理原则,认真执行医嘱,积极配合医师为流产孕妇进行诊断,并为其提供相应的护理措施。

#### 1.先兆流产孕妇的护理

先兆流产孕妇需卧床休息,禁止性生活,禁用肥皂水灌肠,以减少各种刺激。护士除了为其提供生活护理,通常还要遵医嘱给孕妇适量镇静药、孕激素等。随时评估孕妇的病情变化,如是否腹痛加重、阴道流血量增多等。此外,由于孕妇的情绪状态也会影响其保胎效果,因此护士还应注意观察孕妇的情绪反应,加强心理护理,从而稳定孕妇情绪,增强保胎信心。护士需向孕妇及家属讲明以上保胎措施的必要性,以取得孕妇及家属的理解和配合。

#### 2.妊娠不能再继续者的护理

护士应积极采取措施,及时采取终止妊娠的措施,协助医师完成手术过程,使妊娠产物完全排出,同时开放静脉,做好输液、输血准备。并严密检测孕妇的体温、血压及脉搏,观察其面色、腹痛、阴道流血及与休克有关的征象。对凝血功能障碍者应予以纠正,再行引产或手术。

#### 3.预防感染

护士应检测患者的体温、血常规及阴道流血,以及分泌物的性质、颜色、气味等,并严格执行无菌操作规程,加强会阴部的护理。指导孕妇使用消毒会阴垫,保持会阴部清洁,维持良好的卫生习惯。当护士发现感染征象后应及时报告医师,并按医嘱进行抗感染处理。此外,护士还应嘱患者流产后1个月返院复查,确定无禁忌证后,方可开始性生活。

#### 4.协助患者顺利度过悲伤期

患者由于失去婴儿,往往会出现伤心、悲哀等情绪反应。护士应给予同情和理解,帮助患者及家属接受现实,顺利度过悲伤期。此外,护士还应与孕妇及家属共同讨论此次流产的原因,并向他们讲解有关流产的相关知识,帮助他们为再次妊娠做好准备。有习惯性流产史的孕妇在下一次妊娠确诊后应卧床休息,加强营养,禁止性生活。此外,应补充维生素 B、维生素 E、维生素 C 等,治疗期必须超过以往发生流产的妊娠月份。病因明确者,应积极接受对因治疗。黄体功能不足者,按医嘱正确使用黄体酮治疗,以预防流产。子宫畸形者须在妊娠前先进行矫正手术。宫颈内口松弛者应在未妊娠前做宫颈内口松弛修补术;如已妊娠,则可在妊娠14~16 周时行子宫内口缝扎术。

### (五)护理评价

(1)护理对象体温正常,血红蛋白及白细胞数正常,无出血、感染征象。

(2)先兆流产孕妇配合保胎治疗,继续妊娠。

# 第五节　早　产

早产是指妊娠满 28 周至不足 37 周（196～258 天）间分娩者。此时娩出的新生儿称为早产儿，体重为 1 000～2 499 g。各器官发育尚不够健全，出生孕周越小，体重越轻，预后越差。国内早产占分娩总数的 5 ％～15 ％，约 15 ％早产儿于新生儿期死亡。近年由于早产儿治疗学及监护手段的进步，其生存率明显提高，伤残率下降，故国外学者建议将早产定义时间上限提前到妊娠 20 周。

## 一、病因

诱发早产的常见原因有：①胎膜早破、绒毛膜羊膜炎最常见，30 ％～40 ％的早产与此有关；②下生殖道及泌尿道感染，如 B 族溶血性链球菌、沙眼衣原体、支原体感染、急性肾盂肾炎等；③妊娠并发症与并发症，如妊娠期高血压疾病、妊娠期肝内胆汁淤积症，以及妊娠合并心脏病、慢性肾炎、病毒性肝炎、急性肾盂肾炎、急性阑尾炎、严重贫血、重度营养不良等；④子宫过度膨胀及胎盘因素，如羊水过多、多胎妊娠、前置胎盘、胎盘早剥、胎盘功能减退等；⑤子宫畸形，如纵隔子宫、双角子宫等；⑥宫颈内口松弛；⑦每天吸烟大于 10 支，酗酒。

## 二、临床表现

早产的主要临床表现是子宫收缩，最初为不规则宫缩，常伴有少许阴道流血或血性分泌物，以后可发展为规则宫缩，其过程与足月临产相似，胎膜早破较足月临产多见。宫颈管先逐渐消退，然后扩张。妊娠满 28 周至不足 37 周出现至少 10 分钟一次的规则宫缩，伴宫颈管缩短，可诊断先兆早产。妊娠满 28 周至不足 37 周出现规则宫缩（20 分钟≥4 次，或 60 分钟≥8次，持续＞30 秒），伴宫颈缩短大于等于 80 ％，宫颈扩张 1 cm 以上，诊断为早产临产。部分患者可伴有少量阴道流血或阴道流液。以往有晚期流产、早产史及产伤史的孕妇容易发生早产。诊断早产一般并不困难，但应与妊娠晚期出现的生理性子宫收缩相区别。生理性子宫收缩一般不规则、无痛感，且不伴有宫颈管消退和宫口扩张等改变。

## 三、处理原则

若胎膜未破，胎儿存活、无胎儿窘迫，无严重妊娠并发症及并发症时，应设法抑制宫缩，尽可能延长孕周；若胎膜已破，早产不可避免时，应设法提高早产儿存活率。

## 四、护理

### (一)护理评估

#### 1.病史

详细评估可致早产的高危因素，如孕妇以往有流产、早产史或本次妊娠期有阴道流血史，则发生早产的可能性大，应详细询问并记录患者既往出现的症状及接受治疗的情况。

#### 2.身心诊断

妊娠晚期者子宫收缩规律（20 分钟≥4 次），伴以宫颈管消退大于等于 75 ％，以及进行性宫颈扩张 2 cm 以上时，可诊断为早产者临产。

当早产已不可避免时，孕妇常会不自觉地把一些相关的事情与早产联系起来而产生自责感;由于孕妇对结果的不可预知,恐惧、焦虑、猜测也是早产孕妇常见的情绪反应。

3.辅助检查

通过全身检查及产科检查,结合阴道分泌物的生化指标检测,核实孕周,评估胎儿成熟度、胎方位等;观察产程进展,确定早产的进程。

### (二)可能的护理诊断

1.有新生儿受伤的危险

新生儿受伤与早产儿发育不成熟有关。

2.焦虑

焦虑与担心早产儿预后有关。

### (三)预期目标

(1)新生儿不存在由护理不当而产生的并发症。

(2)患者能平静地面对事实,接受治疗及护理。

### (四)护理措施

1.预防早产

孕妇良好的身心状况可减少早产的发生,突发的精神创伤也可诱发早产。因此,应做好孕期保健工作,指导孕妇加强营养,保持平静心情。嘱孕妇避免诱发宫缩的活动,如抬举重物、性生活等。嘱高危孕妇必须多卧床休息,以左侧卧位为宜,以增加子宫血循环,改善胎儿供氧,慎做肛查和阴道检查等,积极治疗并发症。嘱宫颈内口松弛者应于孕 14～18 周或更早些时间做预防性宫颈环扎术,防止早产的产生。

2.药物治疗的护理

先兆早产的主要治疗为抑制宫缩,与此同时,还要积极控制感染治疗并发症。护理人员应能明确具体药物的作用和用法,并能识别药物的不良反应,以避免毒性作用的发生,同时,应对患者做相应的健康教育。常用抑制宫缩的药物有以下几类。

(1)β肾上腺素受体激动素:其作用为激动子宫平滑肌 β 受体,从而抑制宫缩。此类药物的不良反应为心跳加快、血压下降、血糖增高、血钾降低、恶心、出汗、头痛等。常用药物有利托君、沙丁胺醇等。

(2)硫酸镁:镁离子直接作用于肌细胞,使平滑肌松弛,抑制子宫收缩。一般采用 25 ％硫酸镁 20 mL 加于 5 ％葡萄糖液 100～250 mL 中,在 30～60 分钟缓慢静脉滴注,然后用 25 ％硫酸镁 20～10 mL 加于 5 ％葡萄糖液 100～250 mL 中,以每小时 1～2 g 的速度缓慢静脉滴注,直至宫缩停止。

(3)钙通道阻滞剂:阻滞钙离子进入细胞而抑制宫缩。常用硝苯地平 5～10 mg,舌下含服,每天 3 次。用药时必须密切注意孕妇及血压的变化,若合并使用硫酸镁时更应慎重。

(4)前列腺素合成酶抑制剂:前列腺素有刺激子宫收缩和软化宫颈的作用,其抑制剂则有减少前列腺素合成的作用,从而抑制宫缩。常用药物有吲哚美辛及阿司匹林等。但此类药物可抑制胎儿前列腺素的合成和释放,使胎儿体内前列腺素减少,而前列腺素有维持胎儿动脉导管开放的作用,缺乏时导管可能过早关闭而致胎儿血循环障碍。因此,临床已较少应用,必要时仅能短期(不超过 1 周)服用。

3.预防新生儿并发症的发生

在保胎过程中,应每天行胎心监护,教会患者自数胎动,有异常时及时采用应对措施。在分娩前按医嘱给孕妇糖皮质激素如地塞米松、倍他米松等,可促胎肺成熟,这是避免发生新生儿呼吸窘迫综合征的有效步骤。

4.为分娩做准备

如早产已不可避免,应尽早决定合理分娩的方式。如遇臀位、横位,估计胎儿成熟度低、而产程又需较长时间,可选用剖宫产术结束分娩;对经阴道分娩者,应考虑使用产钳和会阴切开术以缩短产程,从而减少分娩过程中对胎头的压迫。同时,充分做好早产儿保暖和复苏的准备,临产后慎用镇静药,避免发生新生儿呼吸抑制的情况;产程中应给孕妇吸氧;新生儿出生后,立即结扎脐带,防止过多母血进入胎儿循环,造成循环系统负荷过载。

5.为孕妇提供心理支持

安排时间与孕妇进行开放式的讨论,让患者了解早产的发生并非她的过错,有时甚至是无缘由的。同时,也要避免为减轻孕妇的负疚感而给予过于乐观的保证。由于早产是出乎意料的,孕妇多没有精神和物质准备,对产程的孤独无助感尤为敏感,因此丈夫、家人和护士在身旁提供支持较足月分娩更显重要,并能帮助孕妇重建自尊,以良好的心态承担早产儿母亲的角色。

**(五)护理评价**

(1)患者能积极配合医护措施。

(2)母婴顺利经历全过程。

# 第五章　儿科常见疾病的护理

## 第一节　小儿急性胃炎

急性胃炎是由不同病因引起的胃黏膜急性炎症。常见病因有进食刺激性、粗糙食物,服用刺激性药物,误服腐蚀剂,细菌、病毒感染,以及蛋白质过敏等。

### 一、临床特点

#### (一)腹痛

大多为急性起病,腹痛突然发生,位于上腹部,疼痛明显。

#### (二)消化道不适症状

上腹饱胀、嗳气、恶心、呕吐。

#### (三)消化道出血

严重者可有消化道出血,呕吐物呈咖啡样,出血多时可呕血及黑便。有的首发表现就是呕血及黑便,如应激性胃炎、阿司匹林引起的胃炎。

#### (四)其他

有的患儿可伴发热等感染中毒症状。呕吐严重可引起脱水、酸中毒。

#### (五)胃镜检查

胃镜检查可见胃黏膜水肿、充血、糜烂。

### 二、护理评估

#### (一)健康史

了解消化道不适感开始的时间,与进食的关系。有无呕血、黑便。病前饮食、口服用药情况,有否进食刺激性食物、药物或其他可疑异物。

#### (二)症状、体征

评估腹痛部位、程度、性质,大便的颜色和性状等。

#### (三)社会、心理

评估家庭功能状态,患儿及父母对疾病的认识、态度及应对能力。

#### (四)辅助检查

了解胃镜检查情况。

### 三、常见护理问题

(1)舒适改变:与胃黏膜受损有关。

(2)焦虑:与呕血有关。

(3)合作性问题:消化道出血、电解质紊乱。

#### 四、护理措施

（1）保证患儿休息。

（2）饮食：暂停原饮食，给予清淡、易消化流质或半流质饮食，少量多餐，必要时可停食 1～2 餐。停服刺激性药物。

（3）对症护理：呕吐后做好口腔清洁护理。腹痛时给予心理支持，手握患儿的手，轻轻按摩其腹部或听音乐，以分散注意力，减轻疼痛。对有脱水者纠正水、电解质失衡。出血严重时按上消化道出血护理。

（4）根据不同病因给予相应的护理：如应激性胃炎所致的休克按休克护理。

（5）病情观察：注意观察腹痛程度、部位，有无呕血、便血，对有消化道出血者应严密监测血压、脉搏、呼吸、末梢循环，注意观察出血量，警惕失血性休克的发生。

（6）心理护理：剧烈腹痛和呕血都会使患儿和家长紧张，应耐心解释症状与疾病的关系，减轻患儿和家长的恐慌，同时给予心理支持。

（7）健康教育：①简要介绍本病发病原因和发病机制。②讲解疾病与饮食的关系、饮食治疗的意义。③饮食指导：介绍流质、半流质饮食的分辨和制作方法，告知保证饮食清洁卫生的意义。

#### 五、出院指导

**（一）饮食指导**

出院初期，应给予清淡易消化半流质饮食、软食，少量多餐，逐渐过渡到正常饮食。避免食用浓茶、咖啡、过冷过热等刺激性食物。饮食的配置既要减少对胃黏膜的刺激，又要不失营养。牛奶是一种既有营养，又能保护胃黏膜的流质，可以每日供给。同时由于孩子正处于生长发育阶段，食物种类要多元化。

**（二）注意饮食卫生**

保证食物新鲜，存留食物必须经过煮沸才能食用，凉拌食物要注意制作过程的卫生，饭前便后注意洗手。

**（三）避免滥用口服药物**

药物可刺激胃黏膜，破坏黏膜的保护屏障，不可滥用。某些药物还可引起胃黏膜充血、水肿、糜烂甚至出血，如阿司匹林、吲哚美辛、肾上腺皮质激素、氯化钾、铁剂、抗肿瘤药等。若疾病治疗需要则应饭后服，以减少对胃黏膜的损害。

**（四）避免误服**

强酸、强碱等腐蚀性物品应放置在孩子取不到的地方。

# 第二节　小儿慢性胃炎

慢性胃炎是由多种致病因素长期作用而引起的胃黏膜炎症性病变，主要与幽门螺杆菌感染、十二指肠-胃反流、不良饮食习惯、某些药物应用等因素有关。小儿慢性胃炎比急性胃炎多见。

## 一、临床特点

(1)腹痛:上腹部或脐周反复疼痛,往往伴有恶心、呕吐、餐后饱胀、食欲缺乏,严重时影响活动及睡眠。

(2)胃不适:多在饭后感到不适,进食不多但觉过饱,常由进食冷、硬、辛辣或其他刺激性食物引起症状或使症状加重。

(3)合并胃黏膜糜烂者可反复少量出血,表现为呕血、黑便。

(4)小婴儿还可以表现为慢性腹泻和营养不良。

(5)给予抗酸剂及解痉剂症状不易缓解。

(6)辅助检查:胃镜检查可见炎性改变,以胃窦部炎症多见。病原学检查 HP 阳性率高。胃黏膜糜烂者大便潜血阳性。

## 二、护理评估

### (一)健康史

了解有无不良的饮食习惯,是否患过急性胃炎,有无胃痛史,有无鼻腔、口腔、咽部慢性炎症,近期胃主受纳有无改变,腹痛与饮食的关系,有无恶心、呕吐、腹泻等其他胃肠道不适表现。

### (二)症状、体征

评估腹痛部位、程度,是否有恶心、呕吐、餐后饱胀等情况,大便颜色有否改变,有无营养不良、贫血貌。

### (三)社会、心理

评估家庭饮食和生活习惯,父母及患儿对疾病的认识和态度、对患病和住院的应对能力。

### (四)辅助检查

了解胃镜检查情况,实验室检查有无 HP 感染。

## 三、常见护理问题

(1)舒适的改变:与胃黏膜受损、腹痛有关。

(2)营养失调,低于机体需要量:与食欲缺乏、胃出血有关。

(3)知识缺乏:缺乏饮食健康知识。

## 四、护理措施

### (一)饮食

给予易消化、富营养、温热软食,少量多餐,定时定量,避免过饥过饱,忌食生、冷和刺激性食物。

### (二)腹痛的护理

通过音乐、游戏、讲故事等转移患儿的注意力,以减轻疼痛。对腹痛明显者遵医嘱给予抗胆碱能药。

### (三)注意观察

观察腹痛的部位、性质、程度,大便的颜色、性状。

### (四)健康教育

(1)简要介绍该病的病因、发病机制、相关检查的意义,疾病对生长发育的影响。

(2)讲述疾病与饮食的关系:饮食没有规律,挑食,偏食,常食生冷、辛辣的食物对胃肠道黏膜是一种刺激。

（3）讲解饮食治疗的意义：温热柔软、少量多餐、定时定量的饮食可避免对胃黏膜的刺激，有利于胃黏膜的修复。而生冷、辛辣、油炸、粗糙的食物可使疾病反复。

### 五、出院指导

#### （一）食物的选择与配置

根据不同年龄给予不同的饮食指导，原则是食物温、软，营养丰富。

#### （二）培养良好的饮食习惯

进食要少量多餐，忌挑食、偏食、饱一顿饿一顿。忌食生冷、辛辣、油炸、粗糙等对胃黏膜有害的食物。不要喝浓茶、咖啡，少喝饮料，饮料中往往含有咖啡因，浓茶和咖啡对胃黏膜都具有刺激性。

#### （三）用药指导

（1）对有 HP 感染者，要遵医嘱联合用药，坚持完成疗程。

（2）慎用刺激性药物：阿司匹林、激素、红霉素、水杨酸类药物，对胃黏膜有一定的刺激作用，要慎用。

# 第三节　小儿消化性溃疡

消化性溃疡主要指胃、十二指肠黏膜及其深层组织被胃消化液所消化（自身消化）而造成的局限性组织丧失。小儿各年龄组均可发病，以学龄儿童为主。根据病变部位可分胃溃疡、十二指肠溃疡、复合性溃疡（胃和十二指肠溃疡并存）。因儿童时期黏膜再生能力强，故病变一般能较快痊愈。

### 一、临床特点

#### （一）症状

（1）腹痛：幼儿为反复脐周疼痛，时间不固定，不愿进食。年长儿疼痛局限于上腹部，有时达后背和肩胛部。胃溃疡大多在进食后疼痛，十二指肠溃疡大多在饭前和夜间疼痛，进食后常可缓解。

（2）腹胀不适或食欲缺乏，体重增加不理想。

（3）婴幼儿呈反复进食后呕吐。

（4）部分患儿可突然发生吐血、血便甚至昏厥、休克，也有表现为慢性贫血伴大便潜血阳性。

#### （二）体征

（1）腹部压痛，大多在上腹部。

（2）突然剧烈腹痛、腹胀、腹肌紧张、压痛及反跳痛，需考虑胃肠穿孔。

#### （三）辅助检查

（1）纤维胃镜检查：溃疡多呈圆形、椭圆形，少数呈线形、不规则形。十二指肠溃疡有时表现为一片充血黏膜上散在的小白苔，形如霜斑，称"霜斑样溃疡"。必要时行活检。

（2）X射线钡餐检查：若有壁龛或龛影征象可确诊溃疡。

（3）HP的检测：HP是慢性胃炎的主要致病因子，与消化性溃疡密切相关。

（4）粪便潜血试验：胃及十二指肠溃疡常有少量渗血，使大便潜血试验呈阳性。

## 二、护理评估

### （一）健康史

询问患儿的饮食习惯，既往史及其他家庭成员健康史，有无患同类疾病史，评估患儿的生长发育情况。

### （二）症状、体征

评估腹部症状和体征，呕吐物及大便性质。了解腹痛的节律和特点。

### （三）社会、心理

评估患儿及家长对本病的认知和焦虑程度。

### （四）辅助检查

了解胃镜和钡餐检查、大便潜血试验、病理切片结果。

## 三、常见护理问题

（1）疼痛：与胃、十二指肠溃疡有关。

（2）营养失调，低于机体需要量：与胃十二指肠溃疡影响食物的消化吸收、胃肠道急慢性失血有关。

（3）合作性问题：消化道出血、穿孔、幽门梗阻。

## 四、护理措施

（1）观察腹痛出现的时间，疼痛的部位、范围、性质、程度。

（2）让患儿卧床休息，腹痛时予屈膝侧卧位或半卧位，多与患儿交谈、讲故事等，分散患儿注意力。

（3）饮食调整：溃疡出血期间饮食以流质、易消化软食为主；恢复期在抗酸治疗同时不必过分限制饮食，以清淡为主，避免暴饮暴食。

（4）做好胃镜等检查的术前准备，告知术前术后禁食时间，检查中如何配合及注意事项。

（5）按医嘱正确使用制酸剂、解痉剂及胃黏膜保护剂。

（6）并发症护理。①消化道出血：本病最常见的并发症。如为少量出血症状，一般不需禁食，以免引起饥饿及不安，胃肠蠕动增加而加重出血；对于大量出血要绝对安静、平卧、禁食，监测生命体征变化，观察呕吐物、大便的性质和颜色，呕血后应做好口腔护理，清除血迹，避免恶心而诱发再出血，迅速开放静脉通道，尽快补充血容量，必要时输血。②穿孔：急性穿孔是消化性溃疡最严重的并发症。临床表现为突然发生上腹剧痛，继而出现腹膜炎的症状、体征，甚至出现休克状态。应立即禁食、胃肠减压、补液、备血、迅速做好急症术前准备。同时做好患儿的心理护理，消除患儿的紧张情绪。③幽门梗阻：十二指肠球部溃疡常见的并发症，儿科比较少见。表现为上腹部疼痛，于餐后加剧，呕吐大量宿食，呕吐后症状缓解。轻者可进流质食物，重者应禁食，补充液体，纠正水与电解质紊乱，维持酸碱平衡，保证输入足够的液体量。

（7）健康教育。①通俗易懂地介绍本病的基础知识，如疾病的病因、一般护理知识等。②向患儿讲解胃镜、钡餐、呼气试验等检查的基本过程及注意事项，取得患儿及家长配合，胃镜后暂禁食 2 小时,以免由麻醉药影响致误吸窒息。

### 五、出院指导

#### (一)饮食

养成定时进食的良好习惯,细嚼慢咽,避免急食;少量多餐,餐间不加零食,避免过饱过饥。禁食酸辣、生冷、油炸、浓茶、咖啡、酒、汽水等刺激性食物。

#### (二)休息

养成有规律的生活起居,鼓励适度活动。避免过分紧张,疲劳过度。合理安排学习。父母、老师不要轻易责骂孩子,减轻小儿心理压力,保证患儿充分的睡眠和休息。

#### (三)个人卫生

尤其是 HP 阳性者,患儿大小便要解在固定容器内,饭前便后要洗手。用过的餐具,要定期消毒,家庭成员之间实行分餐制。家庭成员有 HP 感染者应一起治疗,避免交叉感染。

#### (四)合理用药

让家长及患儿了解药物的用法、作用及不良反应。例如:奥美拉唑胶囊宜清晨顿服;制酸剂应在饭后1~2 小时服用;$H_2$ 受体拮抗剂每 12 小时一次或睡前服;谷氨酰胺呱仑酸钠颗粒宜饭前直接嚼服等。抗 HP 治疗需用二联、三联疗法。

#### (五)定期复查

定期复查,以免复发。当出现黑便、头晕等不适时及时去医院就诊。

# 第四节　小儿腹泻病

## 一、护理评估

### (一)健康史

应详细询问喂养史,是母乳喂养还是人工喂养,喂何种乳品,冲调浓度、喂哺次数及量,添加辅食及断奶情况。了解当地有无类似疾病的流行,并注意患儿有无不洁饮食史、肠道内外感染、食物过敏史、外出旅游和气候变化史等。询问患儿腹泻开始时间、次数、颜色、性质、量、气味,是否伴随发热、呕吐、腹胀、腹痛及里急后重等症状。既往有无腹泻史、其他疾病史和长期服用广谱抗生素史等。

### (二)身体状况

观察患儿生命体征,有无腹痛、里急后重、大便性状为松散或水样,密切观察患儿生命体征、体重、出入量、尿量、神志状态、营养状态,以及皮肤弹性、眼窝凹陷、口舌黏膜干燥、神经反射等脱水表现。并评估脱水的程度和性质,检查肛周皮肤有无发红、破损;了解大便常规、大便常规及致病菌培养等实验室检查结果。

### (三)心理—社会状况

腹泻是小儿的常见病、多发病,年龄越小发病率越高,特别是在贫困和卫生条件较差的地区,家长缺乏喂养及卫生知识是小儿易患腹泻的重要原因。故应了解患儿家长的心理状况及对疾病的病因、护理知识的认识程度,注意评估患儿家庭的经济状况、聚居条件、卫生习惯、家长的文化程度,以及家长对病因、护理知识的了解程度,认识疾病流行趋势。

### (四)实验室检查

了解大便常规及致病菌培养等化验结果。分析血常规、红细胞计数、血清电解质、尿素氮、二氧化碳结合力($CO_2CP$)等,可了解体内酸碱平衡紊乱性质和程度。

## 二、护理诊断

### (一)体液不足

体液不足与腹泻、呕吐丢失过多和摄入量不足有关。

### (二)体温过高

体温过高与肠道感染有关。

### (三)有皮肤黏膜完整性受损的危险

有皮肤黏膜完整性受损的危险与腹泻大便次数增多刺激臀部皮肤及尿布使用不当有关。

### (四)知识缺乏(家长)

喂养知识、卫生知识及腹泻患儿护理知识缺乏。

### (五)营养失调,低于机体需要量

营养失调,低于机体需要量,由呕吐腹泻等消化功能障碍所致。

### (六)排便异常腹泻

排便异常腹泻与喂养不当、肠道感染或功能紊乱有关。

### (七)腹泻

腹泻与喂养不当、感染导致胃肠道功能紊乱有关。

### (八)有交叉感染的可能

交叉感染与免疫力低下有关。

### (九)潜在并发症

**1.酸中毒**

酸中毒与腹泻丢失碱性物质及热能摄入不足有关。

**2.低血钾**

低血钾与腹泻、呕吐丢失过多和摄入不足有关。

## 三、护理目标

(1)患儿腹泻、呕吐、排便次数逐渐减少至正常,大便次数、性状、颜色恢复正常。

(2)患儿脱水、电解质紊乱纠正,体重恢复正常,尿量正常,获得足够的液体和电解质。

(3)体温逐渐恢复正常。

(4)住院期间患儿能保持皮肤的完整性,不再有红臀发生。

(5)家长能说出婴儿腹泻的病因、预防措施和喂养知识,能协助医护人员护理患儿。

(6)患儿不发生酸中毒、低血钾等并发症。

(7)避免交叉感染的发生。

(8)保证患儿营养的补充,使患儿体重保持稳定或有增加。

## 四、护理措施

新入院的患儿首先要测量体重,便于了解患儿脱水情况和计算液量。以后每周测一次,了解患儿恢复和体重增长情况。

**(一)体液不足的护理**

**1.口服补液疗法的护理**

对无脱水、轻中脱水或呕吐不严重的患儿,可采用口服补液疗法,它能补充身体丢失的水分和盐,执行医嘱给口服补液盐(oral rehydration salt,ORS)时应在4～6小时少量多次喂,同时可以随意喂水,口服补液盐一定用冷开水或温开水溶解。

(1)一般轻度脱水需50～80 mL/kg,中度脱水需80～100 mL/kg,于8～12小时将累积损失量补足;脱水纠正后,将余量用等量水稀释按病情需要随时口服。对无脱水患儿,可在家进行口服补液的护理,可将口服补液盐溶液加等量水稀释,每日口服50～100 mL/kg,少量频服,以预防脱水(新生儿慎用),对有明显腹胀、休克、心功能不全或其他严重并发症者及新生儿不宜口服补液。在口服补液过程中,如呕吐频繁或腹泻、脱水加重,应改为静脉补液。服用ORS溶液期间,应适当增加水分,以防高钠血症。

(2)护理中的注意事项:①向家长说明和示范口服液的配制方法。②向家长示范喂服方法,对2岁以下的患儿每1～2分钟喂1小勺约5 mL,对大一点的患儿可让其用杯子直接喝,如有呕吐,停10分钟后再慢慢喂服(每2～3分钟喂一勺)。③对于在家进行口服补液的患儿,应指导家长病情观察方法。口服补液可直到腹泻停止,并继续喂养。如病情不见好转或加重,应及时到医院就诊。④密切观察病情,如患儿出现眼睑浮肿应停止服用ORS溶液,改用白开水或母乳,水肿消退后再按无脱水的方案服用。4小时后应重新估计患儿脱水状况,然后选择上述适当的方案继续治疗护理。

**2.禁食、静脉补液**

禁食、静脉补液适用于中度以上脱水,吐泻严重或腹胀的患儿。在静脉输液前协助医生取静脉血做钾、钠、氯、二氧化碳结合力等项目检查。

(1)第1天补液。①输液总量:按医嘱要求安排24小时的液体总量(包括累积损失量、继续损失量和生理需要量)。本着"急需先补、先快后慢、见尿补钾"的原则分批输入。如患儿烦躁不安,应检查原因,必要时可遵医嘱给予适量的镇静药,如复方冬眠灵、10 %水合氯醛,以防患儿烦躁不安而影响静脉输液。一般轻度脱水用量为90～120 mL/kg,中度脱水用量为120～150 mL/kg,重度脱水用量为150～180 mL/kg。②溶液种类:根据脱水性质而定,若临床判断脱水困难,可先按等渗性脱水处理。对于治疗前6小时内无尿的患儿首先要在30分钟内输入2∶1液,一定要记录输液后首次排尿时间,见尿后给含钾液体。③输液速度:主要取决于脱水程度和继续损失的量与速度,遵循先快后慢原则。明确每小时的输入量,一般茂菲氏滴管14～15滴为1 mL,严格执行补液计划,保证输液量的准确,掌握好输液速度和补液原则。注意防止输液速度过速或过缓。注意输液是否通畅,保护好输液肢体,随时观察针头有无滑脱、局部有无红肿渗液及寒战、发绀等全身输液反应。对重度脱水有明显周围循环障碍者应先快速扩容;累积损失量(扣除扩容液量)一般在前8～12小时补完,每小时8～10 mL/kg;后12～16小时补充生理需要量和异常的损失量,每小时约5 mL/kg;若吐泻缓解,可酌情减少补液量或改为口服补液。④对于少数营养不良、新生儿及伴心、肺疾病的患儿应根据病情计算,每批液量一般减少20 %,输液速度应在原有基础减慢2～4小时,把累积丢失的液量由8小时延长到 10～12 小时输完。如有条件最好用输液泵,以便更精确地控制输液速度。

(2)第 2 天及以后的补液。脱水和电解质紊乱已基本纠正,主要补充生理需要量和继续损失量,可改为口服补液。一般生理需要量为每日 60～80 mL/kg,用 1/5 张含钠液;继续损失量"丢多少补多少",用 1/2～1/3 张含钠液,将这两部分相加于 12～24 小时均匀静脉滴注。

**3.准确记录出入量**

准确记录出入量是医生调整患儿输液质和量的重要依据。

(1)大便次数、量(估计)及性质、气味、颜色、有无黏液、脓血等。留大便常规并做培养。

(2)呕吐次数、量、颜色、气味,以及呕吐与其他症状的关系,体现了患儿病情发展情况。比如:呕吐加重但无腹泻;补液后脱水纠正由于呕吐次数增多而效果不满意。这时要及时报告医生,以及早发现肠道外感染或急腹症。

**4.严密观察病情,细心做好护理**

(1)注意观察生命体征:体温、脉搏、血压、呼吸、精神状况。若出现烦躁不安、脉率加快、呼吸加快等,应警惕是否输液速度过快,是否发生心力衰竭和肺水肿等情况。

(2)观察脱水情况:注意患儿的神志、精神、皮肤弹性、有无口渴,皮肤、黏膜干燥程度,眼窝及前囟凹陷程度,机体温度及尿量等临床表现;估计患儿脱水程度,同时要动态观察经过补充液体后脱水症状是否得到改善。如补液合理,一般于补液后 3～4 小时应该排尿,此时说明血容量恢复,所以应注意观察和记录输液后首次排尿的时间、尿量。补液后 24 小时皮肤弹性恢复,眼窝凹陷消失,则表明脱水已被纠正。补液后眼睑出现浮肿,可能是钠盐过多;补液后尿多而脱水未能纠正,则可能是葡萄糖液补入过多,宜调整溶液中电解质比例。

(3)密切观察代谢性酸中毒的表现:中、重度脱水患儿多有不同程度的酸中毒,当 pH 下降、二氧化碳结合力在 25 ％容积以下时,酸中毒表现明显。当患儿出现呼吸深长、精神萎靡、嗜睡,严重者意识不清、口唇樱红、呼吸有丙酮味时,应准备碱性液,及时使用碱性药物纠正,应补充碳酸氢钠或乳酸钠。注意碱性液体有无漏出血管外,以免引起局部组织坏死。

(4)密切观察低血钾表现:常发现于输液后脱水纠正时,当发现患儿尿量异常增多,精神萎靡、全身乏力、不哭或哭声低下、吃奶无力、肌张力低下、反应迟钝、恶心呕吐、腹胀及听诊肠鸣音减弱或消失,呼吸频率不规整,心电图显示 T 波平坦或倒置、U 波明显、S-T 段下移(或心律失常,提示有低血钾存在,应及时补充钾盐)等临床表现,及时报告医生,做血生化检查。如是低血钾症,应遵医调整液体中钾的浓度。补充钾时应按照"见尿补钾"的原则,严格掌握补钾的速度,绝不可做静脉推入,以免发生高血钾引起心搏骤停。一般按每日 3～4 mmol/kg(相当于氯化钾 200～300 mg/kg)补给,对缺钾明显者可增为 4～6 mmol/kg,轻度脱水时可分次口服,对中、重度脱水予静脉滴入,并观察记录好治疗效果。

(5)密切观察有无低钙、低镁、低磷血症:当脱水和酸中毒被纠正时,大多表现有钙、磷缺乏,少数可有镁缺乏。低血钙或低血镁时表现为手足搐搦、惊厥;重症低血磷时出现嗜睡、精神错乱或昏迷,肌肉、心肌收缩无力(营养不良或佝偻病活动期患儿更甚),这时要及时报告医生。静脉缓慢注射 10 ％葡萄糖酸钙或深部肌内注射 25 ％硫酸镁。

(6)低钠血症:多见于静脉输液停止后的患儿。这是因为患儿进食后水样便次数再次增多,主要表现为患儿前囟及眼窝凹陷、肢端凉、精神弱、尿少等。要及时报告医生要继续补充丢失液体。

（7）高钠血症：出现在按医嘱禁食补液或口服补液后，患儿出现烦躁不安、口渴、尿少、皮肤弹性差，甚至惊厥。这时应报告医生，必要时取血查生化，待结果回报后根据具体情况调整液体的质和量。

（8）泌尿系统感染：患儿腹泻渐好，但仍发热，阵阵哭闹不安，此时要报告医生，根据医嘱留尿常规，并寻找感染病灶。并发泌尿系感染的患儿多见于女婴，在护理和换尿布时一定要注意女婴儿会阴部的清洁，防止上行性尿路感染。

5.计算液体出入量

24 小时液体入量包括口服液体和胃肠道外补液量。液体出量包括尿、大便和不显性失水。呼吸增快时，不显性失水增加 4～5 倍，体温每升高 1 ℃，不显性失水每小时增加 0.5 mL/kg；环境湿度大小可分别减少或增加不显性失水；体力活动增多时，不显性失水增加 30 ％。补液过程中，计算并记录 24 小时液体出入量，是液体疗法护理工作的重要内容。婴幼儿大小便不易收集，可用"秤尿布法"计算液体排出量。

**（二）腹泻的护理**

控制腹泻，防止继续失水。

1.调整饮食

根据世界卫生组织的要求对于轻中度脱水的患儿不必禁食，腹泻期间和恢复期适宜的营养对促进恢复、减少体重下降和生长停滞的程度、缩短腹泻后康复时间、预防营养不良非常重要。故腹泻脱水患儿除严重呕吐者暂禁食 4～6 小时（不禁水）外，继续喂养进食是必要的治疗与护理措施。但因同时存在着消化功能紊乱，故应根据患儿病情适当调整饮食，达到减轻胃肠道负担、恢复消化功能之目的。继续哺母乳喂养；对人工喂养出生 6 个月以内的小儿，牛奶（或羊奶）应加米汤或水稀释，或用发酵奶（酸奶），也可用奶谷类混合物，每天 6 次，以保证足够的热量。腹泻次数减少后，对出生 6 个月以上的婴儿可用平常已经习惯的饮食，选用稀粥、面条、并加些熟的植物油、蔬菜、肉末等，但需由少到多，随着病情稳定和好转，逐渐过渡到正常饮食。对幼儿应给一些新鲜、味美、碎烂、营养丰富的食物。病毒性肠炎多有双糖酶缺乏，应限制糖量，并暂停乳类喂养，改为豆制代用品或发酵奶，对牛奶和大豆过敏者应改用其他饮食，以减轻腹泻，缩短病程。腹泻停止后，继续给予营养丰富的饮食，并每日加餐 1 次，共两周，以赶上正常生长。对双糖酶缺乏者，不宜用蔗糖，并暂停乳类。对少数严重病例口服营养物质不能耐受者，应加强支持疗法，必要时全静脉营养。

2.控制感染

感染是引起腹泻的重要原因，细菌性肠炎需用抗生素治疗。病毒性肠炎用饮食疗法和支持疗法常可痊愈。严格消毒隔离，防止感染传播，按肠道传染病隔离，护理患儿前后要认真洗手，防止感染，遵医嘱给予抗生素治疗。

3.观察排便情况

注意大便的变化，观察记录大便次数、颜色、性状、气味、量，及时送检，并注意采集黏液脓血部分，做好动态比较，根据大便常规检验结果，调整治疗和输液方案，为输液方案和治疗提供可靠依据。

### (三)发热的护理

(1)保持室内安静、空气新鲜、通风良好,保持室温在 18～22 ℃,相对湿度为 55 ％～65 ％,衣被适度,以免影响机体散热。

(2)让患儿卧床休息限制活动量,利于机体康复和减少并发症的发生。嘱患者多饮温开水或选择喜欢的饮料,以加快毒素排泄带走热量和降低体温。

(3)密切观察患儿体温变化,每 4 小时测体温 1 次,体温骤升或骤降时要随时测量并记录降温效果。体温超过 38.5 ℃时给予物理降温:温水擦浴;用 30 ％～50 ％的乙醇擦浴;冰枕、冷毛巾敷患儿前额,或冷敷腹股沟、腋下等大血管处;冷盐水灌肠。物理降温后 30 分钟测体温,并记录于体温单上。

(4)按医嘱给予抗感染药及解热药,并观察记录用药效果,药物降温后,密切观察,防止虚脱。

(5)患儿的衣服,出汗后及时擦干汗液,更换衣服,并注意保暖,在严重情况下给予吸氧,以免惊厥、抽搐发生。

(6)加强口腔护理,鼓励多漱口,口唇干燥时可涂护唇油。

### (四)维持皮肤完整

由于腹泻频繁,大便呈酸性或碱性,含有大量肠液及消化酶,臀部皮肤常处于被大便腐蚀的状态,容易发生肛门周围皮肤糜烂,严重者引起溃疡及感染,要注意每次换尿布大便后需用温水清洗臀部及肛周并吸干,局部皮肤发红处涂 5 ％鞣酸软膏或 40 ％氧化锌油并按摩片刻,促进血液循环。应选用消毒软棉尿布并及时更换。避免使用不透气塑料布或橡皮布,防止尿布皮炎发生。局部有糜烂者可在便后用温水洗净后用灯泡照烤,待烤干局部渗液后,再涂紫草油或 1 ％龙胆紫效果更好。

### (五)做好床边隔离

护理患儿前后均要认真洗手,防止交叉感染。

### (六)减轻患儿的恐惧

医护人员的检查、治疗应相对集中进行以减少患儿的哭闹,可根据患儿年龄给予不同玩具,减少其恐惧心理,若患儿哭闹不安影响静脉输液的顺利进行,必要时可根据医嘱适当应用镇静药物。

### (七)对症治疗

对腹胀明显者用肛管排气或肌内注射新斯的明。对呕吐严重者针刺足三里、内关或肌内注射氯丙嗪等。

### (八)注意口腔清洁

禁食患儿每日做口腔护理两次。由于长时间应用抗生素可发生鹅口疮。如口腔黏膜有乳白色分泌物附着即为鹅口疮,可涂制霉菌素;若发生溃疡性口炎,可用 3 ％双氧水洗净口腔后,涂复方龙胆紫、金霉素鱼肝油。

### (九)恢复期患儿护理

(1)新入院患儿分室居住,预防交叉感染。

(2)患儿消化功能恢复时,逐渐增加奶的质和量,细心添加辅食,避免小儿腹泻复发。

**(十)健康教育**

(1)宣传母乳喂养的优点,鼓励母乳喂养,尤其是出生后最初数月及出生后每个夏天更为重要,避免在夏季断奶。按时逐步加辅食,防止过食、偏食及饮食结构突然变动。指导学习乳制品的调剂方法,辅食添加方法,断奶时间选择方法。人工喂养儿根据具体情况,选用合适的代乳品。

(2)指导患儿家长配置和使用 ORS 溶液。

(3)嘱家长注意饮食卫生,培养良好的卫生习惯;注意食物新鲜、清洁和奶具、食具应定时煮沸消毒,避免肠道内感染。教育儿童养成饭前便后洗手、勤剪指甲的良好习惯。

(4)嘱家长及时治疗营养不良、维生素 D 缺乏性佝偻病等,加强患儿体格锻炼,适当进行户外活动。预防感冒、肺炎及中耳炎等并发症的发生,避免长期滥用广谱抗生素。

(5)嘱家长气候变化时为患儿及时增减衣物,防止受凉或过热,冬天注意保暖,夏天多喝水。尤其应做好腹部的保暖。集体机构中如有腹泻的流行,应积极治疗患儿,做好消毒隔离工作,防止交叉感染。

# 第五节　小儿肺炎

## 一、疾病概述

肺炎指不同病原体或其他因素所致的肺部炎症。以发热、咳嗽、气促、呼吸困难和肺部固定湿音为共同临床表现。该病是儿科常见疾病中能威胁生命的疾病之一。

**(一)病因**

小儿肺炎的病因见图 5-1。

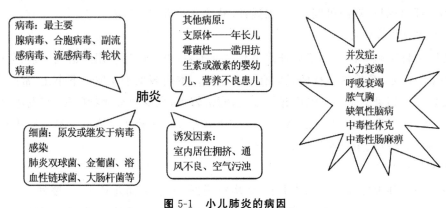

**图 5-1　小儿肺炎的病因**

**(二)分类**

目前,小儿肺炎的分类尚未统一,常用方法有 4 种,各肺炎可单独存在,也可两种同时存在(表 5-1)。

**表 5-1　小儿肺炎的分类**

| 病理分类 | 病因分类 | | 病程分类 | 病情分类 |
| --- | --- | --- | --- | --- |
| 支气管肺炎<br>大叶性肺炎<br>间质性肺炎等 | 感染性：病毒性、细菌性、支原体、衣原体、真菌性、原虫性 | 非感染性：吸入性肺炎、坠积性肺炎 | 急性<br>迁延性<br>慢性 | 轻症<br>重症（其他器官系统受累） |

注：临床上若病因明确，则按病因分类，否则按病理分类。

**（三）疾病特点**

几种不同病原体所致肺炎的特点如下。

1.呼吸道合胞病毒肺炎

呼吸道合胞病毒肺炎由呼吸道合胞病毒感染引起，多见于婴幼儿，以 2～6 个月婴儿多见。常于上呼吸道感染后 2～3 天出现，干咳、低中度发热、喘憋为突出表现。以后病情逐渐加重，出现呼吸困难和缺氧症状。体温与病情无平行关系，喘憋严重时可合并心力衰竭、呼吸衰竭。

2.腺病毒肺炎

腺病毒肺炎由腺病毒感染所致，主要病理改变为支气管和肺泡间质炎。临床特点为：多见于 6 个月至 2 岁小儿；起病急骤，呈稽留热，全身中毒症状明显，咳嗽较剧，可出现喘憋、呼吸困难、发绀等；肺部体征出现较晚，常在发热 4～5 日后出现湿音，以后病变融合而呈现肺实变体征；胸部 X 射线改变的出现较肺部体征早，可见大小不等的片状阴影或融合成大病灶，肺气肿多见。

3.葡萄球菌肺炎

葡萄球菌肺炎包括金黄色葡萄球菌及白色葡萄球菌所致的肺炎。在冬春季发病较多，多见于新生儿及婴幼儿。临床上起病急、病情重、发展快；多呈弛张热，中毒症状明显，面色苍白、咳嗽、呻吟、呼吸困难；皮肤可见一过性猩红热样或荨麻疹样皮疹，有时可找到化脓灶，如疖肿等。肺部体征出现早，双肺可闻及中、细湿音，易并发脓胸、脓气胸。

4.流感嗜血杆菌肺炎

流感嗜血杆菌肺炎由流感嗜血杆菌引起。近年来，由于广泛使用广谱抗生素、免疫抑制剂及院内感染等因素，流感嗜血杆菌感染有上升趋势。本病多见于 4 岁以下小儿，常并发于流感病毒或葡萄球菌感染的患儿。临床起病较缓，病情较重，全身中毒症状明显，有发热、痉挛性咳嗽、呼吸困难、鼻翼扇动、三凹征、发绀等，体检肺部有湿音或肺实变体征。本病易并发脓胸、脑膜炎、败血症、心包炎、中耳炎等。

5.肺炎支原体肺炎

肺炎支原体肺炎由肺炎支原体引起，起病较缓慢，于学龄期儿童多见，婴幼儿发病率也较高。以刺激性咳嗽为突出表现，有的酷似百日咳样咳嗽，咯出黏稠痰，甚至带血丝；常有发热，热程为 1～3 周。年长儿可伴有咽痛、胸闷、胸痛等症状，肺部体征不明显，常有呼吸音粗糙，少数闻及干、湿音或实变体征。中毒症状一般不重，部分患儿出现全身多系统的临床表现，如心肌炎、心包炎、溶血性贫血、胸膜炎肝炎等。

6.衣原体肺炎

衣原体是一种介于病毒与细菌之间的微生物，寄生于细胞内。沙眼衣原体肺炎多见于 6

个月以下的婴儿,可于产时或产后感染,起病缓,先有鼻塞、流涕,后出现气促、频繁咳嗽,有的酷似百日咳样阵咳,但无回声,偶有呼吸暂停或呼气喘鸣,一般无发热。同时可患有结合膜炎或有结合膜炎病史。

## 二、治疗概述

应采取综合措施,积极控制炎症,改善肺的通气功能,防止并发症。保持室内空气流通,室温以18～20 ℃为宜,相对湿度为 60 ％。保持呼吸道通畅,及时清除上呼吸道分泌物,变换体位,以利于痰液排出。加强营养,饮食应富含蛋白质和维生素,少量多餐,对重症不能进食者,可给予静脉营养。不同病原体肺炎患儿宜分室居住,以免交叉感染。

### (一)一般治疗

按不同病原体选择药物。经肺穿刺研究资料证明,绝大多数重症肺炎是由细菌感染引起的,或在病毒感染的基础上合并细菌感染,故需采用抗生素治疗。

抗生素使用的原则:①根据病原菌选用敏感药物。②早期治疗。③联合用药。④选用渗入下呼吸道浓度高的药物。⑤足量、足疗程,重症宜经静脉途径给药。

抗生素一般用至体温正常后5～7天,临床症状基本消失后 3 天。葡萄球菌性肺炎在体温正常后继续用药 2 周,总疗程为 6 周。支原体肺炎至少用药2～3周。

### (二)病原治疗

#### 1.肺部革兰阳性球菌感染

对肺炎链球菌肺炎,青霉素仍为首选。一般用大剂量青霉素静脉滴注,对青霉素过敏者改滴红霉素。葡萄球菌肺炎,首选耐酶(β-内酰胺酶)药物,如新的青霉素Ⅱ、先锋霉素Ⅰ或头孢菌素三代静脉滴注。厌氧菌肺炎用氧哌嗪青霉素及灭滴灵有效。

#### 2.肺部革兰阴性杆菌感染

肺部革兰阴性杆菌感染一般可用氨苄青霉素或氨基糖苷类抗生素。绿脓杆菌肺炎可用复达欣、菌必治等。

#### 3.支原体肺炎

支原体肺炎多采用红霉素,疗程两周为宜。

#### 4.病毒感染者

病毒感染者可选用抗病毒药物如三氮唑核苷、干扰素等。

### (三)对症治疗

止咳、止喘、保持呼吸道通畅;纠正低氧血症、水电解质与酸碱平衡紊乱;对于中毒性肠麻痹者,应禁食、胃肠减压,皮下注射新斯的明;对有心力衰竭、感染性休克、脑水肿、呼吸衰竭者,采取相应的治疗措施。

### (四)肾上腺皮质激素的应用

若中毒症状明显,或严重喘憋,或伴有脑水肿、中毒性脑病、感染性休克、呼吸衰竭等,可应用肾上腺皮质激素,常用地塞米松,每日 2～3 次,每次 2 mg,疗程为 3～5 天。

### (五)防止并发症

对并发脓胸、脓气胸者应及时抽脓、抽气。遇到下述情况宜考虑胸腔闭式引流。

(1)年龄小,中毒症状重。

(2)黏液黏稠,经反复穿刺抽脓不畅者。

(3)张力性气胸。肺大疱一般可随炎症的控制而消失。

### (六)氧疗

凡具有低氧血症者,有呼吸困难、喘憋、口唇发绀、面色苍灰等时应立即给氧。一般采取鼻导管给氧:氧流量为 0.5～1 L/min;氧浓度不超过 40 ％;氧气应湿化,以免损伤气道纤毛上皮细胞和使痰液变黏稠。若出现呼吸衰竭,则应使用人工呼吸器。

### (七)其他

(1)肺部理疗有促进炎症消散的作用。

(2)胸腺肽为细胞免疫调节剂,并能增强抗生素的作用。

(3)维生素 C、维生素 E 等氧自由基清除剂能清除氧自由基,有利于疾病康复。

## 三、护理评估、诊断和措施

### (一)家庭基本资料

1.居住环境

不良的居住环境,如通风不良、吸入刺激性尘埃、潮湿、家庭卫生习惯较差等。

2.个人病史

患儿有无过敏史,有无免疫系统疾病或抵抗力下降,原发性细菌或真菌感染者有无抗生素滥用史。

### (二)营养与代谢

1.发热

(1)相关因素和临床表现:起病急骤或迟缓。在发病前可先有轻度上呼吸道感染数日,骤发者常有发热,早期体温为 38～39 ℃,也可高达 40 ℃,多为弛张热或不规则热。体弱婴儿大都起病迟缓,发热不明显或体温低于正常。

(2)护理诊断:体温过高。

(3)护理措施:患儿体温逐渐恢复正常,未发生高热惊厥;患儿家属掌握小儿高热物理降温的方法。物理降温方法需注意以下几点。①维持正常体温,促进舒适:呼吸系统疾病患儿常有发热,发热时帮患儿松解衣被,及时更换汗湿衣服,并用热毛巾把汗液擦干,以免散热困难而出现高热惊厥;同时也避免汗液吸收、皮肤热量蒸发会引起受凉加重病情。②密切观察患儿的体温变化,体温超过 38.5 ℃时给予物理降温,如酒精擦浴、冷水袋敷前额等,对营养不良、体弱的病儿,不宜服退热药或酒精擦浴,可用温水擦浴降温。必要时按医嘱给予退热药物,退热处置后 30～60 分钟复测体温,高热时需 1～2 小时测量体温 1 次,及时做好记录。并随时注意有无新的症状或体征出现,以防高热惊厥或体温骤降。③保证充足的水分及营养供给,保持口腔清洁,婴幼儿可在进食后喂适量开水,以清洁口腔;年长儿应在晨起、餐后、睡前漱口刷牙。

2.营养失调:低于机体需要量

(1)相关因素和临床表现:多见于新生儿或长期慢性肺炎或反复发作患儿。

(2)护理诊断:不均衡的营养,即低于机体需要量。

(3)护理措施:患儿维持适当的水分与营养。患儿营养失调得到改善,生长发育接近正常儿童;父母掌握肺炎患儿饮食护理的原则。①休息:保持并使环境清洁、舒适、宁静,空气新鲜,室温以 18~22 ℃、湿度以 55 ％~60 ％ 为宜,使患儿能安静卧床休息,以减少能量消耗。②营养和水分的补充:供给患儿高热量、高蛋白、高维生素而又较清淡、易消化的半流食、流食,防止蛋白质和热量不足而影响疾病的恢复,要多饮水,摄入足够的水分可防止发热导致的脱水并保证呼吸道黏膜的湿润和黏膜病变的修复,增加纤毛运动的能力,避免分泌物干结影响痰液排出。此外,静脉输液时应严格控制液体滴注速度,保持匀速滴入,防止加重心脏负担,诱发心力衰竭,对重症患儿应记录出入水量。

**(三)排泄:腹泻**

1.相关因素与临床表现

可出现食欲下降、呕吐、腹泻、腹胀等。重症肺炎常发生中毒性肠麻痹,出现明显腹胀,以致膈肌升高进一步加重呼吸困难。胃肠道出血可吐出咖啡样物,便血或柏油样便。中毒性肠麻痹表现为高度腹胀、呕吐、便秘和肛管不排气。腹胀压迫心脏和肺脏,使呼吸困难更严重。此时,面色苍白发灰,腹部叩诊呈鼓音,肠鸣音消失,呕吐物可呈咖啡色或粪便样物,X 射线检查发现肠管扩张,壁变薄膈肌上升,肠腔内出现气液平面。

2.护理诊断

腹泻;潜在并发症为中毒性肠麻痹。

3.护理措施

患儿未发生腹泻,或腹泻次数明显减少,每日小于 3 次,患儿未发生中毒性肠麻痹。

进食煮熟的、干净、新鲜、易消化的高热量、高营养但低脂的食物,避免食用腌制、生冷、辛辣、粗纤维等的食物,多饮水。少量多餐,减轻胃肠道负担,严重腹泻时禁食。遵医嘱给予抗生素或止泻药,必要时遵医嘱补充水和电解质。便后及时清洗肛周,保持肛周黏膜清洁和完整。每班监测大便的次数、色、质、量,肠鸣音,出入量,脱水症状,腹痛、呕吐等消化道症状,以及肛周黏膜完整性。指导患儿和家长有关进食和营养知识,培养患儿和家长正确的洗手习惯。

观察腹胀、肠鸣音是否减弱或消失,是否有便血,以便及时发现中毒性肠麻痹,必要时给予禁食、胃肠减压,或使用新斯的明皮下注射。

**(四)活动和运动**

1.活动无耐力

轻者心率稍增快,重症者可出现不同程度的心功能不全或心肌炎。

(1)相关因素和临床表现:合并心衰者可参考以下诊断标准。①心率突然超过 180 次/分。②呼吸突然加快,超过 60 次/分。③突然极度烦躁不安,明显发绀,面色苍灰,指(趾)甲微循环再充盈时间延长。④肝脏迅速增大。⑤心音低钝,或有奔马律,颈静脉怒张。⑥尿少或无尿,颜面、眼睑或下肢水肿。具有前 5 项即可诊断为心力衰竭。

若并发心肌炎者,则表现为面色苍白,心动过速、心音低钝、心律不齐,心电图表现为 ST 段下移和 T 波低平、双向和倒置。重症患儿可发生播散性血管内凝血,表现为血压下降,四肢凉,皮肤、黏膜出血等。

(2)护理诊断:活动无耐力;潜在并发症为心力衰竭。

(3)护理措施:住院期间未发生急性心衰;患儿活动耐力逐渐恢复,醒觉和游戏时间增加,能维持正常的睡眠形态和休息。具体护理措施有以下几点。①饮食护理:给予营养丰富、易消化的流质、半流质饮食,宜少量多餐以减轻饱餐后膈肌上抬对心肺功能的影响,对严重心衰者予以低盐饮食,每日钠盐摄入不超过 0.5 g,对水肿明显的患儿可给予无盐饮食。②减轻心脏负荷:保持病室环境整洁、清洁、安静,光线柔和,对重症患者宜安排单人病室,有利于患儿休息,治疗护理相对集中进行,尽量使用静脉留置针,避免反复穿刺,保证因治疗的需要随时用药。对患儿可置头高脚低头侧位或抱卧位,对年长儿可予以半坐卧位,必要时两腿下垂减少回心血量。使患儿保持大便通畅,避免用力排便引起的腹压增大而影响心功能。③氧疗:面罩吸氧,氧流量为2～3 L/min,有急性肺水肿时,将氧气湿化瓶加入30 ％～50 ％酒精间歇吸入,对病情严重者予以持续气道正压通气。④病情观察:对出现心衰的患儿应予以心电监护,密切观察其各项生命体征。

**2.气体交换障碍**

(1)相关因素与临床表现:咳嗽较频,早期呈刺激性干咳,极期咳嗽反略减轻,恢复期转为湿咳。剧烈咳嗽常引起呕吐。呼吸急促,呼吸频率每分钟可为 40～80 次。重症患儿可出现口周、鼻唇沟、指趾端发绀,鼻翼扇动及三凹征。肺部体征早期不明显,可有呼吸音粗糙或减弱,以后可听到中细湿音,以两肺底及脊柱旁较多,于深吸气末更明显。由于多为散在性小病灶,叩诊一般正常,当病灶融合扩大,累及部分或整个肺叶时,可出现相应的实变体征。如发现一侧肺有叩诊浊音及(或)呼吸音减弱,应考虑胸腔积液或脓胸。重症肺炎患儿可出现呼吸衰竭。

(2)护理诊断:①气体交换障碍。②清理呼吸道无效。③自主呼吸受损。潜在并发症:呼吸衰竭;脓胸,脓气胸。

(3)护理措施:患儿住院期间未发生呼吸衰竭、脓胸、脓气胸等并发症;患儿咳嗽咳痰症状得到缓解,肺部音逐渐减少;显示呼吸困难程度减低,生命体征正常,皮肤颜色正常。具体措施有以下几点。①保持改善呼吸功能:保持病室环境舒适,空气流通,温湿度适宜,尽量使患儿安静,以减少氧的消耗。对不同病原体感染患儿应分室居住,以防交叉感染。置患儿于有利于肺扩张的体位并经常更换,或抱起患儿,以减少肺部瘀血和防止肺不张。正确留取标本,以指导临床用药;遵医嘱使用抗生素治疗,以消除呼吸道炎症,促进气体交换,注意观察治疗效果。②保持呼吸道通畅:及时清除患儿口鼻分泌物,经常协助患儿转换体位,同时轻拍背部,边拍边鼓励患儿咳嗽,以促进肺泡及呼吸道的分泌物借助重力和震动易于排出;病情许可的情况下可进行体位引流。给予超声雾化吸入,以稀释痰液,利于咳出;必要时予以吸痰。给予易消化、营养丰富的流质、半流质饮食,少食多餐,避免过饱影响呼吸;哺喂时应耐心,防止呛咳引起窒息,重症不能进食者,给予静脉营养。保证液体的摄入量,以湿润呼吸道黏膜,防止分泌物干结,利于痰液排出;同时可以防止发热导致的脱水。③密切观察病情:患儿在病程中热度逐渐下降,精神好转、呼吸平稳、食欲增加、咳嗽减轻、面色好转都提示疾病在好转中。若患儿在治疗中突然出现剧烈的咳嗽、气急、口周发紫、神情萎靡、高热、烦躁不安,提示病情恶化,需及时向医生反映。由于新生儿病情变化很快,症状不典型,应格外注意。如患肺炎的新生儿吸吮不好、哭声低微、呼吸加快时注意脉搏及心率的变化,如有心率增快,每分钟为140 次以上,同时伴有呼吸困难加重、烦躁不安、肝脏肿大,提示有心衰的可能,应积极配合。如患儿病情突然加重,出现剧烈咳嗽、烦躁不安、呼吸困难、胸痛、面色青紫、患侧呼吸运动受阻等,提示并发了脓胸或脓气胸,应及时配合进行胸穿或胸腔闭式引流。

# 第六节　小儿惊厥

惊厥的病理生理基础是脑神经元的异常放电和过度兴奋,是由多种原因所致的大脑神经元暂时性功能紊乱的一种表现。发作时全身或局部肌群突然发生阵挛或强直性收缩,多伴有不同程度的意识障碍。惊厥是小儿最常见的急症,有 5 ％～6 ％的小儿曾发生过高热惊厥。

## 一、病因

小儿惊厥可由众多因素引起,凡能造成脑神经元兴奋性功能紊乱的因素,如脑缺氧、缺血、低血糖、脑炎症、水肿、中毒变性、坏死等,均可导致惊厥的发生。将其病因归纳为以下几类。

### (一)感染性疾病

1.*颅内感染性疾病*

(1)细菌性脑膜炎、脑血管炎、颅内静脉窦炎。

(2)病毒性脑炎、脑膜脑炎。

(3)脑寄生虫病,如脑型肺吸虫病、脑型血吸虫病、脑囊虫病、脑棘球蚴病、脑型疟疾等。

(4)各种真菌性脑膜炎。

2.*颅外感染性疾病*

(1)呼吸系统感染性疾病。

(2)消化系统感染性疾病。

(3)泌尿系统感染性疾病。

(4)全身性感染性疾病及某些传染病。

(5)感染性病毒性脑病,脑病合并内脏脂肪变性综合征。

### (二)非感染性疾病

1.*颅内非感染性疾病*

(1)癫痫。

(2)颅内创伤、出血。

(3)颅内占位性病变。

(4)中枢神经系统畸形。

(5)脑血管病。

(6)神经皮肤综合征。

(7)中枢神经系统脱髓鞘病和变性疾病。

2.*颅外非感染性疾病*

(1)中毒:有毒动植物,氰化钠、铅、汞中毒,急性酒精中毒及各种药物中毒等。

(2)缺氧:新生儿窒息、溺水,麻醉意外、一氧化碳中毒、心源性脑缺血综合征等。

(3)先天性代谢异常疾病:苯丙酮尿症、黏多糖贮积症、半乳糖血症、肝豆状核变性、尼曼-皮克病等。

(4)水电解质紊乱及酸碱失衡:低血钙、低血钠、高血钠及严重代谢性酸中毒等。

(5)全身及其他系统疾病并发症:系统性红斑狼疮、风湿病、肾性高血压脑病、尿毒症、肝昏迷、糖尿病、低血糖、胆红素脑病等。

(6)维生素缺乏症:维生素 $B_6$ 缺乏症、维生素 $B_6$ 依赖症、维生素 $B_1$ 缺乏性脑型脚气病等。

## 二、临床表现

### (一)惊厥的发作形式

1.强直-阵挛发作

其发作时突然意识丧失,摔倒,全身强直,呼吸暂停,角弓反张,牙关紧闭,面色青紫,持续 10～20 秒,转入阵挛期;不同肌群交替收缩,致肢体及躯干有节律地抽动,口吐白沫(若咬破舌头可吐血沫);呼吸恢复,但不规则,数分钟后肌肉松弛而缓解,可有尿失禁,然后入睡,醒后可有头痛、疲乏,对发作不能回忆。

2.肌阵挛发作

肌阵挛发作是由肢体或躯干的某些肌群突然收缩(或称电击样抽动)引起的,表现为头、颈、躯干或某个肢体快速抽搐。

3.强直发作

强直发作表现为肌肉突然强直性收缩,肢体可固定在某种不自然的位置持续数秒钟,躯干四肢姿势可不对称,面部强直表情,眼及头偏向一侧,睁眼或闭眼,瞳孔散大,可伴呼吸暂停,意识丧失,发作后意识较快恢复,不出现发作后嗜睡。

4.阵挛性发作

其发作时全身性肌肉抽动,左右可不对称,肌张力可增高或减低,有短暂意识丧失。

5.局限性运动性发作

此发作时无意识丧失,常表现为下列形式。

(1)某个肢体或面部抽搐:由于口、眼、手指在脑皮层运动区所代表的面积最大,因而这些部位最易受累。

(2)杰克逊(Jackson)癫痫发作:发作时大脑皮质运动区异常放电灶逐渐扩展到相邻的皮层区。抽搐也按皮层运动区对躯干支配的顺序扩展,如从面部抽搐—手—前臂—上肢—躯干—下肢;若进一步发展,可成为全身性抽搐,此时可有意识丧失;常提示颅内有器质性病变。

(3)旋转性发作:发作时头和眼转向一侧,躯干也随之强直性旋转,或一侧上肢上举、另一侧上肢伸直、躯干扭转等。

6.新生儿轻微惊厥

这是新生儿期常见的一种惊厥形式,发作时呼吸暂停,两眼斜视,眼睑抽搐,频频眨眼动作,伴流涎,有吸吮或咀嚼样动作,有时还出现上下肢类似游泳或蹬自行车样的动作。

### (二)惊厥的伴随症状及体征

1.发热

发热为小儿惊厥最常见的伴随症状,如系单纯性或复杂性高热惊厥病儿,于惊厥发作前均有38.5 ℃甚至 40 ℃以上高热。由上呼吸道感染引起者,还可有咳嗽、流涕、咽痛、咽部出血、扁桃体肿大等表现。如为其他器官或系统感染所致惊厥,绝大多数均有发热及其相关的症状和体征。

2.头痛及呕吐

此为小儿惊厥常见的伴随症状之一,年长儿能正确叙述头痛的部位、性质和程度,婴儿常表现为烦躁、哭闹、摇头、抓耳或拍打头部。多伴有频繁喷射状呕吐,常见于颅内疾病及全身性疾病,如各种脑膜炎、脑炎、中毒性脑病、瑞氏综合征、颅内占位性病变等。同时,还可出现程度不等的意识障碍,颈项抵抗,前囟饱满,颅神经麻痹,肌张力增高或减弱,克尼格征、布鲁辛斯基征及巴宾斯基征阳性等体征。

3.腹泻

如遇重度腹泻病,可有水电解质紊乱及酸碱失衡,出现严重低钠或高钠血症,低钙、低镁血症,以及补液不当造成水中毒也可出现惊厥。

4.黄疸

新生儿溶血症,当出现胆红素脑病时,不仅皮肤巩膜高度黄染,还可有频繁性惊厥;重症肝炎病儿,当肝功能衰竭,出现惊厥前即可见到明显黄疸;在瑞氏综合征、肝豆状核变性等病程中,均可出现不等的黄疸,此类疾病初期或中末期均能出现惊厥。

5.水肿、少尿

水肿、少尿是各类肾炎或肾病为儿童时期常见多发病,水肿、少尿为该类疾病的首起表现,当其中部分病儿出现急、慢性肾衰竭,或肾性高血压脑病时,均可有惊厥。

6.智力低下

智力低下常见于新生儿窒息所致缺氧、缺血性脑病,颅内出血病儿,病初即有频繁惊厥,其后有不同程度的智力低下。智力低下也见于先天性代谢异常疾病,如苯丙酮尿症、糖尿病等氨基酸代谢异常病。

## 三、诊断依据

### (一)病史

了解惊厥的发作形式,持续时间,有无意识丧失,伴随症状,诱发因素及有关的家族史。

### (二)体检

全面的体格检查,尤其神经系统的检查,如神志、头颅、头围、囟门、颅缝、脑神经、瞳孔、眼底、颈抵抗、病理反射、肌力、肌张力、四肢活动等。

### (三)实验室及其他检查

1.血尿粪常规

血白细胞显著增高,通常提示细菌感染。红细胞血色素很低,网织红细胞增高,提示急性溶血。尿蛋白及细胞数增高,提示肾炎或肾盂肾炎。粪镜检,除外痢疾。

2.血生化等检验

除常规查肝肾功能、电解质外,应根据病情选择有关检验。

3.脑脊液检查

凡疑有颅内病变惊厥病儿,尤其是颅内感染时,均应做脑脊液常规、生化、培养或有关的特殊化验。

4.脑电图

脑电图阳性率可为80％～90％,小儿惊厥,尤其无热惊厥,其中不少系小儿癫痫。脑电图上可表现为阵发性棘波、尖波、棘慢波、多棘慢波等多种波型。

**5.CT检查**

疑有颅内器质性病变惊厥病儿,应做脑CT扫描,高密度影见于钙化、出血、血肿及某些肿瘤;低密度影常见于水肿、脑软化、脑脓肿、脱髓鞘病变及某些肿瘤。

**6.MRI检查**

MRI对脑、脊髓结构异常反映较CT更敏捷,能更准确反映脑内病灶。

**7.单光子反射计算机体层成像**

其可显示脑内不同断面的核素分布图像,对癫痫病灶、肿瘤定位及脑血管疾病提供诊断依据。

## 四、治疗

### (一)止惊治疗

**1.地西泮**

每次用量为 0.25~0.5 mg/kg,最大剂量不大于 10 mg,缓慢静脉注射,1 分钟用量不大于 1 mg。必要时可在15~30 分钟后重复静脉注射一次,以后可口服维持。

**2.苯巴比妥钠**

新生儿首次剂量为 15~20 mg 静脉注射,维持量为 3~5 mg/(kg·d),婴儿、儿童首次剂量为5~10 mg/kg,静脉注射或肌内注射,维持量为 5~8 mg/(kg·d)。

**3.水合氯醛**

每次用量为 50 mg/kg,加水稀释成 5 %~10 %溶液,保留灌肠。惊厥停止后改用其他镇静药止惊药维持。

**4.氯丙嗪**

每次剂量为 1~2 mg/kg,静脉注射或肌内注射,2~3 小时后可重复 1 次。

**5.苯妥英钠**

每次用量为 5~10 mg/kg,肌内注射或静脉注射。遇有"癫痫持续状态"时可给予 15~20 mg/kg,速度不超过 1 mg/(kg·min)。

**6.硫苯妥钠**

催眠,大剂量有麻醉作用。每次用量为 10~20 mg/kg,稀释成 2.5 %溶液肌内注射;也可缓慢静脉注射,边注射边观察,惊止即停止注射。

### (二)降温处理

**1.物理降温**

物理降温可用 30 %~50 %乙醇擦浴,头部、颈、腋下、腹股沟等处可放置冰袋,也可用冷盐水灌肠,或用低于体温3~4 ℃的温水擦浴。

**2.药物降温**

一般用止痛药 5~10 mg/(kg·次),肌内注射;也可用其滴鼻,对大于 3 岁病儿,每次 2~4 滴。

### (三)降低颅内压

惊厥持续发作时,引起脑缺氧、缺血,易致脑水肿;如惊厥系颅内感染炎症引起,疾病本身引起脑组织充血水肿,颅内压增高,应及时脱水降低颅内压。常用 20 ％甘露醇溶液,每次用量为 5～10 mL/kg,静脉注射或快速静脉滴注(10 mL/min),6～8 小时重复使用。

### (四)纠正酸中毒

惊厥频繁或持续发作过久,可致代谢性酸中毒,如血气分析发现血 pH$<$7.2,碱剩余(base excess, BE)为15 mmol/L时,可用 5 ％碳酸氢钠 3～5 mL/kg,稀释成 1.4 ％的等张液静脉滴注。

### (五)病因治疗

对惊厥病儿应通过病史了解,进行全面体检及必要的化验检查,争取尽快地明确病因,给予相应治疗。对可能反复发作的病例,还应制定预防复发的防治措施。

## 五、护理

### (一)护理诊断

(1)有窒息的危险。

(2)有受伤的危险。

(3)潜在并发症:脑水肿,酸中毒,呼吸、循环衰竭。

(4)知识缺乏。

### (二)护理目标

(1)不发生误吸或窒息,适当加以保护防止受伤。

(2)保护呼吸功能,预防并发症。

(3)患儿家长情绪稳定,能掌握止痉、降温等应急措施。

### (三)护理措施

**1.一般护理**

(1)将患儿平放于床上,取头侧位。保持安静,治疗操作应尽量集中进行,动作轻柔敏捷,禁止一切不必要的刺激。

(2)保持呼吸道通畅:头侧向一边,及时清除呼吸道分泌物。为发绀者供给氧气,窒息时施行人工呼吸。

(3)控制高热:物理降温可用温水或冷水毛巾湿敷额头部,每 5～10 分钟更换 1 次,必要时用冰袋放在额部或枕部。

(4)注意安全,预防损伤,清理好周围物品,防止坠床和碰伤。

(5)协助做好各项检查,及时明确病因。根据病情需要,于惊厥停止后,配合医生做血糖、血钙或腰椎穿刺、血气分析及血电解质等针对性检查。

(6)加强皮肤护理:保持皮肤清洁干燥,衣、被、床单清洁、干燥、平整,以防皮肤感染及褥疮的发生。

(7)心理护理:关心体贴患儿,处置操作熟练、准确,以取得患儿信任,消除其恐惧心理。说服患儿及家长主动配合各项检查及治疗,使诊疗工作顺利进行。

**2.临床观察内容**

(1)惊厥发作时,观察惊厥患儿抽搐的时间和部位,有无其他伴随症状。

(2)观察病情变化,尤其随时观察呼吸、面色、脉搏、血压、心音、心率、瞳孔大小、对光反射等重要的生命体征,发现异常及时通报医生,以便采取紧急抢救措施。

(3)观察体温变化,如有高热,及时做好物理降温及药物降温;如体温正常,应注意保暖。

3.药物观察内容

(1)观察止惊药物的疗效。

(2)使用地西泮、苯巴比妥钠等止惊药物时,注意观察患儿呼吸及血压的变化。

4.预见性观察

若惊厥持续时间长、频繁发作,应警惕有无脑水肿、颅内压增高的表现,如收缩压升高、脉率减慢、呼吸节律慢而不规则,则提示颅内压增高。如未及时处理,可进一步发生脑疝,表现为瞳孔不等大、对光反射消失、昏迷加重、呼吸节律不整甚至骤停。

## 六、康复与健康指导

(1)做好患儿的病情观察,准备好急救物品,教会家属正确的退热方法,提高家长的急救知识和技能。

(2)告知家长加强患儿营养与体育锻炼,做好基础护理等。

(3)向家长详细交代患儿的病情、惊厥的病因和诱因,指导家长掌握预防惊厥的措施。

# 第六章 计算机体层成像检查护理

## 第一节 CT检查基本知识

### 一、基本概念

电子计算机X射线断层扫描机是利用X射线对人体进行断层扫描后,由探测器采集的模拟信号再变成数字信号,经电子计算机计算,再重建图像,从而显示出人体各部位的断层结构的装置。

#### (一)体素

体素是体积元素的简称,是数字数据于三维空间分割上的最小单位。

#### (二)像素

像素是组成图像矩阵的基本单元,也是组成矩阵中的一个小方格。像素等于观察野除以矩阵,像素是一个二维概念。

#### (三)矩阵

矩阵即二维排列的方格,是将计算机所计算的人体横断面每一点的X射线吸收系数按行和列排列的分布图,实际上是一幅纵横二维排列的像素。目前,CT机常用的矩阵有256×256,512×512,1 024×1 024等。在相同的采集野内,矩阵的大小与像素点的多少呈正相关,矩阵越大,像素点越多,图像质量就越高。

#### (四)空间分辨率和密度分辨率

前者指影像中能够分辨的最小细节,后者指能显示的最小密度差别。

#### (五)CT值

某物质的CT值等于该物质的衰减系数与水的吸收系数之差再与水的衰减系数相比之后乘以分度因素。物质的CT值反映物质的密度,即物质的CT值越高相当于物质密度越高。

CT值$=a\times(\mu m-\mu w)/\mu w$,a为分度因数,其取值为1 000时,CT值的单位为亨氏单位(Hu)。人体内不同的组织具有不同的衰减系数,因而其CT值也各不相同。按照CT值的高低分别为骨组织、软组织、水、脂肪及气体。水的CT值为0Hu左右。

#### (六)伪影

伪影(图6-1、图6-2)是指在被扫描物体中并不存在而图像中却显示出来的各种不同类型的影像。主要包括运动伪影、高密度伪影和机器故障伪影等,伪影影响图像质量。

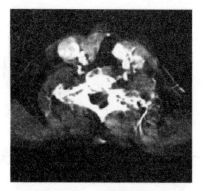

图 6-1　吞咽伪影

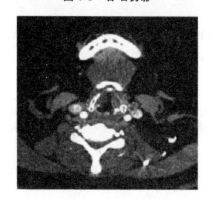

图 6-2　正常影像

### (七)部分容积效应

CT 图像上各个像素的数值代表相应单位组织全体的平均 CT 值,它不能如实反映该单位内各种组织本身的 CT 值。在 CT 扫描中,凡小于层厚的病变,其 CT 值受层厚内其他组织的影响,所测出的 CT 值不能代表病变的真正的 CT 值。如在高密度组织中较小的低密度病灶,其 CT 值偏高;反之,在低密度组织中的较小的高密度病灶,其 CT 值偏低。这种现象称为部分容积效应。

## 二、成像原理

人体各组织器官对 X 射线有不同的吸收率,当球管发射 X 射线经过人体到达探测器时,就会形成不同程度衰减的 X 射线,探测器将这些不同程度衰减的 X 射线采集后,由模拟信号转变成数字信号,经过计算机计算而显示出人体扫描部位的断层结构的图像。

在 CT 扫描仪中,球管及探测器围绕着患者的身体旋转,X 射线从数百个角度穿过人体到达探测器进行扫描。计算机负责收集所有信息,并将这些信息合成为人体三维图像。

## 三、CT 设备及分类

### (一)发展阶段

1972 年,第一台 CT 机诞生,仅用于颅脑检查;1974 年,制成全身 CT 机,检查范围扩大到胸、腹、脊柱及四肢。

第一代 CT 机采取旋转/平移方式进行扫描和收集信息,只有 1～2 个探测器,所采数据少,所需时间长,图像质量差。

第二代 CT 机将 X 射线束改为扇形,探测器增至 30 个,扩大了扫描范围,增加了采集数据,图像质量有所提高。

第三代 CT 机的控测器激增为 300～800 个,并与相对的 X 射线管只做旋转运动,扫描时间在 5 秒以内,伪影大为减少,图像质量明显提高。

第四代 CT 机控测器增加为 1 000～2 400 个,并环状排列而固定不动,只有 X 射线管围绕患者旋转,即旋转(固定)式,扫描速度快,图像质量高。

第五代 CT 机将扫描时间缩短到 50 毫秒,解决了心脏扫描,它是一个电子枪产生的电子束射向一个环形钨靶,环形排列的探测器收集信息。电子束 CT,尤其是对搏动的心脏可以进行很好的成像。

### (二)目前常用 CT

常规 CT 和电子束 CT 由于使用的局限性,限制了其应用,已逐渐被淘汰。目前广泛使用以下 2 种 CT。

#### 1.传统螺旋 CT

传统螺旋 CT 是目前广泛应用的 CT。按探测器分为 64 排、128 排、320 排等,CT 扫描时,患者躺在检查床上以匀速进入 CT 机架,同时 X 射线球管连续旋转式曝光,这样采集的扫描数据分布在一个连续的螺旋形空间内,所以也称容积 CT 扫描,这种传统螺旋 CT 只有一套 X 射线发生装置和一套探测器系统。

#### 2.双源 CT

双源 CT 装配有 2 个球管和对应的 2 个探测器系统,2 组采集系统呈 90°安装在机架上,双源 CT 同时使用了 2 个射线源和 2 个探测器系统,所以相对于传统螺旋 CT 来说能更快地采集图像。

### (三)设备组成

CT 设备主要由以下三部分组成。

(1)扫描部分由 X 射线管、探测器和扫描架组成。

(2)计算机系统,将扫描收集到的信息数据进行贮存运算。

(3)图像显示和存储系统,将经计算机处理、重建的图像显示在电视屏上或用多幅照相机或激光照相机将图像摄下。探测器从原始的 1 个发展到多个。扫描方式也从平移/旋转、旋转/旋转、旋转/固定,发展到螺旋 CT 扫描(spiral CT scan)。计算机容量大、运算快,可达到立即重建图像。

### (四)图像优、缺点

CT 图像是由一定数目的由黑到白不同灰度的像素按矩阵排列所构成的。像素越小,数目越多,构成图像越细致,即空间分辨力高。CT 图像的空间分辨力不如 X 射线图像高。

CT 图像以不同的灰度来表示,反映人体各器官和组织对 X 射线的吸收程度。黑影表示低密度区,如含气体多的肺部;白影表示高密度区,如骨骼。CT 图像与 X 射线图像相比有较高的密度分辨力,这是 CT 的突出优点。所以,CT 可以更好地显示由软组织构成的器官,如脑、脊髓、纵隔、肺、肝、胆、胰及盆部器官等,并在良好的解剖图像背景上显示出病变的影像。

CT 图像是层面图像,常用的是横断面。为了显示整个器官,需要多个连续的层面图像。

通过 CT 设备上图像的重建程序的使用,还可重建冠状面和矢状面的层面图像,可以多角度查看器官和病变的关系。

## 四、CT 检查技术

### (一)平扫

平扫是指不用对比剂的扫描(图 6-3)。

### (二)增强扫描

增强扫描指血管内注射对比剂后的扫描。目的是提高病变组织同正常组织的密度差,根据注射对比剂后扫描方法的不同,可分为常规增强扫描、动态增强扫描、延迟增强扫描或多期增强扫描等(图 6-4)。

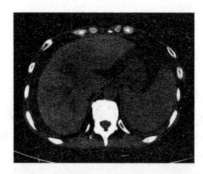

图 6-3　平扫

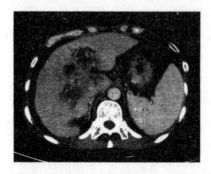

图 6-4　增强扫描

### (三)特殊检查

1.CT 血管造影(computed tomography angiography, CTA)

CTA 指静脉注射对比剂后,在循环血中及靶血管内对比剂浓度达到最高峰的时间内,进行 SCT 扫描,经计算机最终重建成靶血管数字化的立体影像(图 6-5 至图 6-8)。

2.CT 仿真内镜技术

CT 仿真内镜技术是利用计算机软件功能,将 CT 容积扫描获得的图像数据进行后处理,重建出空腔器官表观立体图像,类似纤维内镜所见。目前主要用于胃、大肠、血管、鼻腔、鼻窦、喉、气管及支气管等空腔器官病变的观察,需结合断层图像做出诊断(图 6-9 至图 6-12)。

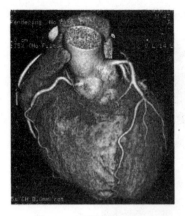

图 6-5　冠状动脉 CTA

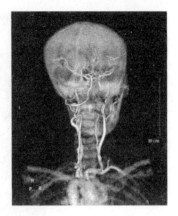

图 6-6　头颈 CTA

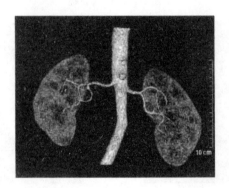

图 6-7　肾 CTA

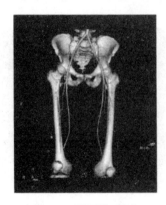

图 6-8　双下肢 CTA

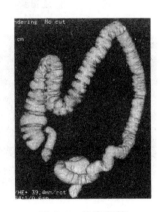

图 6-9　仿真肠镜

3.CT 灌注成像

CT 灌注成像主要反映组织微循环的血流灌注情况,主要用于脑梗死及缺血半暗带的判断,也可用于心、肝、肾、肺病变的诊断(图 6-13)。

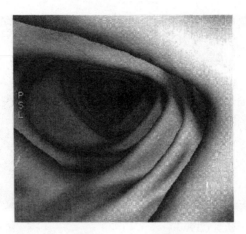

图 6-10　仿真肠镜

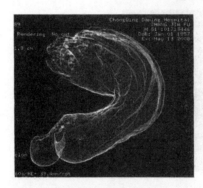

图 6-11　仿真胃镜

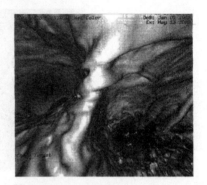

图 6-12　仿真胃镜

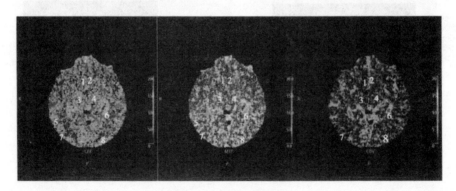

图 6-13　头部灌注成像

## 五、CT 检查适应证和禁忌证

### (一)CT 检查适应证

1.头部病变

对颅脑外伤、脑梗死、脑肿瘤、炎症、先天畸形等,属于常规和首选检查方法,检查可清楚显示脑挫裂伤、急性脑内血肿、硬膜外及硬膜下血肿、颅面骨骨折等。CT 检查对诊断急性脑血管疾病,如高血压脑出血、蛛网膜下腔出血、脑动脉瘤动静脉畸形破裂出血、脑梗死等有很高价值,对急性出血 CT 检查可考虑作为首选检查,对急性脑梗死特别是发病 6 小时内者,CT 检查不如 MRI 检查敏感。

**2.颌面部、颈部**

颌面部肿瘤、骨折、炎症等。

**3.胸部病变**

CT 检查对于显示肺部病变有非常满意的效果，对肺部创伤、感染性病变、肿瘤等均有很高的诊断价值。对于纵隔内的肿物、淋巴结及胸膜病变等的显示也令人满意，可以显示肺内团块与纵隔关系。

**4.腹部器官**

CT 检查对于实质性器官，如肝、胆囊、脾、胰腺、肾、肾上腺等器官显示清晰，对于肿瘤、感染及创伤能清晰地显示解剖部位的病变程度，对病变分期等有较高价值，对腹内肿块的诊断与鉴别诊断价值较大。

**5.盆腔脏器**

盆腔器官之间有丰富的脂肪间隔，能准确地显示肿瘤对邻近组织的侵犯，因此 CT 已成为卵巢、宫颈和子宫、膀胱、精囊、前列腺和直肠肿瘤的诊断、临床分期和放射治疗设计的重要手段。

**6.骨骼系统**

颅骨及脊柱细微骨折、椎间盘病变、椎管狭窄、骨肿瘤、骨结核及炎症等，并能对病变部位进行三维成像（多层面成像）及冠、矢状位的重建。对于关节软骨、韧带、半月板、滑膜等则以行 MRI 检查为宜。

**7.脉管系统**

通过 CT 血管成像，可显示动脉病变，如血管闭塞、动脉瘤及夹层动脉瘤、血管畸形、血管损伤、心脏冠状动脉病变等。

**(二)CT 检查的禁忌证**

**1.CT 平扫检查的相对禁忌证**

CT 平扫检查无绝对禁忌证。婴幼儿、可能妊娠或已经妊娠的女性、危重患者生命体征不稳定、对 X 射线高度敏感或不宜接触 X 射线者（如再生障碍性贫血）为 CT 检查的相对禁忌证。

**2.CT 增强检查禁忌证**

参照碘对比剂的相应内容。

# 第二节　CT 常规检查护理

## 一、CT 普通检查护理

**(一)检查前护理**

**1.信息确认**

患者凭检查信息通过影像存储与传输系统（picture archiving and communication system, PACS）系统进行预约、登记确认。留取联系电话，遇特殊情况便于通知患者。

**2.检查分检**

护士或登记员根据检查信息进行分检,指导患者到相应地点等待检查。

**3.评估核对**

护士仔细阅读检查申请单,核对患者信息(姓名、性别、年龄、检查部位、检查设备等)。详细询问病史,评估患者病情,核实患者信息、检查方式,对检查目的要求不清的申请单,应与临床申请医师核准确认。

**4.健康教育**

护士进行分时段健康教育,对特殊患者采取个性化健康教育,讲解检查整个过程、检查所需时间、交代检查注意事项,以及需要患者配合的相关事宜。健康教育形式:口头宣教、健康教育手册、视频宣教等。

**5.去除金属异物**

指导或协助患者去除被检部位的金属物件及高密度伪影的衣物,防止产生伪影。

**6.呼吸训练**

护士耐心指导胸、腹部检查患者进行呼吸训练。胸部检查应指导患者先吸一口气,再闭住气,保持胸、腹部不动,防止产生运动伪影;腹部检查可以直接屏气。

**7.镇静**

对小儿、昏迷、躁动、精神异常的患者,采取安全措施防止坠床,必要时遵医嘱使用镇静药。

**8.指导腹部检查患者正确饮水**

一般要求患者前一天晚上 24 点后不能饮水,空腹 6 小时以上做胃肠道准备。做好胃肠道准备后,根据提醒带上水和对比剂来到 CT 室,按照 CT 医生的要求喝水。什么时候喝、喝多少都要听从 CT 医生的安排,以便于得到更高质量的腹部影像,更有利于对疾病的诊断,这样才能得到更好的检查效果。

**9.PACS 系统呼叫**

及时应用 PACS 系统呼叫患者到检。

**(二)检查中护理**

(1)再次核对患者信息,协助患者进检查室、上检查床,避免坠床或跌倒。对有引流管者妥善放置,防止脱落。

(2)按检查部位要求设计体位,指导患者勿移动身体变换体位。

(3)检查时注意保暖,避免患者着凉。

(4)做好患者非照射部位的 X 射线防护。

(5)检查结束后询问患者情况,协助下检查床。

**(三)检查后护理**

告知患者及家属取片与报告的时间、地点。

## 二、CT 增强检查护理

**(一)检查前的护理**

(1)信息确认:患者凭检查信息通过 PACS 系统进行预约、登记确认;在申请单上准确记录患者身高、体重、联系电话。

(2)评估核对：护士仔细阅读检查申请单，核对患者信息（姓名、性别、年龄、检查部位、检查设备等），详细询问病史（既往史、检查史、用药史、现病史、过敏史等），评估患者病情，筛选高危人群。

(3)心理护理和健康宣教：在常规宣教的基础上重点告知增强检查的目的及注意事项、合理水化的重要性，注射对比剂后可能出现的正常现象（口干、口苦、口腔金属味、全身发热、有尿意等）和不良反应（如恶心、呕吐、皮疹等），进行针对性护理，消除患者紧张、焦虑的不良情绪。

(4)指导患者或家属签署碘对比剂使用知情同意书。

(5)认真评估血管，安置 18～20 G 静脉留置针；注意保护，防止留置针脱出。

(6)对比剂常规加温准备。

(7)其他参照 CT 普通检查前的护理。

**(二)检查中的护理**

(1)高压通道的建立与确认：连接高压注射器管道，试注水，做到"一看、二摸、三感觉、四询问"，确保高压注射器、血管通畅。

(2)患者沟通：再次告知检查注意事项，以及推药时的身体感受，缓解患者紧张情绪。

(3)心理安慰：对高度紧张患者在检查过程中护士应通过话筒给予安慰，鼓励患者配合完成检查。

(4)严密观察：注射对比剂时密切观察有无局部和全身症状，防止不良反应，做到及时发现、及时处理。

(5)防止渗漏：动态观察增强图像对比剂进入情况，及时发现渗漏。

(6)检查结束后询问患者情况，评估有无不适，协助下检查床。

(7)指导患者在观察区休息 15～30 分钟，嘱其如有不适及时告知护士。

(8)其他参照 CT 普通检查中的护理。

**(三)检查后的护理**

(1)定时巡视：准备护士定时巡视观察区，询问患者有无不适，及时发现不良反应。

(2)合理水化：指导患者进行水化（每小时不少于 100 mL），以利于对比剂的排出，预防对比剂肾病。

(3)拔留置针：观察 15～30 分钟，患者无不适后方可拔取留置针，指导正确按压穿刺点，无出血方可离开观察区。

(4)告知患者及家属取片与报告的时间、地点，以及回家后继续观察和水化，如有不适及时电话联系。

(5)发生不良反应的处理方法请参照碘对比剂的相应内容。

# 第三节　CT 常见部位检查护理要点

## 一、头颈部与五官 CT 检查护理要点

头颈部与五官 CT 包括对颅脑、鞍区、眼眶、鼻和鼻窦、颞骨及内听道、鼻咽、口咽、喉部、口腔颌面部等部位的肿瘤、炎症、外伤等病变的检查，以及头部和颈部血管成像等。

**(一)检查前的准备要点**

(1)评估核对：核对患者信息，阅读检查单，确定检查方式(平扫、增强)。

(2)心理护理与健康教育：护士主动与患者沟通，组织患者观看健康教育视频和健康教育手册。

(3)嘱患者适当进食、饮水。

(4)告知患者去除头颈部所有金属异物(包括活动性义齿)。

(5)嘱女性患者检查前将发结打开，指导扫描时头部保持不动。

(6)当鼻咽部及颈部检查时训练患者屏气，不能做吞咽动作。

(7)对增强者，指导患者或家属签署碘对比剂使用知情同意书，筛查高危因素、建立静脉留置针等。

**(二)检查中的护理要点**

(1)体位设计：患者仰卧于检查床，头先进，头部置于头架上，保持正中位，人体长轴与床面长轴一致，双手置于身体两旁或胸前。

(2)眼部扫描时要求闭眼，并保持眼球固定不动，因故不能闭眼者，可指导患者盯住一目标保持不动。小儿做眼部 CT 需要自然睡眠或遵医嘱口服水合氯醛，安睡后方可检查。

(3)鼻咽部及颈部检查时按技师口令进行屏气，不做吞咽动作。

(4)增强检查患者需观察注射对比剂后有无局部和全身的异常反应。

**(三)检查后的护理要点**

参照 CT 普通检查和增强检查后的护理。

## 二、胸部及食管纵隔 CT 检查护理要点

**(一)检查前的准备要点**

(1)评估核对：核对患者信息，阅读检查单，确定检查方式(平扫、增强)。

(2)心理护理与健康教育：主动与患者沟通，组织患者观看健康教育视频和健康教育手册。

(3)嘱患者适当进食、饮水。

(4)告知患者去除胸部所有的金属异物(包括文胸、带有拉链的衣服)。

(5)指导训练患者屏气。

(6)对婴幼儿或不配合者检查前采取药物镇静。

(7)对增强者，指导患者或家属签署碘对比剂使用知情同意书，筛查高危因素、建立静脉留置针等。

(8)食管纵隔 CT 检查前准备碘水，碘水配制方法为：100 mL 温开水＋2 mL 碘对比剂，浓

度为0.02%。

(9)其他参照普通或增强检查前的护理。

**(二)检查中的护理要点**

(1)体位设计:患者仰卧于检查床上,可以取头部先进或足先进,保持正中位,人体长轴与床面长轴一致,双手置于头上方。

(2)食管纵隔检查体位设计前需指导患者喝两口碘水,再含一口碘水在口腔内。检查时技师通过话筒指示患者将口腔里的碘水慢慢咽下即刻扫描。通过碘对比剂缓慢下咽的过程扫描查看检查部位的充盈缺损像,提高周围组织的分辨率和对比度。

(3)扫描时配合技师的口令进行屏气,叮嘱患者尽量避免咳嗽,并保持肢体不动。

(4)对增强检查患者需观察注射对比剂后有无局部和全身的异常反应。

(5)其他参照普通或增强检查中的护理。

**(三)检查后的护理要点**

参照 CT 普通检查和增强检查后的护理。

## 三、冠状动脉 CTA 检查护理要点

多层螺旋 CT 冠状动脉造影作为一种无创、安全性高的新技术已广泛应用于临床。冠状动脉造影检查是评价冠状动脉变异和病变,以及各种介入治疗后复查随访的重要诊断方法,具有微创、简便、安全等优点。但是冠状动脉 CTA 检查受多种因素的影响,如心率、呼吸配合、心理、环境等因素的影响,检查前护理准备质量是决定检查结果的关键。

**(一)检查前的准备要点**

(1)环境及物品的准备:为患者提供安静、清洁、舒适的环境,安排患者到专用心脏检查准备室或候诊区域;挂心脏检查识别牌。物品准备:脉搏血氧饱和度仪(Prince-100B)、心电监护仪、氧气、计时器或手表等。药品准备:美托洛尔(倍他乐克)药片。

(2)评估核对:阅读申请单,核对患者信息,明确检查目的和要求,评估患者病情、配合能力、沟通能力(听力)、心理状态,详细询问病史(既往史、检查史、用药史、现病史、过敏史等)、筛查高危人群,必要时查阅心电图和超声心动图检查结果,重点掌握患者基础血压、心率和心电图情况,并记录在申请单上。

(3)健康教育和心理护理:护士集中对患者进行健康宣教,讲解检查目的、心率准备和呼吸配合的重要性,以及检查中快速注射对比剂时全身发热的现象,让患者对检查过程和可能出现的问题有较全面的了解,尽量减少由于紧张、恐惧心理而导致的心率加快。告诉患者检查当日可适当进食、不禁水,避免在空腹或饱餐状态下检查:空腹时间过久易导致低血糖,引起心率加快或心率不稳(特别是糖尿病患者);过饱出现不良反应时易发生呕吐。

(4)心率准备:①患者到达检查室先静息 10~15 分钟后测心率。②测心率,按心率情况分组,60~80/min 为 1 组;80~90/min 为 2 组;90/min 以上或心律波动大于 3 次、心律失常、老年人、配合能力差、屏气后心率上升明显的为 3 组。64 排 CT 心率控制在 75/min 以内,双源 CT 或其他高端 CT 可适当放宽。③对静息心率大于 90/min、心律波动大于 3 次或心律失常,对 β 受体阻滞药无禁忌证者,在医师指导下服用 β 受体阻滞药,以降低心率和(或)稳定心律;必要时服药后再进行面罩吸氧 5~10 分钟,采用指脉仪或心电监护仪持续心电监护,观察服药

及吸氧前后心率或心律变化情况,训练吸气、屏气,心率稳定后可检查。对于心律失常的患者,了解心电图检查结果,通过心电监护观察心率或心律变化规律,与技师沟通、确认此患者是否进行检查;对于心率大于100/min或无规律的心律者可以放弃检查。

(5)呼吸训练:重点强调如何吸气、屏气,什么时候出气的要领。训练方式分四种:①用鼻子慢慢吸气后屏气;②深吸气后屏气;③直接屏气;④直接捏鼻子辅助。根据患者不同情况采取不同训练方式,重点强调呼气幅度保持一致,防止呼吸过深或过浅,屏气时胸、腹部保持静止状态,避免产生呼吸运动伪影,屏气期间全身保持松弛状态,观察屏气期间心率和心律变化。1组患者心律相对平稳(波动在1~3/min),训练吸气、屏气后,心率呈下降趋势且稳定可直接检查;2组反复进行呼吸训练,必要时吸氧(浓度为40%~50%)后继续训练,心率稳定可安排检查,检查时针对性选择吸氧。

(6)选择18G静脉留置针进行肘前静脉穿刺。对旁路移植(搭桥)术后患者,在对侧上肢建立静脉留置针。

(7)其他参照普通或增强检查前的护理。

**(二)检查中的护理要点**

(1)设计体位:仰卧位、足先进、身体置于检查床面中间,两臂上举,体位舒适。

(2)心电监测:安放电极片,将电极片、导线及双臂置于心脏扫描野外。连接心电门控,观察心电图情况,确认R波信号清晰,心率控制理想,心律正常,心电图波形不受呼吸运动和床板移动影响。

(3)呼吸训练:再次训练患者呼吸和屏气,观察患者可稳定大约5秒屏气的时间及屏气后心率和心律变化规律。

(4)必要时指导患者舌下含服硝酸甘油片。

(5)连接高压注射器管道,试注水,做到"一看、二摸、三感觉、四询问";确保高压注射器、血管通畅。

(6)再次告知检查注意事项,以及推药时的身体感受,缓解患者紧张情绪,对高度紧张的患者在检查过程中护士通过话筒给予安慰,鼓励患者配合完成检查。

(7)动态观察增强图像对比剂进入情况,及时发现渗漏。

(8)其他参照普通或增强检查中的护理。

**(三)检查后的护理要点**

参照CT增强检查后的护理。

## 四、主动脉夹层患者CT检查护理要点

主动脉夹层是指动脉腔内的血液从主动脉内膜撕裂口进入主动脉壁内,使主动脉壁中层形成夹层血肿,并沿主动脉纵轴扩张的一种较少见的心血管系统的急性致命性疾病,早期正确诊断是取得良好治疗效果的关键。

**(一)检查前的准备要点**

(1)开设绿色通道:对怀疑有主动脉夹层的患者应提前电话预约,按"绿色通道"安排检查。告知家属检查相关事宜和注意事项,要求临床医师陪同检查,通知CT室医师和技师做好检查准备。

(2)护士准备好急救器材、药品、物品,随时启动急救程序。

(3)病情评估:意识、面色、血压、心率、呼吸、肢体活动、肾功能,以及发病时间与发病过程。快速查看检查申请单、核对信息、详细询问病史,筛查高危因素。

(4)呼吸训练:检查前指导患者正确呼吸及屏气,屏气一定要自我掌握强度,以能耐受为准,切忌过度屏气,以防引起强烈疼痛不适及夹层破裂。

(5)指导家属签署碘对比剂使用知情同意书,快速建立静脉通道。

(6)其他参照普通或增强检查前的护理。

**(二)检查中的护理要点**

(1)正确转运:搬运患者时动作要轻稳,避免大动作引发夹层破裂。

(2)体位设计:仰卧位、足先进、身体置于检查床面中间,两臂上举(无法上举的患者也可以放于身体的两侧)。

(3)注意保暖:避免受凉引起咳嗽而导致夹层破裂。

(4)技师扫描时注意控制注射对比剂的量和速度。

(5)患者监测:严密观察病情和监测生命体征,出现脉搏细速、呼吸困难、面色苍白、皮肤发冷、意识模糊等症状,提示可能因动脉瘤破裂出现失血性休克,应立即停止扫描,通知医师抢救,必要时行急诊手术,做好记录。

(6)疼痛性质的观察:如突发前胸、后背、腹部剧烈疼痛,多为撕裂样或刀割样,呈持续性,患者烦躁不安、大汗淋漓,有濒死感,疼痛放射范围广泛,可向腰部或下腹部传导,甚至可达大腿部,提示动脉瘤破裂,应启动急救应急预案。

(7)其他参照普通或增强检查中的护理。

**(三)检查后的护理要点**

(1)扫描中发现有主动脉夹层应按放射科危急值处理,禁止患者自行离开检查室,并立即电话告知临床医师检查结果,由专人或在医师陪同下,用平车将患者立即护送回病房或急诊科,勿在 CT 室停留过久。

(2)告知家属 30 分钟内取片及报告。

(3)其他参照普通或增强检查后的护理。

## 五、肺栓塞 CT 检查护理要点

肺栓塞是指以各种栓子阻塞肺动脉系统为发病原因的一组临床病理生理综合征,其发病率、误诊率和死亡率都高。多层螺旋 CT 肺动脉造影是对急性肺动脉栓塞的一种无创、安全、有效的诊断方法。

**(一)检查前的准备要点**

(1)开设"绿色通道":对怀疑有肺栓塞的患者应提前电话预约,对病情急、重、危者应立即按"绿色通道"安排检查。告知家属相关检查事宜和注意事项,要求临床医师陪同检查,通知 CT 室内医师和技师做好检查准备。

(2)护士准备好急救器材、药品、物品,随时启动急救程序。

(3)病情评估:查看检查申请单,核对信息,严密观察其有无口唇发绀、呼吸急促、胸闷、气短、胸痛、咯血等表现;心电监护,测量生命体征及血氧饱和度的变化;评估心、肺、肾功能情况。

重点了解胸痛程度,必要时提前使用镇痛药。

(4)吸氧:给予高浓度氧气吸入,以改善缺氧症状,缓解患者恐惧心理。

(5)呼吸训练:检查前指导患者正确呼吸及屏气,屏气一定要自我掌握强度,以能耐受为准,切忌过度屏气,以防引起强烈疼痛、不适及栓子脱落。

(6)告知患者去掉胸部所有金属物品及高密度衣物,防止产生伪影,影响图像质量。

(7)其他参照普通或增强检查前的护理。

**(二)检查中的护理要点**

(1)正确转运:重点指导正确转运患者,摆好体位,避免大动作导致静脉血栓脱落,发生意外。

(2)体位设计:仰卧位、足先进、身体置于检查床面中间,两臂上举(无法上举的患者也可以放于身体的两侧)。

(3)注意保暖,避免受凉,防止咳嗽引起栓子的脱落。

(4)技师扫描时注意控制注射对比剂的量和速度。

(5)患者监测:严密观察病情和监测生命体征,重点观察呼吸频率和血氧饱和度的变化,并做好记录。

(6)其他参照普通或增强检查中的护理。

**(三)检查后的护理要点**

(1)扫描中发现有肺栓塞应按放射科危急值处理,禁止患者自行离开检查室,告诉患者及家属制动,并立即电话告知临床医师检查结果,由专人或在医师陪同下用平车将患者立即护送回病房或急诊科,勿在 CT 室停留过久。

(2)告知家属 30 分钟内取片及报告。

(3)其他参照普通或增强检查后的护理。

## 六、腹部 CT 检查护理要点

CT 腹部检查分上腹、中腹、盆腔、全腹,包括肝、胆、脾、胰、胃、肾、肾上腺、肠、膀胱、子宫和附件等。腹部脏器复杂、相互重叠,因空腔脏器(胃、肠、膀胱)含气体和(或)液体及食物残渣,其位置、形态、大小变化较大,可影响图像质量和检查效果,因此做好腹部 CT 检查前各环节的准备至关重要。

**(一)检查前的准备要点**

**1.患者评估**

仔细询问病史、检查史、过敏史,注重患者其他检查如 B 超、肝功能、胃镜、肠镜、消化道钡剂及甲胎蛋白等的阳性体征和结果,确定患者能否饮水、饮水量和时间,确认是否进行增强检查。

**2.胃肠道准备**

①检查前天晚餐进清淡饮食,晚饭后禁食 4～8 小时,不禁饮水(急诊除外);②检查前 1 周禁止胃肠钡剂造影,必要时对需胃肠钡剂造影者可先行腹部透视,以了解钡剂的排泄情况;③年老体弱者胃肠道蠕动减慢,必要时给予清洁灌肠或口服缓泻药帮助排空。

**3.心理护理**

护理人员可针对不同文化层次患者的心理状态,分别进行解释和疏导,用通俗易懂的语言讲解与患者病情有关的医学知识,使患者对疾病的发展和转归有较明确的认识,缓解患者紧张情绪,使其积极配合检查。

4.患者准备

为防止金属伪影,患者需取下身上所有带金属的衣裤、物品、饰品,解除腹带及外敷药物,护理人员应提供检查服。

5.呼吸训练

呼吸运动是影响 CT 检查质量的重要因素,扫描时呼吸运动不仅会引起病灶遗漏和误诊,而且对于判断胃肠道走行和分析病变的结构都有很大影响。因此检查前需对患者进行屏气训练,保持呼吸平稳,均匀一致,直至患者能够准确接收口令。

6.对比剂准备

(1)常用对比剂种类。

①高密度对比剂:常用的有 1 ‰～2 ‰有机碘溶液,800～1 000 mL 温开水加 10～20 mL 碘对比剂,这种对比剂在 CT 上显影良好,能满意地标记被检器官,便于观察胃肠道的走行。但浓度过高、剂量较大时常能遮蔽部分胃壁组织,对胃黏膜改变不能较好显示,限制了对癌肿的检出和对浸润深度的判断。

②等密度对比剂:纯水作为对比剂方便、价廉、无不良反应;不会产生高密度的伪影。CT 平扫时即可与胃壁构成良好的对比,有利于病变的诊断和分期,是胃部 CT 检查最理想的对比剂。

③低密度对比剂:气体是 CT 仿真结肠内镜检查中理想的肠道内对比剂,气体能较好地充盈扩张肠管,气体的弥散性好,比液体对比剂更容易到达盲升结肠;气体扩张肠管均匀,使用气体作为对比剂,可以通过定位片来判断肠道内气量是否充足,可随时补充气量。

(2)对比剂的应用。

①水可用于上、中腹的胃肠充盈。

②1.2 ‰的口服对比剂适宜于胃部平扫患者的充盈准备。

③1.5 ‰的口服对比剂较适宜于胃部直接增强的对比剂充盈准备。

④0.8 ‰的口服对比剂适宜于中消化道的肠道充盈准备。

⑤0.6 ‰的口服对比剂适宜于下消化道的肠道充盈准备。

(3)饮用对比剂的量和时间。

①上腹部检查:前 30 分钟服水 200～300 mL,检查前 10 分钟服水 200～300 mL。

②上中腹部:患者于检查前 1 小时、30 分钟各服用 300 mL,检查时加服 200～300 mL。

③下腹部检查:前 4 小时、3 小时、2 小时分别服用 300 mL,检查前 1 小时排空膀胱 1 次,加服 300 mL,患者自觉膀胱充盈即行 CT 检查。膀胱造瘘者应夹闭引流管,待膀胱充盈后再做检查。

④全腹部检查:前 4 小时、3 小时、2 小时分别服用 300 mL,检查前 1 小时排空膀胱 1 次,再服 300 mL,患者自觉膀胱充盈后加服 300 mL 口服对比剂即行 CT 检查。

⑤胰腺 CT 扫描时,往往出现胰头、胰体、胰尾与胃、十二指肠及空肠部位分辨不清的情况,从而导致诊断困难。为了使胰腺与胃肠道影像区分开来,衬托出胰腺的轮廓与形态,提高

诊断正确性,应选择最优良对比剂浓度及吞服时间帮助医师判断及区分病变与生理解剖部位,提高诊断率。扫描前 30 分钟口服 2 ％的对比剂 300 mL。空肠部分得到充盈满意,达到衬托目的,扫描前加服 2 ％的对比剂 200 mL,以达到胃体部及十二指肠空肠完全显示。

(4)饮用对比剂的目的。

①使胃及十二指肠充盈与邻近组织形成对比度,便于观察胃壁、黏膜及胃腔情况。胃充盈使肠道下移,充分暴露肝、胆、脾、胰。

②充盈膀胱与邻近组织形成对比度,便于观察膀胱壁、黏膜及腔内情况,尤其是膀胱腔内充盈缺损性病变的显示。

③子宫、附件与邻近组织形成对比度。

④胃肠道充分扩张,获得了腹盆腔各段肠道的良好充盈相,有助于胃肠道病变的早期发现、病变的定位和定性,同时因伪影的减少或消除,图像质量明显提高,更有利于实质脏器的显示与观察。

(5)饮用对比剂的注意事项。

筛查患者无碘过敏、结石、胰腺炎、出血、严重腹腔积液、排尿困难、重大急诊外伤及禁食、禁水等情况后,再指导患者喝碘水。对重症胰腺炎、急性消化道出血、穿孔、肠梗阻等患者禁食、禁水,对体质较弱、心肺功能不全的患者禁止大量饮水。

7.检查前用药

必要时扫描前 10 分钟肌内注射山莨菪碱注射液 20 mg,山莨菪碱针为胆碱能神经阻滞药,能对抗乙酰胆碱所致的平滑肌痉挛,使消化道的平滑肌松弛,使胃和肠管充分扩张,以减少胃肠蠕动。青光眼、前列腺肥大、尿潴留等患者禁用。

8.其他参照普通或增强检查前的护理

**(二)检查中的护理要点**

(1)体位设计:患者仰卧,足先进,双臂上举伸直,身体尽量置于床面正中间,侧面定位线对准人体正中冠状面。特殊情况可根据观察部位的需要采用侧卧位或俯卧位。

(2)女性盆腔检查时必要时用 2 ％～3 ％的碘水 300～600 mL 保留灌肠,使盆腔内的小肠、乙状结肠、直肠显影。

(3)对已婚女性患者,推荐检查时置入阴道气囊或填塞含碘水的纱条,以显示阴道和宫颈的位置。

(4)对特殊患者的护理。

①严重腹腔积液的患者因横膈受压迫平卧困难,可垫高胸部高度以不影响扫描床进出为准。

②神志不清者,需家属陪同(陪护人员进行合理的 X 射线安全防护)。

③幼儿检查时护士将室内灯管调暗,家属陪同,防止患儿坠床,同时注意保暖。

④CT 尿路成像患者进行延迟扫描时,技师可根据肾盂积水情况决定延迟扫描时间,一般15～30 分钟进行第一次延迟扫描,中、重度积水者 3 小时左右再进行第二次扫描,护士要告知患者延迟扫描时间。

⑤为诊断或鉴别肝血管瘤可于注射对比剂后 5～7 分钟再做病灶层面扫描,护士注意提示

患者扫描时间。

(5)其他参照普通或增强检查中的护理。

**(三)检查后的护理**

(1)腹部检查前禁食,检查完毕需协助患者下检查床,防止发生低血糖、直立性低血压。

(2)膀胱过度充盈者小便时排泄不宜过快、过多,防止发生虚脱和低血压。

(3)检查后可进食。

(4)其他参照普通或增强检查后的护理。

## 七、CT仿真肠镜检查护理要点

CT仿真肠镜指将螺旋CT扫描所获得的原始数据进行后处理,对空腔器官内表面进行三维重建,再利用计算机的模拟导航技术进行腔内观察,并赋予人工伪色彩和不同的光照强度,最后连续回放,即可获得类似纤维肠镜行进和转向直视观察效果的动态重建图像。目前,CT仿真肠镜检查技术临床应用的可靠性和实用性日趋成熟,在结肠癌定位、定量和定性诊断中发挥着重要的作用,但是检查前肠道的准备和检查中配合的好坏是决定检查成功与否的关键因素。

**(一)检查前的护理要点**

(1)患者评估:排除检查禁忌证(月经期、妊娠期、肠道出血等)。检查前1周是否做钡剂检查,评估患者肠道准备及排便情况,判断是否可以进行检查。

(2)饮食准备:患者检查前1天吃清淡、无渣饮食(稀饭、面条等),晚餐后禁食,20:00至24:00可饮糖盐水,以减轻患者饥饿感,24:00后禁水。

(3)肠道准备。

①蓖麻油:取蓖麻油30 mL在检查前晚餐后服用,然后饮温开水800 mL蓖麻油服后3～4小时排便,2～3次排便后肠道清洁。

②番泻叶:番泻叶作用慢,因此要求患者在检查前1天午餐后以番泻叶30 g用沸开水500 mL浸泡半小时后饮服,番泻叶服后7～8小时排便,3～5次排便后肠道清洁。晚餐后再用20 g番泻叶泡水100 mL服用,效果更佳。由于导泻作用非肠内所致,故患者常有腹痛、腹胀,甚至血便。腹泻持续时间较长,因此年龄大、体弱者应慎用。

③和爽:规格为1包68.56 g,检查前晚餐后禁食,晚餐后1小时给药,1～2包溶水2～4 L,以1 L/h的速度口服,排出物为透明液体时结束给药,或遵医嘱。

④清洁灌肠:对于便秘患者,服用蓖麻油、番泻叶效果不好者,可提前1天清洁灌肠再服泻药。

(4)心理准备健康宣教:检查前要耐心、细致地向患者讲解CT仿真肠镜检查的必要性和过程,告诉患者此检查无痛苦、无创伤,消除患者紧张心理,取得患者信任与配合,完成检查。

(5)呼吸训练:指导患者扫描时正确屏气,避免产生呼吸伪影,影响图像质量。

(6)检查前用药:扫描前30分钟肌内注射山莨菪碱注射液10～20 mg,以抑制肠道痉挛,降低管壁张力,充分扩张肠管,减少因肠蠕动而造成的伪影,注射前询问患者有无禁忌证。

(7)其他参照普通或增强检查前的护理。

**(二)检查中的护理要点**

(1)物品准备:双腔止血导尿管(18~20 号)1 根、20 mL 空针 1 副、血压计球囊 1 个、止血钳子 1 把、液状石蜡(石蜡油)、棉签 1 包、纱布 2 张、手纸、治疗巾 1 张。

(2)左侧卧位:双下肢弯曲,臀部垫治疗巾;选择双腔止血导尿管(18~20 号),充分润滑导管前端及肛门口,呈螺旋式插入肛门 6~10 cm,气囊内注入 10 mL 气体。

(3)充气体位:取左侧、右侧、俯卧位经肛门注入空气(1 000~1 200 mL)充盈肠道,总注气量因人而异,以结肠充分扩张,患者感觉轻微腹胀为宜,嘱患者尽量控制排气。保留肛管,在定位片上观察结肠管充气情况,以基本显示各段结肠(八段法:直肠、乙状结肠、降结肠、脾曲、横结肠、肝曲、升结肠、盲肠)作为充盈良好的参照;如果结肠充气不理想,可继续追加一次,当患者诉腹胀明显时停止打气,夹闭导管,嘱患者平卧,立即行 CT 扫描,扫描时嘱患者平静吸气后屏气。

(4)观察病情:肠道充气时根据患者具体情况,注意打气的速度、压力和插管深度,打气时主动与患者交流,询问患者的感觉,有无头晕、恶心、腹痛,观察患者面色等。

(5)扫描时发现肠腔内有液平面时立即俯卧位扫描。

(6)扫描完毕图像质量符合要求后通过尿管抽出肠腔内气体,抽出气囊内气体。观察有无腹胀、腹痛、呃逆等症状。拔出尿管,清洁肛门。

(7)其他参照普通或增强检查中的护理。

**(三)检查后的护理要点**

(1)扫描结束后留观 30 分钟,密切观察腹部体征。

(2)肌内注射山莨菪碱注射液的患者检查结束待肠蠕动恢复、肛门排气后方可进食。

(3)腹部胀气时可按顺时针方向按摩,加速气体排出,减轻腹胀。对检查结束后出现腹痛、腹胀明显者,应严密观察病情变化,并指导适当走动。并交代患者如腹部异常、不适立即就诊。

(4)为避免发生低血糖反应,必要时可静脉补液。

(5)其他参照普通或增强检查后的护理。

## 八、CT 仿真胃镜检查护理要点

胃溃疡和胃癌是消化科常见的疾病,以往主要依赖于胃镜或 X 射线钡剂检查。胃镜检查仅能观察病灶的腔内改变,对有食管狭窄的患者,胃镜无法顺利通过,无法明确病灶下端的情况;胃镜和 X 射线钡剂对于病灶的浸润程度和病灶与周围脏器的关系,以及远处转移的情况都无法明确。CT 仿真胃镜检查可以弥补上述缺陷。

**(一)检查前的准备要点**

(1)饮食准备:检查前 1 天晚上吃少渣、易消化的食物,20:00 后禁食,24:00 后禁饮水。

(2)消化道准备:如遇幽门梗阻患者,在检查前 1 天晚上洗胃,彻底洗净胃内容物,直到冲洗液清晰为止。幽门梗阻患者不能在当天洗胃,因洗胃可导致胃黏膜颜色改变,影响诊断。

(3)患者评估:排除检查禁忌证(胃出血、穿孔等)。评估患者消化道准备情况,判断是否可以进行检查。

(4)心理护理、健康宣教:向患者讲解整个检查过程及身体感受,缓解患者紧张情绪,使其主动配合检查。

(5)呼吸训练:指导患者扫描时正确屏气,避免产生呼吸伪影而影响图像质量。

(6)检查前用药:扫描前 30 分钟肌内注射山莨菪碱注射液 10～20 mg。注射前询问患者有无前列腺疾病、青光眼等禁忌证。

(7)其他参照普通或增强检查前的护理。

**(二)检查中的护理要点**

(1)体位设计:常规为患者仰卧,足先进,双臂上举伸直,身体尽量置于床面正中间,侧位定位线对准人体正中冠状面。特殊情况可根据观察部位的需要采用侧卧位或俯卧位。

(2)口服产气剂:检查时先设计好体位,嘱患者口服产气剂 1～2 包后快速仰卧位扫描。发现液平面时再俯卧位扫描。

(3)呼吸配合:扫描时在技师的口令下配合吸气与屏气,扫描时勿打嗝。

(4)其他参照普通或增强检查中的护理。

**(三)检查后的护理要点**

(1)检查后指导患者休息 15～30 分钟,无不适后方可离开。

(2)嘱肌内注射山莨菪碱注射液的患者检查后待肠蠕动恢复、肛门排气后方可进食。

(3)为了避免引起低血糖反应,必要时可静脉补充液体。

(4)其他参照普通或增强检查后的护理。

# 第四节　特殊患者 CT 检查护理要点

## 一、气管切开患者 CT 检查护理要点

气管切开患者由于意识障碍,气道内分泌物多,检查时平卧位导致分泌物不易排出,而出现呛咳、呼吸不畅、缺氧等症状,无法顺利完成检查。因此,做好气管切开患者 CT 检查前的气道管理非常重要。

**(一)检查前的准备要点**

(1)患者预约:开设"绿色通道",临床医师确定患者是否能完成 CT 检查,提前将检查信息传至 CT 室,提前电话通知并送入检查单。迅速阅读检查单,提前录入患者信息。

(2)医师沟通:电话通知检查时间,由家属、护士或医师陪同,检查气管导管是否为金属材质,必要时请医师进行更换后再检查,以免影响扫描产生金属伪影。

(3)患者评估:到达 CT 室后护士阅读检查申请单、核对信息、评估病情,重点评估者呼吸道是否通畅,患者有无痰鸣音,是否需要吸痰。

(4)患者沟通:可采用笔、纸、写字板等工具,让患者将自己的感受、想法写出来进行交流。对于文化层次比较低的患者,仔细观察患者的表情、手势,并鼓励其重复表达,与家属配合能起到很好的交流与配合作用。

(5)清理呼吸道:护士准备好吸痰装置和吸痰盘,进入 CT 检查室前让患者充分吸氧、吸痰,保持呼吸道通畅,防止检查时患者呛咳导致检查失败。

(6)吸氧:备好氧气袋给氧,维持有效的血氧饱和度。

(7)其他参照普通或增强检查前的护理。

**(二)检查中的护理要点**

(1)体位设计:调整检查床高度与平车平行,由医师、技师与护士共同将患者转移到检查床,动作要轻,将头放于舒适的位置,避免咳嗽。妥善固定患者身体所有通路管道,防止脱落、移位。

(2)患者监测:检查中监测生命体征的变化,发现异常立即处理。必要时氧气枕低流量吸氧,保持呼吸道通畅。

(3)注意保暖:扫描房间温度较低,注意保暖,防止受凉诱发咳嗽。

(4)对于躁动不配合患者遵医嘱提前使用镇静药,检查时由家属陪同,注意安全,防止坠床。

(5)其他参照普通或增强检查中的护理。

**(三)检查后的护理要点**

(1)检查结束后将患者安全转移至平车上,再次评估患者情况,必要时清理呼吸道,在医师或护士的陪同下将患者安全送回病房。

(2)其他参照普通或增强检查后的护理。

## 二、多发伤患者 CT 检查护理要点

多发伤是指多系统、多脏器损伤,其具有病情急重、伤情复杂、变化快、失血量大、易发生休克、生理功能紊乱、处理难、易漏诊、病死率高等特点。多层螺旋 CT 在多发伤检查中的应用是一种革命性进步,能在极短时间内,以单一检查方法、单一检查体位完成多部位多系统检查,已逐渐广泛用于创伤患者的伤情评估,被公认为是目前评估多发伤的首选检查方法。

**(一)检查前的准备要点**

(1)开设"绿色通道":急诊科医师评估患者是否能配合完成 CT 检查,提前将检查信息传至 CT 室,电话通知并送入检查单,告知检查相关事宜和注意事项。迅速阅读检查单,录入患者信息,并向医师确认检查方式(平扫或增强),预先建立静脉留置针,告知检查相关事宜和注意事项。

(2)医师沟通:电话通知检查时间,要求临床医师陪同检查,放射科医师和技师做好检查准备。

(3)急救准备:护士准备好急救器材、药品、物品,随时启动急救程序。

(4)环境准备:调节好室内温度(22~24 ℃),检查床上铺上一次性床单、尿垫保护设备,防止血液、呕吐物、分泌物渗漏,影响设备的性能。

(5)患者评估:到达 CT 室后护士阅读检查申请单、核对信息、评估病情、询问病史。严密观察瞳孔、意识、$SpO_2$、皮肤颜色、生命体征的变化,保持呼吸道通畅,及时清除口腔、鼻腔、气管内的血凝块、呕吐物、分泌物,充分吸氧。检查静脉通道及各类引流管是否通畅。

(6)心理护理:多发伤清醒的患者处于极度恐惧状态,护士应给予其安慰和鼓励。

(7)自身防护:医务人员戴好口罩、帽子、手套,防止被患者的血液、体液污染,接触患者后及时洗手。

(8)患者镇静:对于躁动不配合的患者必要时在医师指导下使用镇静药,防止运动伪影产生。

(9)多发伤患者一般无家属陪同,需要增强检查的患者由经管医师代为签署碘对比剂使用知情同意书。

(10)其他参照普通或增强检查前的护理。

**(二)检查中的护理要点**

(1)体位设计:多发伤患者一般为多部位扫描。常规取仰卧位,头先进,双臂放于身体的两侧,身体尽量置于床面正中间,侧位定位线对准人体正中冠状面。

(2)患者转运:指挥和协助搬运患者,调整检查床高度与平车平行,利用平车上的床单轻、稳、平移动患者于检查床上。对怀疑有骨折的部位应重点保护,避免拖拉而造成骨折断端移位,刺伤周围的神经、血管、组织造成患者不必要的痛苦。妥善保护好各种管道,防止牵拉、脱落、引流液倒流。妥善放置监护设备,便于检查中观察患者生命体征的变化。

(3)防止坠床:对于躁动、神志不清的患者检查时注意安全,妥善固定,留人陪伴,防止坠床。

(4)注意保暖:多发伤患者由于失血性休克,救治中输入大量冷的液体或血液,而出现低体温综合征,检查时要注意保暖。

(5)保持静脉补液的通畅,维持有效的血容量。

(6)持续吸氧:便携式氧气瓶或氧气袋持续吸氧。

(7)严密观察:检查中严密观察患者生命体征的变化。对于病情严重、意识障碍、休克等患者,病情容易掩盖对比剂不良反应的症状,重点观察对比剂注射前后生命体征的细微变化及皮肤症状。

(8)其他参照普通或增强检查中的护理。

**(三)检查后的护理要点**

(1)检查结束严密观察患者情况,在医师或护士的陪同下将患者快速转移到病房或急诊科,多发伤患者多处于脱水状态,检查后告知陪同医师合理水化、进行肾功能监测、记录尿量,预防对比剂肾病的发生。

(2)检查后及时将危及生命的阳性体征通知临床医师,便于医师制定治疗方案。

(3)告知医师或家属 30 分钟取片及报告。

(4)其他参照普通或增强检查后的护理。

### 三、机械通气患者 CT 检查护理要点

机械通气患者一般病情危重,外出检查存在风险。近年来临床医师为了尽快查明疾病的原因,为了给患者提供最佳的治疗方案,而选择 CT 检查来满足临床及患者的需求。如何保证机械通气患者 CT 检查的安全性,是 CT 室护士需解决的难题。

**(一)检查前的准备要点**

(1)风险评估:由医师与家属详谈 CT 检查的必要性与危险性,家属签字同意后方可安排检查。主管医师认真评估及权衡检查的必要性与转送风险,制订检查计划。

(2)开设"绿色通道":临床医师评估患者是否能配合完成 CT 检查,提前将检查信息传至

CT 室,提前电话通知并送入检查单。迅速阅读检查单,确认患者到达时间,并向医师确认检查方式(平扫或增强),预先建立静脉留置针,告知检查相关事宜和注意事项。

(3)急救准备:护士准备好急救器材、药品、物品,如小型呼吸机、简易人工呼吸器、足够的氧源、微量泵、便携式监护仪等,随时启动急救程序。

(4)检查前遵医嘱查血气分析,在血氧饱和度及生命体征较稳定情况下由护士和医师陪同检查,更换专用便携式小型呼吸机或简易呼吸器。

(5)患者评估:按照预约时间到达 CT 室,护士快速查看检查申请单、核对信息、询问病史、评估患者意识、生命体征、呼吸道及静脉输液是否通畅、配合程度,以确保患者检查安全。填写危重患者检查记录单。

(6)清洁呼吸道:检查前评估气道有无痰液,吸痰前给予高流量吸氧,再清理呼吸道,提高患者血氧饱和度。

(7)其他参照普通或增强检查的护理。

**(二)检查中的护理要点**

(1)体位设计:由医师、技师与护士共同将患者安全转移到检查床,动作要轻,将头部放于舒适位置;妥善放置呼吸机、监护设备,固定所有管道通路,防止脱落、移位、引流瓶倒流等情况发生。

(2)专人陪同:必要时由家属陪同患者完成检查。

(3)患者监测:检查时持续心电监护、血氧饱和度监测,严密观察呼吸机运行情况,并做好记录。

(4)注意保暖:由于扫描房间温度较低,注意保暖,防止受凉诱发咳嗽。

(5)对于清醒的患者告知检查时一定要保持不动,防止移动体位和咳嗽等动作。

(6)保持静脉补液的通畅,维持有效的血容量。

(7)其他参照普通或增强检查中的护理。

**(三)检查后的护理要点**

(1)检查结束将患者安全移下检查床,观察呼吸机运行情况,再次评估患者气道是否通畅,生命体征是否平稳,在护士和医师陪同下立即返回病房。

(2)检查后整理呼吸机,消毒呼吸机管道,及时充氧备用,做好使用记录。

(3)其他参照普通或增强检查后的护理。

## 四、躁动患者 CT 检查护理要点

躁动是颅脑功能区损伤或病变后出现的精神与运动兴奋的一种暂时状态。CT 检查是颅脑损伤术前诊断和术后评估的首选检查方法。如何保证躁动患者顺利完成检查是 CT 室护士一项非常重要的工作。

**(一)检查前的准备要点**

(1)开设"绿色通道":临床医师评估患者是否能配合完成 CT 检查,提前将检查信息传至 CT 室,电话通知并送入检查单,确认患者到达时间。向医师确认检查方式(平扫或增强),预先建立好静脉留置针,告知检查相关事宜和注意事项。

(2)医师沟通:对于躁动的患者,CT 室护士应与临床医师沟通,提前使用镇静药、镇痛药,提供护理干预,待患者安静后立即安排检查,最好由医师陪同检查。

(3)患者评估:阅读检查申请单、核对信息、询问病史,评估病情及配合程度。了解患者躁动的原因,如颅脑外伤(额叶或颞叶脑挫伤、蛛网膜下腔出血)、术后疼痛等。

(4)环境准备:声、光、冷的刺激可诱发患者躁动的发生,检查前将检查室光线调暗、调节室温、尽量减少刺激。

(5)镇静的监护:重点观察使用镇静药后患者呼吸是否平稳,血氧饱和度的变化。必要时给予持续吸氧。

(6)其他参照普通或增强检查前的护理。

**(二)检查中的护理要点**

(1)体位设计:技师与护士转运患者时动作要轻、快、稳,肢体制动。妥善固定所有管道通路,防止脱落、移位、引流液倒流等情况。

(2)专人陪同:必要时由家属陪同,适当固定患者肢体,指导家属正确按压的方法。

(3)患者监测:技师与护士通过防护窗严密观察患者的情况,防止坠床。监测血氧饱和度变化,注射对比剂时观察患者有无局部和全身不良反应发生,并做好记录。

(4)快速扫描:由经验丰富的技师实施扫描,动态观察 CT 图像,及时发现异常征象,并上报值班医师。

(5)其他参照普通或增强检查中的护理。

**(三)检查后的护理要点**

(1)检查结束后将患者安全转移至平车,评估患者病情,住院患者由医师陪同立即返回病房。

(2)门诊患者在观察室留观,待生命体征平稳后方可离开。

(3)其他参照普通或增强检查后的护理。

## 五、CT 引导下$^{125}$I 粒子置入术护理要点

CT 引导下$^{125}$I 粒子置入近距离放射治疗肿瘤根据三维内放射治疗系统计划,通过 CT 引导下将微型放射源$^{125}$I 按肿瘤形状精确置入肿瘤组织中,通过其发出的低能量射线持续照射、杀伤或抑制肿瘤细胞的增殖,从而控制肿瘤的发展及消除肿瘤。

**(一)术前的准备要点**

(1)环境准备:调节检查室温度(22～24 ℃),防止患者受凉。CT 检查间采用紫外线消毒30 分钟,光线充足。

(2)资料准备:查看相关检查是否完善,如术前三大常规、肝肾功能、凝血酶原时间,以及 B超、X 射线、心电图等检查。

(3)心理护理及健康教育:针对患者存在疑虑、焦虑、恐惧不安的心理变化,应主动与患者进行沟通,耐心、细致地向患者及家属解释,说明置入完全封闭的放射源$^{125}$I 能有效持续杀伤肿瘤细胞,$^{125}$I 辐射直径只有 1.7 cm,经系统规划治疗,可使正常组织不受到辐射,其是目前治疗肿瘤较好的方法,并讲解检查中配合的方法及重要性。

(4)严格查对制度:评估患者基本情况,签署 CT 引导下$^{125}$I 粒子置入术知情同意书。

(5)其他参照普通或增强检查前的护理。

**(二)术中的护理要点**

(1)体位摆放:通常采用仰卧位俯卧位、侧卧位,将患者固定于最舒适的体位,以便能更好地配合手术。需要俯卧位的患者,胸腹部垫一小枕,足背垫一软枕,头侧向一边,侧卧位的患者身体两侧用软枕固定,患者制动以免置入针移位。

(2)固定穿刺针:根据穿刺部位深浅的不同选择不同长度的穿刺针,固定好穿刺针尾端不受污染。

(3)指导患者在操作过程中若出现疼痛、皮肤发麻、寒冷、体位不舒服时应及时告知,做好术中沟通工作。

(4)对于表浅部位如咽部肿瘤患者,在置入过程中严密注意是否有粒子随着唾液的下咽而进入胃肠道,如有发生,嘱患者注意观察术后第1次大便。

(5)粒子置入前、中、后均应清点粒子的颗数,并做好登记工作,怀疑有粒子丢失立即用粒子监测仪监测,直至找到为止。术毕立即监测扫描床、地面及丢弃的废物,甚至操作者鞋底,防止粒子遗漏。

(6)术中严密观察患者的病情变化,认真听取患者主诉,必要时行心电监护,及时发现并发症。

(7)检查中做好患者与医护人员安全防护。

(8)其他参照普通或增强检查中的护理。

**(三)术后护理要点**

(1)交代注意事项:放射性粒子置入治疗后可能出现粒子移位、肺栓塞、腹腔内出血、局部组织液化、感染、胆管狭窄、胆漏、放射性肠胃炎、腹部切口延迟愈合等并发症。出院后应定期回医院复查血象、X射线检查放射源在体内的数量及位置。

(2)注意防护:儿童、孕妇不宜接触患者,6个月后通常无须特别防护。

(3)其他参照普通或增强检查后的护理。

## 六、CT引导下经皮肺穿刺活检术护理要点

在CT引导下经皮肺穿刺活检获得病变组织进行病理学检查,检查的准确率可为86%~95%,极大地提高了病变的诊断和鉴别诊断的准确性,对疾病治疗方案的制定,病情预后评估具有重要的参考价值。

**(一)术前准备要点**

(1)环境准备:调节检查室温度(22~24 ℃),防止患者受凉。CT检查间采用紫外线消毒30分钟,光线充足。

(2)物品、药品及器械准备:准备无菌穿刺包、小容器、穿刺活检针和枪;10%的甲醛、95%乙醇、2%利多卡因。

(3)资料准备:检查相关检查是否完善,如术前三大常规、肝肾功能、凝血酶原时间、B超、X射线、心电图等检查资料。

(4)心理护理与健康教育:护士应耐心讲解该项检查的过程和穿刺的必要性,以及对治疗的指导意义。增强患者信心和勇气,取得患者和家属的理解及配合,使患者保持良好的心理状态,从而保证穿刺的顺利进行。

(5)严格查对制度,评估患者基本情况,履行告知义务并签署穿刺同意书。

(6)其他参照普通或增强检查前的护理。

**(二)术中的护理要点**

(1)体位摆放:根据穿刺的位置设计体位,以患者感觉舒适为准。

(2)呼吸训练:训练患者穿刺或扫描中吸气、屏气和配合方法。

(3)操作者准备:洗手、戴口罩、严格无菌技术操作,防止交叉感染。

(4)配合医师进行消毒和铺无菌单,协助取活检,用 10 %的甲醛进行标本固定。

(5)观察病情:术中认真听取患者的主诉,严密观察患者面色及生命体征的变化,必要时行心电监护。

(6)做好患者与医护人员的安全防护。

(7)穿刺结束后评估病情,有无出血、气胸及其他并发症发生。穿刺点局部加压包扎,防止出血。

(8)其他参照普通或增强检查中的护理。

**(三)术后护理要点**

(1)交代注意事项:嘱患者卧床休息 6～12 小时,避免剧烈运动。可能会出现疼痛、出血、气胸等并发症,如有不适请及时告诉医师或护士。

(2)将病理标本及时交给穿刺医师,标贴患者信息。

(3)观察 30 分钟无异常情况,由护士或医师陪同返回病房。

(4)其他参照普通或增强检查后的护理。

## 七、颈外静脉高压注射碘对比剂护理要点

**(一)检查前的准备**

1.检查前的评估

(1)掌握适应证:为穿刺特别困难者提供一条安全的增强检查途径。主要用于上肢血管条件特别差,长期放疗、化疗、肥胖、糖尿病,穿刺失败两次以上的患者。

(2)掌握禁忌证:颈部粗短、呼吸困难、颈部有淋巴结肿大、颈部有肿块、颈部损伤、气管切开或其他颈部手术、穿刺侧静脉回流障碍、心功能差、不配合者。

(3)心肺功能评价:严重心肺功能不全的患者禁止行颈外静脉高压注射对比剂。

2.物品准备

常规消毒物品 1 套、静脉留置针 1 副、一次性无菌透明敷贴 1 张、无菌注射用水 1 支。

3.穿刺方法

(1)选择美国 BD 公司生产的 20 G 浅静脉留置针,针尾接 0.9 %氯化钠注射液空针,排尽空气。

(2)患者取平卧位,头后仰偏向一侧,暴露颈部,选择颈外静脉直且充盈一侧。

(3)操作者站在患者头侧,助手在穿刺侧。

(4)穿刺部位常规消毒,消毒范围为 8～10 cm,待干。

(5)助手按压锁骨上方颈外及胸锁乳突肌上下缘,使穿刺区域相对平坦易于穿刺,同时便于颈外静脉充盈。必要时嘱患者屏气,颈外静脉充盈会更加明显。

(6)操作者左手按压颈外静脉上段并绷紧皮肤,右手持静脉留置针,选择颈外静脉上1/3～

2/3 进针,进针角度以 15°～30°为宜,见回血或落空感,回抽空针,见回血后抽出针芯少许,降低穿刺角度送软管,使针与血管平行再潜行 2～3 mm,拔出针芯,推注生理盐水 5～10 mL,用 3M 敷贴固定。

**4.健康教育**

嘱患者头部制动,避免剧烈咳嗽。

**5.其他**

立即安排检查,避免等待过久。

**(二)高压注射操作方法**

(1)体位设计:双人扶患者上检查床,妥善放置患者头部,保持静脉留置针通畅。

(2)更换高压注射连接管、排气。

(3)用带生理盐水的空针回抽颈外静脉留置针,见回血后推注生理盐水,询问患者有无疼痛、胀感。

(4)连接高压注射管路,试注射水,观察穿刺部位有无疼痛、肿胀、皮肤发红。

(5)推注对比剂时严密观察患者反应和生命体征变化,发现异常立刻停止注射。

(6)检查完毕,分离高压注射管道。

**(三)检查后的观察**

检查后嘱患者休息 15～30 分钟无任何不适方可拔除留置针,按压 5～10 分钟。

# 第五节　小儿 CT 检查护理要点

### 一、小儿 CT 普通检查护理要点

(1)评估患儿面色、体温、呼吸、脉搏、皮肤等情况。询问患儿用药史、过敏史,目前小便情况,有无恶心、呕吐,了解相关检查情况。

(2)取出检查部位金属异物:需镇静的患儿在入睡前,指导或协助家长取出患儿检查部位的高密度金属物品。

(3)膀胱和尿裤的准备:对配合的患儿,腹部扫描若无禁忌,检查前根据年龄大小适量饮水,泌尿系统扫描前尽量饮水使膀胱充盈,充盈后及时安排检查;其他部位检查尽量先排小便;对不配合的患儿事先穿好尿裤。

(4)选择性地进行屏气训练:对配合的患儿进行屏气训练,方法与成人相同,不配合的患儿处于睡眠状态或平静呼吸即可。

(5)腹部 CT 检查前 1 周不服用重金属药物,如 1 周内做过胃肠道钡剂造影,则于检查前先行腹部透视,确认腹腔内无钡剂残留。

(6)耐心解答家属和患儿的问题,告知检查配合、注意事项、检查时间及检查流程,护士用亲切的语言呵护患儿,给予榜样激励,让其放松,务必告诉患儿检查中保持安静不动,必要时适当满足或承诺患儿的喜好,以便顺利完成检查。

(7)对确实不能配合的患儿可以在其自然睡眠后检查;对于易惊醒的患儿,必要时遵医嘱

给予镇静药,熟睡后检查。

(8)其他参照成人普通检查护理。

## 二、小儿 CT 增强检查护理要点

### (一)检查前的护理要点

(1)患儿的评估:阅读申请单,查对患儿信息、检查目的、部位,测患儿体重、生命体征,评估病情,筛查高危人群。

(2)健康宣教及心理护理:给家属及患儿说明检查要求及风险,告知注射对比剂瞬间可能有一过性发热、口腔金属异味等正常反应和恶心、呕吐等异常反应。重点告知家长镇静的目的、方法、重要性及配合技巧。

(3)合理水化:增强检查前 4 小时内根据病情及患儿年龄大小给予合理水化,但需镇静或麻醉的小儿检查前要禁食、禁水 6~8 小时。

(4)知情同意:由患儿家长或者监护人签署碘对比剂使用知情同意书。

(5)选择血管:选择直径较粗的头皮静脉和外周静脉,必要时选择颈外静脉,置入适宜的留置针,妥善固定,肘部穿刺时防止弯曲。

(6)患儿镇静:对新生儿、婴幼儿、多动症及智力缺陷儿童,在进行检查前均应进行镇静及制动,遵医嘱口服 10 %水合氯醛或肌内注射镇静药。对入睡特困难的患儿,必要时在监测麻醉下进行检查。

(7)环境准备:调节室温(22~24 ℃),光线调暗,防止患儿因受凉和强光刺激而惊醒。

(8)其他参照成人增强检查前的护理。

### (二)检查中的护理要点

(1)体位摆放:动作轻柔,对监测麻醉的患儿,去枕平卧,肩下垫一小薄枕,头偏向一侧,保持呼吸道通畅;一般小儿采取平卧位,根据检查要求放置手的位置,注意体位摆放和管道长度,避免移床过程中高压管道打折或牵拉导致留置针脱出。适当固定肢体,避免检查期间突然不自主运动造成检查失败。

(2)防止坠床:必要时由家属或工作人员陪护在旁防止坠床。

(3)做好患儿及家属的辐射防护。

(4)密切观察病情:对监测麻醉的患儿进行心电监护,密切观察脸色、唇色、生命体征及血氧饱和度变化,常规低流量吸氧。

(5)对配合的患儿,用通俗易懂的语言告知检查时一定保持安静不动。

(6)防止对比剂渗漏:注射对比剂前手动注入生理盐水 2~5 mL,观察穿刺部位有无疼痛、红、肿现象,患儿有无因疼痛引起肢体回缩,确保留置针安全无渗漏方可高压注入对比剂。注药时严格控制流速、压力和流量。在睡眠患儿检查期间同时固定好非检查部位,以免推药时患儿突然惊醒躁动导致检查失败。检查时患儿若出现异常情况,立即停止推药,及时处理。

(7)其他参照成人增强检查中的护理。

### (三)检查后的护理要点

(1)患儿监测:检查完毕将患儿抱入观察室观察 30 分钟,对使用镇静药或监测麻醉的患儿,密切观察其睡眠深度、面色、呼吸、脉搏等情况,必要时延长观察时间。拔针前应仔细观察并询问患儿有何不适,如发现皮疹、打喷嚏、流泪、眼结膜充血等症状应推迟拔针时间,对症处理。

(2)对患儿的良好表现给予口头表扬或奖励。

(3)避免门诊患儿"带针"离院引起并发症,如住院患儿要带针回病房,应向其强调注意事项,并贴上穿刺时间和穿刺护士。

(4)拔针后,嘱咐家属用棉球轻压穿刺处 3～5 分钟,防止穿刺处渗血。按压应以穿刺点为直径 1～3 cm 的范围,按压时应固定,不可来回揉搓。

(5)指导家长给患儿合理水化,促进对比剂排泄。

(6)对个别检查未成功者,告知家长后与临床医师联系沟通,确定是否需要重新预约检查。

(7)其他参照成人增强检查后的护理。

### 三、儿童先天性复杂型心脏病及血管畸形检查护理要点

**(一)检查前的准备要点**

(1)病情评估:阅读申请单,查对患儿信息、测患儿体重、生命体征;评估患儿的心理状态、活动耐力、生长发育、生命体征、有无发绀及发绀程度、有无心力衰竭表现(杵状指、蹲踞现象、缺氧发作等)、有无呼吸道感染、吃奶中断,以及用药史、过敏史、配合能力等。

(2)健康宣教及心理护理:由于先天性复杂型心脏病本身疾病的特点,故应向家属及患儿说明检查的风险及要求,告知注射对比剂瞬间可能有一过性发热、口腔金属异味等正常反应和恶心、呕吐等异常反应。重点告知家长镇静的目的、方法、重要性及配合技巧。

(3)合理水化:增强检查前 4 小时内根据病情及患儿年龄大小给予合理水化。需镇静或麻醉的小儿检查前要禁食、禁水 6～8 小时。

(4)由患儿家长或监护人签署碘对比剂使用知情同意书。

(5)选择穿刺血管:静脉穿刺前坐位选择确定血管,穿刺时再平卧,助手固定后进行静脉穿刺,尽量避免用力按压患儿以免哭闹引起缺氧加重症状,尤其是颈外静脉穿刺时要特别注意,固定敷贴同时观察患儿病情变化,若出现呼吸困难立即抬高肩背部半卧、氧气吸入,缓解缺氧症状,同时通知医师进一步处理。

(6)其他参照小儿、成人增强检查前的护理。

**(二)检查中的护理要点**

(1)体位摆放:动作轻柔,对监测麻醉的患儿,去枕平卧,肩下垫一小薄枕,头偏向一侧,保持呼吸道通畅;一般小儿采取平卧位,根据检查要求放置手的位置,注意体位的摆放和管道的长度,避免移床过程中高压管道打折或牵拉导致留置针脱出。适当固定肢体,避免检查期间突然不自主运动造成检查失败。

(2)必要时由家属或工作人员陪护在旁防止坠床,做好患儿及家属的 X 射线防护。

(3)密切观察病情:持续心电监护,密切观察其脸色、唇色、生命体征及血氧饱和度等变化,有无呕吐、躁动等情况,若出现紧急情况,立即停止扫描进行抢救,常规低流量吸氧。

(4)其他参照小儿、成人增强检查中的护理。

**(三)检查后的护理要点**

参照小儿、成人增强检查后的护理。

#### 四、儿童支气管异物 CT 检查护理要点

(1)患儿评估:阅读申请单,查对患儿信息,评估患儿呼吸及配合情况,有无窒息危险。喉部异物患儿可出现喉痛、声音嘶哑、强烈咳嗽、呼吸困难、喉痉挛等症状,较大的异物可立即发生窒息。气管、支气管异物患儿最初症状为痉挛性咳嗽伴有呼吸困难。

(2)开启"绿色通道",快速安排检查。

(3)确定氧气装置、简易呼吸器、吸痰器等急救器材和药品处于备用状态。

(4)观察患儿呼吸情况,保持患儿安静,避免哭闹引起异物移位增加耗氧量。必要时遵医嘱使用镇静药,忌用吗啡、哌替啶等抑制呼吸的药物。

(5)必要时给予氧气吸入,如呼吸困难加重,应立即加大氧流量为 5~6 mL/min。将患儿侧卧轻拍背部,同时派人通知医师采取对症措施。

(6)去除患儿颈胸部金属异物。

(7)由家属或医师陪同检查。

(8)待患儿安静或入睡时及时安排检查。

(9)必要时在检查过程中实施急救措施。

①拍背法:让小儿趴在救护者膝盖上,头朝下,托其胸,拍其背部,使小儿咳出异物,也可将患儿倒提离地拍背。

②催吐法:对略靠近喉部的气管异物,可用匙臂、压舌板或手指刺激咽喉部,引起呕吐反射,将异物呕出。

③拍挤胃部法:海姆利希手法(Heimlich 手法)。对较大患儿,救护者站在患儿身后两手臂挟住儿童,一手握拳,另一手搭在握拳的手上,放在脐与胸骨剑突之间,有节奏地使劲往内上方推压,使横膈抬起,压后放松,重复而有节奏进行,必要时冲击可重复 7~8 次,促使肺内产生强大气流逼迫异物从气管内冲出。

④如果抢救过程中,患儿出现呼吸停止,应立即实施心肺复苏术。

(10)检查后尽快将结果告知临床医师,必要时协助 CT 医师按危急值报告流程处理。

(11)其他参照小儿 CT 普通检查。

#### 五、儿童检查的镇静护理要点

##### (一)镇静的要求及准备

(1)按国家规定及药品使用说明书用药。

(2)建议按国际联合委员会(Joint Commission International, JCI)标准要求进行镇静的管理规程。

(3)严格执行医院的镇静管理规范。

(4)告知家属镇静的要求、方法、必要性、注意事项、配合要点等,签署知情同意书。

(5)镇静前病情允许情况下尽量限制睡眠。根据病情及平时睡眠习惯进行调整,建议限制睡眠时间为预约时间前数小时。一般 1 岁以内为 2~4 小时、1~3 岁为 4~6 小时、4 岁以上为 6~8 小时、年长儿晚睡早起白天限制睡眠再适当活动让其疲倦,检查前按照工作人员安排的时间使用镇静药,熟睡后再接受检查。

(6)遵医嘱使用 10 ％水合氯醛口服或灌肠,按体重计算,常规用量每次为 0.5 mL/kg,一

般婴幼儿不超过 12 mL,口服时可加等量糖浆稀释以改善口感;苯巴比妥钠肌内注射,按体重计算,常用用量每次为 5 mg/kg,一般不超过 100 mg;必要时静脉用药镇静。新生儿忌用地西泮,以免抑制呼吸。对上述方法镇静效果不佳的患儿可请麻醉科进行监测麻醉,由医师陪同检查。

(7)仔细询问镇静前的用药情况,严格执行查对制度,遵医嘱用药。

(8)小剂量液体药物,应精确量取,确保剂量准确,避免超量致中毒或剂量不足影响疗效。

(9)可用吸管、去针头的注射器、小药匙喂药,尽量选择喂药器。

**(二)镇静的操作方法**

(1)若用小药匙喂药,则从婴儿口角处顺口颊方向慢慢喂入,待药液咽下后,才将药匙拿开,以防止婴儿将药液吐出。可用拇指和示指轻捏患儿双颊,使其下咽。注意不要让患儿完全平卧或在其睡眠、哽咽时喂药,喂药时可抱起或抬高患儿头部,以防呛咳。婴儿喂药前 1 小时左右勿喂奶,避免由服药呕吐引起误吸。不要将药液混于奶中哺喂,可在喂药 5～10 分钟后适量饮水进食,再熟睡。

(2)用 10 %水合氯醛灌肠时,患儿取左侧卧位,垫高臀部,润滑肛管(或使用一次性吸痰管)前端,将肛管从肛门轻轻插入 7 cm 左右.缓慢推药,轻轻拔出肛管,指导家属轻轻夹紧患儿两臀,尽量保留药液 30 分钟左右。

(3)肌内注射镇静时,对不合作、哭闹挣扎的婴幼儿,可采取"三快"的注射方法,即进针快、注药快、拔针快,缩短时间,防止发生意外。

(4)静脉推注镇静药时速度要慢。

(5)密切观察用药后的效果及病情变化,做好记录。

## 六、儿童 CT 增强检查留置针操作要点

**(一)常规准备及穿刺**

(1)全面评估血管。

(2)根据检查要求确定穿刺部位。

(3)根据对比剂的浓度及推注的速度,尽量选择粗直且弹性好的血管,避免选择前额靠近面部的血管,防止对比剂渗漏,避免造成皮下组织肿胀、疼痛,甚至水疱、溃烂、坏死等情况。

(4)根据检查部位、注射对比剂总量、推注速度及血管情况选择合适的密闭式静脉留置针,如 20 G、22 G、24 G。

(5)尽量一次穿刺成功,避免同一部位反复穿刺。

(6)胶布和敷贴妥善固定。

(7)试推生理盐水检查,确定穿刺成功。

(8)向家长和患儿交代注意事项。

**(二)对于肥胖、躁动、放疗、化疗、久病等特殊患儿的准备及穿刺**

(1)高度重视,耐心反复评估。

(2)避免盲目穿刺。

(3)助手固定体位,配合穿刺。

(4)必要时先选择血管再镇静,待患儿较安静、入睡前再穿刺;一般情况先建立静脉留置针

再镇静,防止个别患儿镇静后留置针安置困难而镇静药半衰期已过,影响检查。

(5)常规部位无法穿刺时再选择颈外静脉,头颈部检查除外。

**(三)特殊静脉通道的使用注意事项**

(1)禁止使用外周中心静脉置管(peripherally inserted central venous catheter, PICC)通道。

(2)慎用临床带来的留置针通道,评估穿刺时间、留置针型号是否合适,检查局部有无肿胀、皮肤颜色有无异常。留置针安置时间超过 24 小时尽量不用。

(3)对颈外静脉穿刺时哭闹、呼吸困难的患儿勿用力按压头部,严密观察病情,防止颈椎骨折和呼吸困难。在检查单上粘贴醒目标识,提示技师调整注射剂量、速度和扫描时间。

(4)可以使用深静脉通道,如颈静脉、股静脉,但必须严格无菌操作,试推生理盐水观察确认深静脉通畅,检查后按要求冲管、封管。粘贴醒目标识,提示技师调整注射剂量、速度和扫描时间。

**(四)哭闹躁动患儿留置针的穿刺方法**

(1)穿刺用物备齐,先选好血管,扎止血带时间控制在 30 秒以内。

(2)穿刺时可用玩具或物品逗乐患儿,需多个助手协助固定患儿身体及穿刺部位。

(3)不同部位的固定方法。

①穿刺头皮时穿刺者左手大拇指和示指固定穿刺点前后皮肤。

②穿刺颈部时穿刺者左手固定好穿刺侧颞部及下颌。

③穿刺四肢,如穿刺手背时,穿刺者左手握住患儿 5 个手指,并绷紧穿刺点靠近远心端皮肤。

④另一手持针在静脉走向最明显处后退 2～5 mm 进针,见回血后降低穿刺角度 10°～15°,将留置针继续沿血管方向推进 1～2 mm,此时停止进针,将针芯后退 3～4 mm,右手持留置针顺势将导管和针芯同时推入血管,见回血正常,将针芯全部退出,助手固定好患儿,防止躁动时留置针脱出,敷贴妥善固定。

(4)对循环较差的可用生理盐水注射器抽回血及导管内空气,回血良好推生理盐水,检查并保留留置针。

**(五)留置针的加强固定和保护**

1.皮肤准备

穿刺前对出汗多的患儿擦干局部皮肤,消毒待干,避免敷贴不牢。

2.胶布加强固定

敷贴固定后,外加胶布与血管走行方向垂直固定。对于四肢,可用胶布螺旋方式加强固定敷贴和留置针,不易过紧,注意观察指端血循环。注意固定好导管座部位,避免前端导管轻,而导管座和延长管较重而导致导管滑出,最后用胶布固定好延长管部分。

3.检查前留置针的观察和保护

嘱咐家长患儿静脉留置针留置期间的注意事项,避免摩擦或意外拔管,穿刺侧肢体制动,穿刺局部保持干燥,若敷贴松脱、潮湿或留置针脱出及时告诉护士。使用口服、灌肠、肌内注射镇静药时患儿常哭闹躁动,注意保护,镇静后再注意检查留置针是否完好,有异常及早重新穿刺。

4.检查中的固定

摆好体位,按检查要求将手放在舒适的位置,保持穿刺处血管平直,不要弯曲打折,将高压连接管妥善固定,保持足够的长度,避免牵拉导致留置针脱出。

**(六)穿刺困难患儿的应急处理方法**

对穿刺特别困难的患儿,多与家长沟通,请有经验的护士穿刺,两次穿刺失败,患儿休息后再请下一位护士操作,避免一人反复多次穿刺。若仍未成功,邀请儿科护士穿刺。必要时根据病情改约时间,待休息调整、进食、改善循环后再行穿刺检查。

# 第六节　CT 检查中各种引流管护理要点

## 一、头部引流管患者 CT 检查护理要点

(1)CT 室护士了解、询问引流管的种类。

(2)评估患者引流管放置位置(高度)是否恰当。

(3)脑室引流管:搬运患者至检查床时脑室引流管口应高出脑室平面 10～15 cm,引流袋位置过高导致引流困难或反流,引起颅压增高;脑室引流早期要特别注意引流速度,太低导致引流过快;伴有脑积水者,可因快速引出大量脑脊液,使脑室塌陷,在硬脑膜与脑或颅骨内板之间产生负压吸附力,引起硬脑膜下或硬脑膜外血肿;脑室系统肿瘤者,可因一侧脑室的突然减压,使脑室系统压力不平衡,引起肿瘤内出血;颅后窝占位性病变者,可因幕上压力突然减低,诱发小脑中央叶向上疝入小脑幕切迹。适当限制患者头部的活动范围,避免引流管受压、牵拉、扭曲、成角、折叠、脱落。在医师允许情况下搬运患者前先关闭引流管,检查后放回原处再开放,观察引流液的颜色和量。

(4)血肿腔(或瘤腔)引流管:安放血肿腔引流管的目的是排空残留的血性液体或血凝块。引流袋应低于创腔 10～15 cm,并妥善固定,保持引流通畅,引流管不可受压、扭曲,防止引流管滑脱。防止引流袋位置过高导致引流困难或引流液倒流而诱发感染,引流袋位置过低导致注入血肿的生理盐水和尿激酶引流过快,有再次形成血肿的可能。在医师允许的条件下搬运患者前先关闭引流管,检查后放回原处再开放,观察引流液的颜色和量。

(5)脓腔引流管:安放脓腔引流管的目的是术后继续引流脓液,进行腔内注药冲洗。引流袋放置于低位,距脓腔至少 30 cm,并妥善固定,保持引流通畅,引流管不可受压、扭曲,防止引流管滑脱。对腔内注药冲洗夹闭的引流管不要随意开放。引流管位置过高达不到引流目的,甚至加重感染。在医生允许情况下搬运患者前先关闭引流管,检查后放回原处再开放,观察引流液的颜色和量。

## 二、胃肠减压患者 CT 检查护理要点

(1)管道的评估:检查前重点查看患者胃管留置情况,胃管负压引流是否通畅,引流液的颜色、性质及量,防止胃管扭曲、受压、脱落。

(2)正确摆放体位:负压引流装置妥善放置,不可过高或过低。

(3)安置胃管的患者检查前勿饮水。

(4)在医师允许的情况下搬运患者前先关闭引流管,检查后放回原处再开放。

### 三、胸腔闭式引流患者 CT 检查护理要点

(1)管道的评估:检查前重点查看患者引流装置是否密闭及引流管有无脱落,水封瓶长玻璃管没入水中 3～4 cm,并始终保持直立,并观察引流管水柱波动(4～6 cm)情况;引流瓶应低于胸壁引流口 60～100 cm,观察引流液的颜色、性质及量。

(2)呼吸训练:指导吸气、屏气以不引起胸部疼痛为宜。特殊患者无法吸气、屏气时可直接扫描。

(3)正确摆放体位:搬动患者时需双重夹闭引流管,以防空气进入,检查后放回原处再开放。头下垫一软枕尽量抬高,妥善放置引流瓶,防止引流管扭曲、受压、牵拉、脱落。

(4)应急处理:如搬动患者时导致引流管连接处脱落或引流瓶损坏,应立即双钳夹闭胸壁引流导管,通知临床医师更换引流装置;若引流管从胸腔滑脱,立即用手捏闭伤口处皮肤,消毒处理后,用无菌纱布或凡士林纱布封闭伤口,并协助医师做进一步处理,上报护理不良事件平台。

(5)检查中严密观察患者病情变化。

### 四、T 管引流患者 CT 检查护理要点

(1)T 管的评估:检查前重点评估患者 T 管引流情况,引流是否通畅,观察胆汁的量、颜色、性质,管道有无折叠等。

(2)呼吸训练:指导吸气、屏气以不引起腹部疼痛为宜。特殊患者无法吸气、屏气时可直接扫描。

(3)正确摆放体位:搬动患者时引流管应低于腋中线,站立或活动时不可高于腹部引流口平面,防止引流液反流。在医师允许的条件下搬运患者前先关闭引流管,检查后放回原处再开放,观察引流液的颜色和量。

(4)应急处理:如搬动患者时导致引流管连接处脱落,应立即夹闭引流导管,消毒处理后再接管道。若引流管脱出,应立即消毒处理,用无菌纱布或凡士林纱布封闭伤口,并协助医师做进一步处理,并上报护理不良事件平台。

(5)检查中严密观察患者的病情变化。

### 五、留置尿管患者 CT 检查护理要点

(1)尿管的评估:检查前重点查看患者尿管留置情况,引流管是否通畅,观察尿液的颜色、性质及量。引流袋位置低于床沿,防止尿管扭曲、受压、脱落。

(2)盆腔检查的患者检查前夹闭尿管以充盈膀胱。

(3)在医师允许情况下搬运患者前先关闭尿管,检查后放回原处再开放,观察尿液的颜色和量。

# 第七章 磁共振成像检查护理

## 第一节 MRI检查基本知识

### 一、基本概念

**1.磁共振（magnetic resonance,MR）**

在恒定磁场中的原子核，在相应的射频脉冲激发后，其电磁能量的吸收和释放，称为磁共振。

**2.序列**

序列指检查中一系列射频脉冲，梯度脉冲和信号采集按一定时序排列。常用的有自旋回波（SE）、快速自旋回波（FSE）、梯度回波（GRE）、翻转恢复序列（IR）、平面回波序列（EPI）。

**3.重复时间（repetition time,TR）**

MRI的信号很弱，为提高MR的信噪比，要求重复使用同一种脉冲序列，这个重复激发脉冲的间隔时间即称TR。

**4.回波时间（echotime,TE）**

射频脉冲与产生回波之间的时间间隔。

**5.加权像（weighted imagine,WI）**

为了评判被检测组织的各种参数，通过调节重复时间TR、回波时间TE,可以得到突出某种组织特征参数的图像，此图像称为加权像。$T_1$（图7-1）观察解剖结构较好，$T_2$（图7-2）显示组织病变较好，水为长$T_1$长$T_2$信号，脂肪为短$T_1$长$T_2$信号。

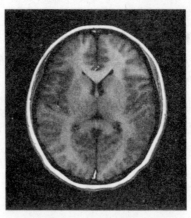

**图7-1 $T_1$WI图像**

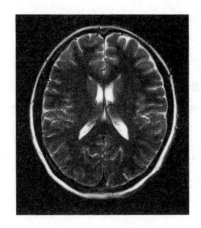

**图 7-2　T₂WI 图像**

6.流空效应

心血管内的血液由于流动迅速,使发射 MR 信号的氢质子离开接受范围,而测不到 MR 信号。

7.弛豫

在射频脉冲的激发下,人体组织内氢质子吸收能量处于激发状态。射频脉冲终止后,处于激发状态的氢质子恢复其原始状态,这个过程称为弛豫。

8.矩阵

MR 图像层面内行和列的数目,也就是频率编码和相位编码方向上的像素数目。

9.视野(field of vision, FOV)

MR 成像的实际范围,即图像区域在频率编码方向和相位编码方向的实际尺寸。在矩阵不变的情况下,FOV 越大,成像体素越大,图像层面内的空间分辨率越低。

10.信噪比(signal-to-noise ratio, SNR)

感兴趣区内组织信号强度与噪声强度的比值。它是衡量图像质量的主要的参数之一。所谓信号强度是指某一感兴趣区内各像素的平均值;噪声是患者、环境和 MR 系统电子设备所产生的不需要的信号。

11.对比度噪声比(contrast-to-noise raito, CNR)

MR 图像另一个重要的质量参数是对比度,对比度是指两种组织信号强度的相对差别,差别越大则图像对比越好。在临床上对比度常用对比噪声比表示。

12.图像均匀度

图像上均匀物质信号强度的偏差,偏差越大说明均匀度越低。均匀度包括信号强度的均匀度、信噪比均匀度、CNR 均匀度。

13.K 空间

K 空间也称傅里叶空间,是带有空间定位编码信息的 MR 信号原始数据的填充空间。

## 二、成像原理

简单地说,MRI 原理大致分为以下几个过程。

(1)人体置于磁场中,人体组织中的原子核(含奇数质子或中子,一般指氢质子)在强磁场中磁化。

(2)梯度场给予空间定位后,射频脉冲激励特定进动频率的氢质子产生共振。

(3)接受激励的氢质子弛豫过程中释放能量,即磁共振信号。

(4)计算机将 MR 信号收集起来,按强度转换成黑白灰阶,按位置组成二维或三维的形态,最终组成 MR 图像。

总之,磁共振成像就是利用原子核在磁场内共振产生的信号经重建成像的成像技术。

## 三、MRI 设备及其分类

### (一)MRI 设备的种类

**1.根据用途分类**

(1)临床应用型:主磁场强度在 3.0 T 及以下。

(2)临床研究型:主磁场强度在 3.0 T 以上。

**2.按磁体类型分类**

①永磁型;②常导型;③超导型;④混合型。

### (二)MRI 设备主要组成

**1.磁体系统**

磁体系统由主磁体等构成,是产生信号的主体部分。

**2.梯度系统**

梯度系统包括梯度线圈和梯度发生系统,用于磁共振信号的空间定位。

**3.射频系统**

射频系统包括射频线圈和射频发生系统,用于接收信号。

**4.计算机系统**

计算机系统完成数据采集、傅里叶变换、数据处理和图像显示。

## 四、MRI 检查技术

### (一)平扫

平扫是指不用对比剂的扫描(图 7-3)。

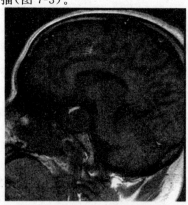

图 7-3　平扫图像

**(二)增强扫描**

增强扫描是指血管内注射对比剂后的扫描。目的是提高病变组织同正常组织的对比度，根据注射对比剂后扫描方法的不同,可分为常规增强扫描、动态增强扫描、延迟增强扫描或多期增强扫描等(图7-4至图7-8)。

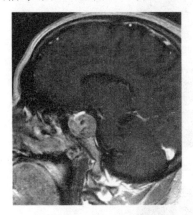

图7-4 增强图像

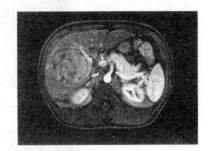

图7-5 动脉期

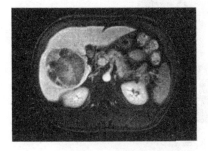

图7-6 静脉期

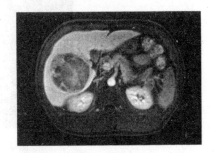

图7-7 延迟期

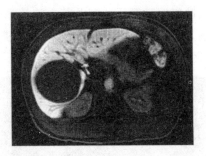

图7-8 肝胆期

**(三)特殊检查**

1.磁共振弥散加权成像(diffusion weighted imaging, DWI)

磁共振弥散加权成像是利用磁共振成像观察活体组织中水分子的微观扩散运动的一种成像方法(图7-9)。水分子扩散快慢可用表观弥散系数(apparent diffusion coeffecient, ADC)和DWI两种方式表示。ADC图是直接反映组织扩散快慢的指标(图7-10),如组织中水分子扩散速度慢,ADC 值低,图像呈黑色,反之亦然。DWI 反映扩散信号强弱,如果扩散速度慢,去相位时信号丢失少,信号高,图像呈白色。如脑梗死的早期,由于细胞毒性水肿,扩散速度减低,ADC 值低,在 ADC 图上呈黑色,但这时 DWI 信号是高的。

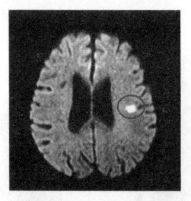

图 7-9　头颅 b＝1 000 弥散

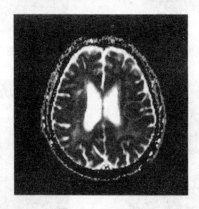

图 7-10　ADC 图

2.磁共振灌注加权成像(perfusion weighted imaging, PWI)

磁共振灌注成像是用来反映组织微循环分布及其血流灌注情况、评估局部组织活动力和功能的磁共振检查技术。目前,灌注成像主要用于脑梗死的早期诊断,心、肝和肾功能灌注及良恶性肿瘤鉴别诊断等方面(图 7-11)。

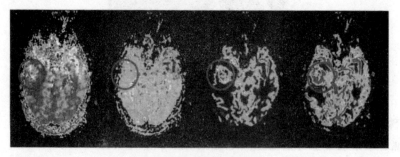

图 7-11　颅内肿瘤 PWI 图

3.脑功能成像

脑功能成像是一种利用 MRI 研究活体脑神经细胞活动状态的检查技术。它主要借助超快速 MRI 扫描技术,测量人脑在思维、视、听觉或肢体活动时,相应脑区脑组织局部灌注状态的变化,并将这些变化显示于磁共振图像上。

4.**磁共振波谱**(magnetic resonance spectroscopy, MRS)

磁共振波谱是利用 MRI 中的化学位移来测定分子组成及空间构型的一种检测方法。目前,MRS 检测常用原子核有$^1$H、$^{31}$P、$^{23}$Na、$^{13}$C、$^{13}$F 等,其中以$^1$H、$^{31}$P 的应用为多。$^1$H MRS 对颅内肿瘤、癫痫等定性有帮助(图 7-12)。

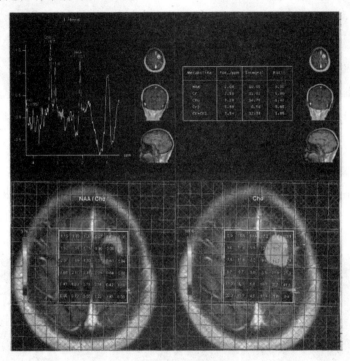

图 7-12　MRS 图

5.**磁敏感加权成像**(susceptibility weighted imaging, SWI)

siemens 机型称为 SWI,在 GE 机型称为重 $T_2$ 加权血管成像(SWAN $T_2$),是检测不同类型脑出血包括微出血的敏感序列。最早可显示症状出现后 2 小时以内的出血,最小可显示直径2~5 mm的微出血(图 7-13)。

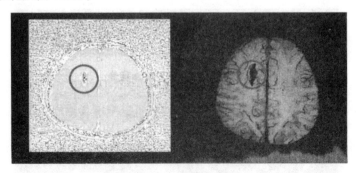

图 7-13　SWI 示出血病灶

### 6.神经 3D 薄层扫描

神经 3D 薄层扫描临床常用于三叉、面、听、臂丛及腰丛神经成像(图 7-14、图 7-15)。

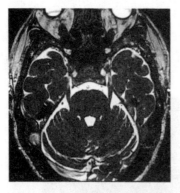 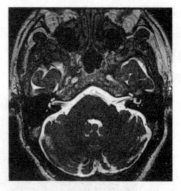

图 7-14　三叉神经 3D 薄层图像　　　　图 7-15　面、听神经 3D 薄层图像

### 7.MR 血管成像

MR 血管成像有两种血管成像的模式:一是时间飞跃法(time of flight, TOF);二是相位对比法(phrase contrast, PC)。前者通过血流的质子群与静止组织之间的纵向矢量变化来成像,后者通过相位对比变化而区别周嗣静止组织,突出重建血管图像。目前以 TOF 法(图 7-16)临床应用较广泛。

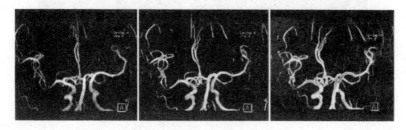

图 7-16　3D-TOF MRA 图像

### 8.MR 水成像

根据 $T_2Wl$ 图像,可以抑制其他的组织,只显示流速慢或停滞的液体,这一技术可做脑室成像、胆道成像、尿路成像、内听道(图 7-17)等。

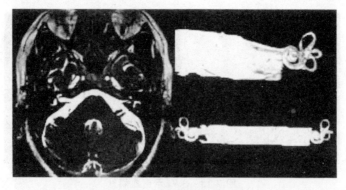

图 7-17　内听道水成像图

## (四)体位设计

受检体位设计及定位(不同机型略有差异且可由扫描参数设计者按需调整)参见表7-1。

**表 7-1　受检体位设计及定位**

| 检查部位 | 适应证 | 体位设计 | 定位线 |
| --- | --- | --- | --- |
| 颅脑、眼眶、垂体 | ①颅内相关疾病;②眼眶及相关疾病;③垂体及鞍区相关疾病 | 仰卧位,头部置于头线圈中,头部摆正,闭眼,双手置于身体两侧,不得交叉,双足分开也不得交叉,放上头部线圈 | 置于眉心处 |
| 颈部软组织 | ①颈部软组织病变;②炎症;③结核;④颈部淋巴结疾病;⑤肿瘤 | 仰卧位,头部置于头线圈中,头部摆正,闭眼,双手置于身体两侧,不得交叉,双足分开也不得交叉;盖上颈椎/颈部线圈并嘱咐患者在检查过程中不得做吞咽动作 | 置于下颌处 |
| 颈椎 | ①颈椎病;②颈椎外伤;③颈段脊髓病变;④颈椎肿瘤 | 仰卧位,头摆正并置于颈椎线圈内,使人体正中矢状面与检查床正中线在同一平面上,双手平放于身体两侧;盖上颈椎/颈部线圈并嘱咐患者在检查过程中不得做吞咽动作 | 置于下颌处 |
| 胸椎 | ①胸椎病;②胸椎外伤;③胸段脊髓病变;④胸椎肿瘤 | 仰卧位,头摆正,身体置于胸椎线圈内,使人体正中矢状面与检查床正中线在同一平面上,双手平放于身体两侧 | 置于锁骨处 |
| 腰椎 | ①腰椎病;②腰椎外伤;③腰段脊髓病变;④腰椎肿瘤 | 仰卧位,头摆正,身体置于腰椎线圈内,使人体正中矢状面与检查床正中线在同一平面上,双手平放于身体两侧 | 置于脐上2cm处 |
| 全脊柱 | ①颈段病变;②胸段病变;③腰段病变;④骶尾椎病变 | 仰卧位,头摆正,身体置于脊柱线圈内,使人体正中矢状面与检查床正中线在同一平面上,双手平放于身体两侧,注意身体不得倾斜,盖上颈椎/颈部线圈 | 置于锁骨处 |
| 胸部 | ①纵隔病变;②肺弥散性病变;③肺占位病变;④胸部外伤 | 仰卧位,使人体正中矢状面与检查床正中线在同一平面上,双手平放于身体两侧,并放上体线圈,使线圈长轴与人体正中矢状面平行 | 置于胸骨柄与剑突连线中点 |
| 乳腺 | ①乳腺增生;②乳腺置入物;③乳腺炎;④乳腺肿瘤 | 俯卧位,置于乳腺专用线圈上,人体正中矢状面与线圈及检查床正中线在同一平面上,双手平行前伸;双乳自然悬垂于乳腺线圈的孔洞内,使其充分舒展,并使患者处于最佳舒适状态 | 置于两乳头的连线处 |

| 检查部位 | 适应证 | 体位设计 | 定位线 |
| --- | --- | --- | --- |
| 上腹部 | ①肝癌、肝转移癌；②肝血管瘤；③肝囊肿、脓肿；④胆囊炎、胆囊结石、胆囊憩室；⑤脂肪肝；⑥外伤性肝疾病；⑦其他上腹部良、恶性疾病 | 仰卧位，身体长轴与床面长轴一致，足或头先进，双臂上举过头或置于身体两侧，双膝后方垫坡垫。放上体线圈并固定 | 置于剑突处 |
| 肾 | ①肾良、恶性肿瘤；②肾囊肿、脓肿；③肾外伤性疾病；④其他肾相关性疾病 | 仰卧位，身体长轴与床面长轴一致，足或头先进，双臂上举过头或置于身体两侧，双膝后方垫坡垫。放上体线圈并固定 | 置于肚脐处 |
| 盆腔 | ①子宫颈癌；②子宫肌瘤；③卵巢囊肿，卵巢肿瘤；④直肠肿瘤；⑤其他盆腔肿瘤、炎症、转移癌 | 仰卧位，身体长轴与床面长轴一致，足或头先进，双臂上举过头或置于身体两侧。放上体线圈并固定 | 置于耻骨联合上缘连线处 |
| 肩关节 | ①肩关节损伤；②肩关节炎症、肿瘤 | 仰卧位，患侧上臂置于身体一侧，手掌掌心向上或拇指向上 | 置于肱骨头处 |
| 肘关节 | ①肘关节损伤；②肘关节炎症、肿瘤 | 一般采用仰卧位，患侧肘关节置于身体一侧。若受检者体型较大，可采用俯卧位，肘关节上举过头。用软垫将患者上肢和身体垫平，使其处于舒适状态 | 置于肘关节正中 |
| 腕关节 | ①腕关节损伤；②腕关节炎症、肿瘤 | 一般采用仰卧位，患侧前臂置于身体一侧。若受检查者体型较大，可采用俯卧位，腕关节上举过头，用软垫将患者上肢和身体垫平，使其处于舒适状态 | 置于腕关节正中 |
| 髋关节 | ①髋关节损伤；②髋关节炎症、髋关节肿瘤 | 仰卧位，两髋关节尽量保持对称，双足内旋，用各种辅助固定装置帮助患者保持不动 | 置于股骨头处 |
| 膝关节 | ①膝关节损伤；②膝关节炎症、膝关节肿瘤 | ①仰卧位，将患侧膝关节置于膝关节线圈内，髌骨下缘对准线圈横轴中线；②患侧足尖向上，膝关节外旋 $15°\sim20°$，利用固定装置使膝关节处于稳定舒适状态 | 置于髌骨下缘 |

| 检查部位 | 适应证 | 体位设计 | 定位线 |
|---|---|---|---|
| 踝关节 | ①踝关节损伤;②踝关节炎症、踝关节肿瘤 | ①仰卧位,将患侧踝关节自然放松置于中立位,利用辅助固定装置使其处于稳定状态,避免产生运动伪影;②将踝关节置于线圈中心后送入磁场中心 | 置于踝关节中心处 |

### 五、MRI 检查优、缺点

#### (一)MRI 检查的优点

(1)具有较高的软组织分辨力,可以清楚地分辨软组织病变。

(2)MRI 检查能进行任意方位断层扫描,定位准确,方便进行解剖结构或病变的立体定位。

(3)MRI 检查无电离辐射。

(4)MRI 检查能多参数成像和多序列成像,提供更多信息,有利于病变的显示及定性。可用于人体各系统的检查。

(5)无骨性伪影的干扰,不易漏诊。

(6)无须对比剂即可进行心脏和大血管成像,可测量流速和流量。

(7)MRI 检查可同时进行形态和功能检查。

(8)MRI 检查能进行分子和基因水平的检查。

#### (二)MRI 检查的缺点

(1)检查时间长,容易产生运动伪影。

(2)钙化显示不佳。

(3)骨性结构显示相对较差。

(4)伪影相对较多。

(5)信号变化解释相对复杂,病变定性仍有困难。

(6)禁忌证相对较多。急诊、重危患者不能做 MRI 检查,监护仪和急救装置不能带入磁共振机房,体内有金属置入物或金属异物者慎用,安装有心脏起搏器的患者禁做 MRI 检查。

### 六、MRI 检查适应证和禁忌证

MRI 检查已越来越广泛地应用于临床各系统的检查治疗中,在此将 MRI 检查的适应证、禁忌证叙述如下。

#### (一)MRI 检查的适应证

1.头颅疾病

MRI 检查对脑部疾病的显示和诊断优于 CT 检查。头颅外伤的诊断 MRI 检查不及 CT 检查敏感,MRI 检查难以发现新鲜出血,不能显示外伤性蛛网膜下腔出血。

2.脊柱和脊髓疾病

MRI 检查是脊柱和脊髓疾病的首选检查方法。定位、定性诊断准确率优于螺旋 CT 检查。

3.头颈、颌面部疾病

MRI检查其适用于头颈部肿瘤和肿瘤样病变的诊断与鉴别诊断,是鼻咽癌、喉癌的首选影像学检查方法,在诊断口咽部肿瘤方面较其他检查方法具有独到的优势。

4.胸部疾病

肺部病变首选CT检查,但肺门病变、胸膜病变、邻近纵隔和胸壁的肺病变可选用MRI检查,MRI检查是诊断纵隔肿瘤及肿瘤样病变的首选检查,也是诊断乳腺疾病的重要方法。

5.心脏、大血管疾病

MRI检查在心脏大血管疾病检查中独具优势,心脏、大血管病变首选MR检查。MRI检查诊断心肌梗死、心肌病、瓣膜病、心包病变、先天性心脏病及心脏肿瘤,优于其他影像学检查方法。还可用于心功能的评价。

6.腹部和盆腔疾病

腹部和盆腔器官是MRI检查的优势部位,对于胆囊结石,MRI检查为低信号或无信号,MR检查应与B超、螺旋CT扫描综合应用,取长补短;多数情况下,对胰腺病变的诊断,MRI检查不及螺旋CT检查;MRI检查对肝铁质沉积症有诊断价值,是子宫、前列腺病变的首选影像学检查。

7.骨关节和软组织病变

关节内软骨盘、肌腱、韧带、滑膜的损伤与病变,MRI检查是首选的检查方法,也是股骨头缺血性坏死的首选检查。

**(二)MRI检查的禁忌证**

1.绝对禁忌证

(1)安装有心脏起搏器。

(2)安装有神经刺激器。

(3)体内存有金属动脉瘤夹。

(4)眼球内有金属异物。

(5)高热。

2.相对禁忌证

(1)体内有金属异物(义齿、节育环、金属置入物等)。

(2)昏迷、神志不清,精神异常、易发癫痫或心脏骤停。

(3)严重外伤、幽闭症、幼儿及不配合的受检查者应慎重扫描。

(4)孕妇和婴儿应征得医师同意再进行相关扫描。

## 七、MRI检查体内置入物的安全管理

**(一)体内置入物的安全性**

常见的体内置入物包括动脉夹、人工瓣膜、人工血管、静脉滤器、心脏起搏器、人工耳蜗、置入性药物泵、人工关节等。一般来讲,体内置有铁磁性置入物的患者是不适合接受MRI检查的。这是因为MRI系统对体内置入物可能造成以下几方面的影响:①体内置入物受磁场作用位置发生变化;②电子置入物因射频场的干扰而发生功能紊乱甚至失灵;③扫描过程中梯度的感应电流可使置入物发热。这些情况可能给患者造成严重伤害,如脑出血、组织拉伤或灼伤

等。目前,许多人工置入物是利用非磁性不锈钢或钛合金材料制成的,可以进行 MRI,但也可能会使图像产生严重的金属伪影。

对于弱磁性置入物(如某些支架、螺旋圈、滤器、房室间隔缺损闭塞物、动脉导管未闭闭塞物等),患者有必要在置入术后 6～8 周再进行 MRI 检查。因为某些弱磁性置入物在术后 6～8 周会被肉芽或瘢痕组织包绕,牢固地嵌入周围组织中,使置入物不至于在 MRI 环境中发生危险。对于牢固固定的弱铁磁性置入物(如骨螺丝),可在置入术后不久就进行 MRI 检查。有关置入物术后 MRI 检查的推荐时间一般可以在其标签或说明书中找到。另外值得一提的是,以前有关体内置入物安全方面的研究主要是针对 1.5 T 或更低场强的磁共振系统,最近的研究显示一些金属置入物在 1.5 T 磁体内为弱磁性,而在 3.0 T 磁体内则可能表现为强磁性。因此,在决定为体内带有这些置入物的患者做 3.0 T 磁共振检查之前,有必要对置入物进行体外实验以确定其是否具有潜在的危险性。

现将部分产品关于磁共振成像检查提示的说明叙述如下。血管支架(用于髂动脉和股动脉中)、下腔静脉滤器(用于腔静脉)、雅培药物洗脱冠脉支架系统、弹簧圈系统、0.14 周围支架系统、上海冠脉西罗莫司洗脱钴基合金支架系统适用于磁共振环境。库克的腔静脉支架及导引系统说明书提示支架在牢固地与身体结合之前,不能进行 MRI 扫描检查。山东吉威的爱克塞尔药物涂层支架系统(西罗莫司)提示在对患者行支架置入术后到支架完全内皮化之前(一般需 8 周),请勿对患者进行 MRI 扫描。1-T.S.GmbH 公司制造的钢制内置物禁止行 MRI 检查。磁场作用可能会导致支架的变形和移位,内皮化后可降低支架变形或移位的可能性及程度。

### (二)体内金属置入物在 MRI 检查时的危险影响因素

体内金属置入物在 MRI 检查时的危险影响因素包括磁场强度、置入物的磁敏感性、置入物的质量、置入物的几何形状、置入物的位置与方位、保护机制的存在、置入物在体内存留的时间。尤其重要的是评估金属置入物是否在身体潜在的危险部位,如血管、中枢神经、眼内等,这些异物在强大的磁场下可能移位,从而可能导致严重损伤。

### (三)体内金属置入物筛选

对于患者体内是否存在金属异物或对于已存在的金属异物是否可以进行 MRI 检查,均需在检查前进行全面的筛查与评价。参与筛查的对象是进入磁体间医师、技师、护士、患者和家属,当然患者是筛查的重点对象。要求磁共振工作人员严格询问患者(家属)病史(手术史、外伤史、介入治疗史)、置入时间、置入物名称和品牌等,确定患者是否可以进行 MRI 检查。对于危险部位的金属异物,必要时推荐使用 X 射线平片摄影检测其体内的金属异物。

## 八、MRI 检查环境中患者的监护

#### 1.监护对象

MRI 检查时,应对以下患者进行监护:危重与高危、心肺功能不全、新生儿和儿童、高龄、沟通障碍、镇静和麻醉、增强检查可能会出现并发症者。

#### 2.监测设备

常规的监测设备和辅助装置多带有铁磁性材料或导体材料,不能进入磁体间。MRI 室必需配备与 MRI 环境兼容的临床监测设备和辅助装置。如正确使用匹配的心电门控、呼吸门控,配制 MRI 专用呼吸机、MRI 专用指夹式脉搏血氧仪和心电监护设备,MRI 检查室医生、技师、护士必须熟悉其操作方法。

3.监测内容

根据患者的具体情况,实施重点监护。如对镇静治疗、心肺功能不全、高龄的患者,必须严格监测呼吸频率、睡眠呼吸暂停和血氧饱和度。监测麻醉的患者则需要监测多种生理学参数。当高颅压或后组脑神经损伤患者检查时防止呕吐而发生窒息的危险。对婴儿监测有无溢乳发生误吸的危险。

# 第二节　MRI 检查护理

## 一、MRI 普通检查护理

### (一)检查前护理

(1)患者预约:患者凭检查信息通过 PACS 系统进行预约、登记确认。正确留取患者身高、体重,并记录在申请单上。

(2)检查分检:护士或登记员根据检查信息进行分检,指导患者到相应地点等待检查。

(3)评估核对:护士仔细阅读检查申请单,核对患者信息(姓名、性别、年龄、检查部位等),详细询问病史,明确检查目的和要求;评估患者病情,确认患者信息、检查方式的正确;对检查目的要求不清的申请单,应与临床申请医师核准确认。

(4)风险筛查:确认受检查者无 MRI 检查绝对禁忌证,患者进入机房前需将身上一切金属物品摘除,包括义齿、钥匙、手表、手机、发夹、金属纽扣,以及磁性物质和电子器件。对安置有金属节育环的盆腔受检查者,应嘱其取环后再行检查;由于某些化妆品含有微量金属,必要时在检查之前卸妆。

(5)消化道准备:腹部脏器检查者于检查前 6～8 小时禁食、禁水,做盆腔检查者禁止排尿(膀胱内保持少量尿液),并进行严格的呼吸训练。

(6)心理护理和健康宣教:介绍检查的目的、禁忌证、适应证、注意事项、配合、环境及机器情况,如患者过度焦虑紧张可由家属陪同(筛查有无焦虑症、恐惧症等)。告知患者扫描检查大概所需的时间,磁场工作时会有嘈杂声响或发热,均属正常,扫描过程中平静呼吸,不得随意运动,以免产生运动伪影(如吞咽动作易导致颈、胸部检查时出现运动伪影,眨眼和眼球运动易导致头颅、眼眶等检查时出现运动伪影,腹部运动过于明显易导致盆腔检查时出现运动伪影等)。若有不适,可通过话筒和工作人员联系。

(7)对于咳嗽的患者检查前遵医嘱止咳后再安排检查。

(8)婴儿检查前半小时不可过多喂奶,防止检查时溢乳导致窒息发生。需行监测麻醉者需禁食、禁水 4～6 小时。

(9)镇静准备:对小儿及昏迷、躁动、精神异常的受检者,应在临床医师指导下适当给予镇静处理(10 %水合氯醛、苯巴比妥钠、监测麻醉等)。

**(二)检查中护理**

(1)体位设计:按检查部位要求设计体位,安放线圈,指导患者保持正确的姿势,确保体位不动。严禁患者体位在体内形成回路(两手不能交叉放在一起,双手不与身体其他部位的皮肤直接接触,其他部分的裸露皮肤也不能相互接触,以免产生回路),同时患者皮肤不能直接触碰磁体内壁及各种导线,防止患者灼伤。

(2)患者沟通:再次告诉患者检查时间、设备噪声和发热现象。对有特殊需要的患者给予保暖,防止患者着凉。

(3)听力保护:提供听力保护装置(如耳塞、棉球或 MRI 专用耳麦等),保护受检者听力。

(4)观察病情:检查中注意观察患者有无异常反应。

(5)检查结束后询问患者情况,协助下检查床。

**(三)检查后护理**

告知患者及家属取片与报告的时间及地点。

## 二、MRI 增强检查护理

MRI 增强扫描可提供更多的诊断信息,可显示微小病灶,能够更清晰地分辨病灶的性质及范围,有助于明确诊断和鉴别诊断。磁共振增强扫描成功与否直接影响到疾病的诊断,患者的配合是扫描成功的关键因素之一,全程有效的护理干预不但能保证患者安全,而且有利于提高图像质量和诊断效果。

**(一)检查前的护理**

(1)患者预约:患者凭检查信息通过 PACS 系统进行预约、登记确认;正确记录患者身高、体重,并记录在申请单上,便于计算注射对比剂使用量。

(2)评估核对:护士仔细阅读检查申请单,核对患者信息(姓名、性别、年龄、检查部位、检查设备等),详细询问病史(既往史、检查史、用药史、现病史、过敏史等),明确检查目的和要求;评估患者病情,筛选高危人群;确认患者信息、检查方式的正确。对检查目的要求不清的申请单,应与临床申请医师核准确认。

(3)心理护理和健康宣教:在常规宣教的基础上重点告知增强检查的目的及注意事项、合理水化的重要性,注射对比剂后可能出现的正常现象(口干、口苦、口腔金属味、全身发热、有尿意等))和不良反应(恶心、呕吐、皮疹等),进行针对性护理,消除患者紧张、焦虑的不良情绪。

(4)必要时镇静:对小儿及昏迷、躁动、精神异常的受检者,应在临床医师指导下适当给予镇静处理(10 %水合氯醛、地西泮、监测麻醉等)。

(5)建立静脉通道:认真评估血管,安置 22 G 留置针;嘱患者等待中穿刺侧肢体制动,防止留置针脱出。

(6)指导患者或家属签署钆对比剂使用知情同意书。对于危重患者,原则上不做增强检查,如果特别需要,必须由有经验的临床医师陪同。

(7)急救准备:因 MRI 设备的特殊性,应在 MRI 检查室隔壁设立抢救室,常备各种急救药品和仪器,固定放置,定期查对。护理人员应熟悉抢救药品的药理作用、常用剂量及使用方法,熟练使用抢救器械。若患者发生了对比剂不良反应,应及时地进行抢救,并向临床医师说明发生意外不能在机房内实施抢救,必须转移到抢救室处理。

(8)其他内容参照 MRI 普通检查。

**(二)检查中的护理**

(1)再次沟通:告诉患者检查时间、设备噪声、发热现象,以及注射对比剂后可能出现的反应,减轻患者紧张情绪;对有特殊需要的患者给予保暖,防止患者着凉。

(2)确保静脉通畅:按要求抽吸钆对比剂,连接高压注射器管道,试注水,做到"一看、二摸、三感觉、四询问";确保高压注射器、血管通畅。

(3)严密观察:注射对比剂时密切观察患者有无局部和全身症状,防止不良反应的发生,及时发现、及时处理。

(4)检查结束后询问患者情况,评估有无不适,协助下检查床。

(5)指导患者到观察区休息 15～30 分钟,嘱其如有不适及时告知护士。

(6)其他参照 MRI 普通检查。

**(三)检查后的护理**

(1)定时巡视:准备护士定时巡视观察区,询问患者有无不适,及时发现不良反应。

(2)合理水化:MRI 对比剂的半衰期为 20～100 分钟,24 小时内约有 90 %以原型在尿液中排出。若病情允许,指导患者进行水化(100 mL/h)以利于对比剂的排出,预防肾源性系统纤维化(nephrogenic system fibrosis, NSF)的发生。

(3)观察 15～30 分钟患者无不适后方可拔取留置针,指导正确按压穿刺点,无出血方可离开观察区。

(4)告知患者回家后继续观察和水化,如有不适及时电话联系。

(5)发生不良反应的处理方法请参照钆对比剂预防与处理的相关内容。

(6)其他参照 MRI 普通检查。

# 第三节 MRI 常见部位检查护理要点

## 一、头部 MRI 检查护理要点

头部 MRI 检查包括颅脑、鞍区、内听道、眼部、鼻旁窦、鼻咽、颅底、腮腺、内耳等部位。

**(一)检查前准备要点**

参照 MRI 普通或增强检查。

**(二)检查中护理要点**

(1)线圈选择:头部专用线圈。

(2)体位设计:患者仰卧在检查床上,头先进,头置于线圈内,人体长轴与床面长轴一致,双手置于身体两旁或胸前。头颅正中矢状面尽可能与线圈纵轴保持一致,并垂直于床面。

(3)成像中心:颅脑、鞍区以眉间线位于线圈横轴中心;内听道、鼻旁窦、鼻咽、颅底、腮腺、内耳以鼻根部位于线圈横轴中心;眼部以眶间线位于线圈横轴中心,即以线圈中心为采集中心,锁定位置,并送至磁场中心。

(4)制动并保护眼部:嘱患者保持头部不动,平静呼吸,眼球检查时嘱患者闭眼,双眼球不能转动,避免产生运动伪影。对于眼睑闭合不全的患者,可用纱布遮盖患者双眼。

(5)其他参照 MRI 普通或增强检查。

**(三)检查后护理要点**

参照 MRI 普通或增强检查。

## 二、颈部 MRI 检查护理要点

颈部 MRI 检查包括颈部软组织、颈部血管成像、喉及甲状腺。

**(一)检查前准备要点**

参照 MRI 普通或增强检查。

**(二)检查中护理要点**

(1)线圈选择:颈部专用线圈。

(2)检查体位:患者仰卧在检查床上,头先进,颈部置于线圈内,人体长轴与床面长轴一致,双手置于身体两旁或胸前。头颅正中矢状面尽可能与线圈纵轴保持一致,并垂直于床面。

(3)成像中心:线圈中心对准甲状软骨,移动床面位置,使十字定位灯的纵横交点对准线圈纵横轴交点、对准胸部中心,即以线圈中心为采集中心,锁定位置并送至磁场中心。

(4)嘱患者保持安静,平静呼吸,叮嘱患者尽量避免咳嗽或吞咽,以免产生伪影影响图像质量。确实无法控制咳嗽时,可在扫描间隙期(机器没声音时)进行动作。

(5)其他参照 MRI 普通或增强检查。

**(三)检查后的护理要点**

参照 MRI 普通或增强检查。

## 三、胸部 MRI 检查护理要点

**(一)检查前准备要点**

(1)呼吸训练:正确指导患者呼吸训练,耐心解释说明屏气的重要性,使患者在实际检查过程中适应憋气扫描。

(2)其他内容参照 MRI 普通或增强检查。

**(二)检查中护理要点**

(1)线圈选择:体表线圈或者专用心脏线圈。

(2)体位设计:患者仰卧在检查床上,头先进,人体长轴与床面长轴一致,双手置于身体两旁。

(3)成像中心:线圈中心对准胸部中点(胸骨柄切迹与剑突连线中点和正中矢状面),移动床面位置,使十字定位灯的纵横交点、对准线圈纵横轴交点对准胸部中点,即以线圈中心为采集中心,锁定位置,并送至磁场中心。

(4)呼吸控制:呼吸门控放置于呼吸动度最大处,如呼吸动度过大,可加用腹带捆绑以限制患者的呼吸。

(5)在检查过程中,叮嘱患者尽量避免咳嗽或吞咽。

(6)其他参照 MRI 普通或增强检查。

**(三)检查后护理要点**

参照 MRI 普通或增强检查。

### 四、冠状动脉 MRI 检查护理要点

冠状动脉 MRI 检查受到心跳、呼吸等各种生理运动的影响,其成像质量与这些生理参数的控制密切相关,而患者在检查中的配合也至关重要。

**(一)检查前准备要点**

(1)指导呼吸训练:呼吸运动是影响呼吸导航采集率的关键因素,直接影响图像的采集速度和质量。告知患者浅慢、均匀呼吸,避免深呼吸是冠状动脉检查成功的关键环节。耐心解释说明屏气的重要性,使患者在实际检查过程中适应憋气扫描。

(2)控制心率:心率过快引起伪影是影响磁共振冠状动脉成像的主要因素之一,适当控制心率在 75/min 以下,有助于减轻或消除冠状动脉的运动伪影。必要时给予 β 受体阻滞药(美托洛尔)口服,适当降低心率。

(3)其他参照 MRI 普通或增强检查。

**(二)检查中护理**

(1)线圈选择:体表线圈或者专用心脏线圈。

(2)体位设计:患者仰卧在检查床上,头先进,人体长轴与床面长轴一致,双手置于身体两旁。

(3)成像中心:线圈中心对准胸部中点(胸骨柄切迹与剑突连线中点和正中矢状面),移动床面位置,使十字定位灯的纵横交点对准线圈纵横轴交点、对准胸部中点,即以线圈中心为采集中心,锁定位置,并送至磁场中心。

(4)安放电极:嘱患者保持体位不动,心脏检查者正确安放电极,右上电极(黄色)放右锁骨中线,左上电极(绿色)放左侧第 2 肋间,左下电极(红色)放心尖处。告知患者在扫描过程中体表线圈和身体下矩阵线圈有发热感,属正常现象。

(5)呼吸控制:呼吸门控放置于呼吸动度最大处。如呼吸动度过大,可加用腹带捆绑以限制患者的呼吸。

(6)其他参照 MRI 普通或增强检查。

**(三)检查后护理**

参照 MRI 普通或增强检查。

### 五、乳腺 MRI 检查护理要点

MRI 检查是目前诊断乳腺疾病重要的检查手段,但是其检查环境的特殊性、检查时间长、俯卧位,以及检查中需动态增强等因素导致患者不舒适,进而影响图像质量。因此,检查前护士准备质量、检查中患者的配合程度是检查成功的关键因素。

**(一)检查前准备要点**

(1)更换开式检查服或病员服。

(2)建立静脉通道:选择适宜的注射部位,建立静脉留置针,保持畅通。

(3)心理护理和健康教育:重点向患者说明乳腺检查时间,俯卧位可能导致体位不舒适、胸部及面部皮肤的压迹,如有其他特殊不适,请及时告诉技师。

(4)乳管内乳头状瘤的患者可有乳头溢液的现象,溢液通常是血性、暗棕色或者黄色液体,会污染内衣,在检查前协助患者用温水拭去外溢的分泌物,避免污染检查线圈,必要时在线圈

内铺上治疗巾。

(5)乳腺囊性增生病主要是由于女性体内雌、孕激素比例失调,临床突出表现是乳房胀痛和肿块,疼痛与月经周期有关,在月经前疼痛加重。可以采用预约检查,也就是错过周期性疼痛的时间进行检查。

(6)其他参照 MRI 普通或增强检查。

**(二)检查中护理要点**

(1)线圈选择:乳腺专用线圈。

(2)体位设计:取俯卧位,将头置于专用海绵圈内,双乳自然悬垂入线圈内。双手上举或放身体两旁,膝部、足部垫上软枕以起到支撑作用。乳腺癌及乳腺纤维腺瘤患者如疼痛感明显,采用俯卧位同时把乳腺线圈的头侧垫高 15°～30°,以防止乳腺过度受压引起疼痛,尽量让患者保持舒适的体位,嘱患者保持体位不动。

(3)成像中心:线圈中心对准双乳头连线,移动床面位置,即以线圈中心为采集中心,锁定位置,并送至磁场中心。

(4)检查中注意保护患者的隐私。

(5)对乳腺癌术后体质虚弱的患者,检查中技师与护士应重点观察呼吸情况,发现异常应及时处理。

(6)其他参照 MRI 普通或增强检查。

**(三)检查后护理**

参照 MRI 普通或增强检查。

## 六、腹部 MRI 检查护理要点

腹部 MRI 检查包括肝、胰腺、肾、前列腺、女性盆腔、尿路造影。

**(一)检查前准备要点**

(1)消化道准备:腹部检查前需禁食、禁水 6～8 小时,尿路造影检查前 12 小时禁食、禁水,排便,禁服促进肠液分泌药物,如泻药等。

(2)正确指导呼吸训练:耐心解释说明屏气重要性,训练方式为深吸气－屏气－呼气,告知患者在扫描时需数次屏气,每次吸气幅度保持一致。另外,训练患者屏气最长时间达 22 秒,使患者在实际检查过程中适应憋气扫描。对一些屏气较差的患者,可采取加腹带及捏鼻的方法,使其被动屏气,也可获得很好的效果。

(3)盆腔检查者需要憋小便使膀胱充盈以便更好地显示盆腔脏器,女性在盆腔 MRI 检查前需取掉节育环。

(4)其他参照 MRI 普通或增强检查。

**(二)检查中护理要点**

(1)线圈选择:体表线圈。

(2)体位设计:患者仰卧在检查床上,取头先进,体线圈置于腹部并固定于床沿,人体长轴与床面长轴一致,双手置于身体两旁或双手上举。

(3)成像中心:肝、胰腺线圈中心对准脐与剑突连线中点,肾、肾上腺线圈中心对准脐中心,盆腔线圈中心对准脐和耻骨联合连线中点,前列腺线圈中心对准脐和耻骨联合连线下 1/3 处前列腺中点,移动床面位置,开十字定位灯,使十字定位灯的纵横交点对准脐与剑突连线中点,即以线圈中心为采集中心,锁定位置,并送至磁场中心。

(4)其他参照 MRI 普通或增强检查。

**(三)检查后护理**

参照 MRI 普通或增强检查。

### 七、磁共振胰胆管成像(MRCP)护理要点

**(一)检查前准备要点**

(1)消化道准备:禁食、禁水 6 小时,可使胆胰管充分扩张,管壁显示清晰。

(2)对比剂准备:检查前 15 分钟左右饮温开水 300 mL 加柠檬酸铁铵泡腾颗粒铁剂 3 g(0.6 g 1 包),或 100 mL 温开水中加入 1～2 mL 静脉用钆喷酸葡胺口服,目的在于抑制周围肠道水信号,使十二指肠充盈良好,从而使十二指肠壶腹及乳头显示清晰,能更准确地判断该处是否存在梗阻占位病变。

(3)减少胃肠道蠕动:必要时检查前 10～15 分钟肌内注射山莨菪碱注射液 10 mg,以减少胃肠道的蠕动,避免出现运动性伪影。

(4)呼吸训练:于检查前训练患者屏气(深吸气－屏气－呼气),告知患者在扫描时需数次屏气,每次吸气幅度保持一致。另外,训练患者屏气最长时间达 22 秒,使患者在实际检查过程中适应屏气扫描,清晰显示胰胆管的结构及十二指肠的形态。耐心说明屏气的重要性,如屏气不成功,会影响图像质量与诊断。

(5)必要时镇静或镇痛:胆胰疾病的患者伴有不同程度的疼痛,对于耐受力差的患者,必要时按医嘱给予镇痛药或镇静药,以解除疼痛,防止过度疼痛影响检查质量。

(6)其他参照 MRI 普通或增强检查。

**(二)检查中的护理要点**

(1)线圈选择:体表线圈。

(2)体位设计:患者仰卧在检查床上,头先进,体线圈置于腹部并固定于床沿,人体长轴与床面长轴一致,双手置于身体两旁或双手上举。

(3)成像中心:线圈中心对准脐与剑突连线中点,移动床面位置,开十字定位灯,使十字定位灯的纵横交点对准脐与剑突连线中点,即以线圈中心为采集中心,锁定位置,并送至磁场中心。

(4)患者制动:嘱患者在检查中避免咳嗽及身体运动,以免造成运动伪影。对于精神紧张的患者,此时再次耐心指导患者检查时如何配合,允许家属陪同,并采取腹部加压,盖上软垫或床单,以减少伪影的产生。

(5)对一些屏气较差的患者,可采取加腹带及捏鼻的方法,使其被动屏气,也可获得很好的效果。

(6)其他参照 MRI 普通或增强检查。

**(三)检查后的护理要点**

参照 MRI 普通或增强检查。

### 八、脊柱及四肢关节 MRI 检查护理

脊柱 MRI 检查包括颈椎、胸椎、腰椎、骶椎、髋关节,四肢关节 MRI 检查包括肩关节、肘关节、腕关节、膝关节、踝关节等。

**(一)检查前准备要点**

参照 MRI 普通或增强检查。

**(二)检查中护理要点**

(1)线圈选择:根据不同的部位选择相应的线圈。颈椎选用颈线圈,胸椎、腰椎、骶椎、髋关节选用体表线圈,肩关节选用专用肩关节线圈,四肢关节选用专用四肢关节线圈。

(2)体位设计:脊柱 MRI 检查时患者仰卧在检查床上,头先进,人体长轴与床面长轴一致,双手置于身体两旁。四肢关节 MRI 检查根据相应线圈和机器选择合适的检查体位。患者取仰卧位,用海绵垫垫平被查肢体并用沙袋固定,使患者舒适易于配合。单侧肢体检查时,尽量把被检侧放在床中心。可用体线圈行两侧肢体同时扫描,以便对照观察,或用特殊骨关节体表线圈。

(3)成像中心:颈椎成像中心在喉结处,胸椎对准双锁骨连线处,腰椎对准脐上两横指;肩关节对准喙突,下肢以踝关节为中心,膝关节以髌骨为中心,四肢关节成像中心应根据不同的关节部位而定。

(4)其他参照 MRI 普通或增强检查。

**(三)检查后护理要点**

参照 MRI 普通或增强检查。

## 第四节　特殊患者 MRI 检查护理要点

### 一、老年患者 MRI 检查护理要点

老年患者的机体器官功能逐渐减退,身体贮备能力下降,加上本身疾病因素、心肺功能不全、环境改变、MRI 噪声的影响,部分患者会出现紧张、焦虑、恐惧等不良情绪,给 MRI 检查带来了一定困难。因此,认真做好老年患者 MRI 检查前准备是检查成功的关键。

**(一)检查前准备要点**

(1)患者评估:阅读申请单,评估患者病情、配合程度、精神状态,增强者重点评估过敏史和肾功能情况。仔细询问有无 MRI 禁忌证,因老年患者体内接受置入物的相对频率较高,常见的有冠状动脉支架、人造心脏瓣膜、血管夹、人工耳蜗、胰岛素泵等,对此类患者除详细阅读 MRI 申请单外,还需向患者及家属进一步核实,发现有疑问应及时与临床医师核实,确认体内置入物是非铁磁性材料方可进行检查。对携带动态心电图的患者择日安排检查。

(2)心理护理、健康教育:向患者及家属交代 MRI 检查环境、设备噪声特点、检查时间等,组织患者观看视频,了解整个检查过程,消除患者焦虑、紧张、恐惧的心理,使患者愿意接受 MRI 检查。要求患者检查过程中制动,任何轻微的动作如咳嗽、吞咽、喘息等均会造成图像伪影;嘱患者平稳呼吸,手握报警球,如有不适随时与医护人员沟通。

（3）呼吸训练：胸腹部检查需使用呼吸门控、心电门控及屏气扫描技术，老年患者反应迟缓、听力差，检查前需反复进行呼吸训练，对屏气扫描者要求扫描前深呼吸 3～5 次，吸气末进行屏气，尽可能延长屏气时间。必要时由家属协助患者完成呼吸训练。

（4）检查前排空膀胱。

（5）必要时镇静。

（6）其他参照 MRI 普通或增强检查。

**（二）检查中的护理要点**

（1）体位设计：上检查床时，护士与技师注意搀扶患者，防止跌倒。

（2）专人陪同：必要时在检查中由专人陪同患者完成检查。

（3）患者监测：危重患者检查时启用心电门控或使用 MRI 专用指夹式脉搏血氧仪，监测生命体征的变化。必要时氧气枕低流量吸氧，保持呼吸道通畅。扫描过程中严密观察患者情况，话筒开放，随时询问有无不适。

（4）注意保暖：由于扫描房间温度较低，防止受凉引起咳嗽。

（5）告知患者检查时一定要保持不动防止移动体位和咳嗽等动作。

（6）其他参照 MRI 普通或增强检查。

**（三）检查后的护理要点**

（1）检查结束后询问、观察患者有无不适，协助患者下检查床，做到"一动、二坐、三下床"。"一动"就是检查结束时四肢活动；"二坐"是在"一动"的基础上缓慢坐起；"三下床"是指扶患者下床并至安全位置休息以防跌倒，同时避免因体位突然改变引起不适。

（2）其他参照 MRI 普通或增强检查。

## 二、幽闭症患者 MRI 检查护理要点

幽闭恐惧症是被幽闭在限定空间内的一种病态恐惧，是一种心理疾患，在 MRI 检查过程中经常可以遇到（占 5 %～10 %），部分患者主动放弃检查。产生原因：MRI 扫描仪中央孔洞幽闭狭长、光线暗淡、视野受限、扫描中噪声刺激、活动受限、较长的检查时间和担心检查结果不好。曾有神经系统病变、肥胖、心肺疾病的患者发生率较高。因此，针对性地做好幽闭恐惧症患者检查的全程管理是检查成功的关键。

**（一）检查前准备要点**

（1）患者评估：阅读申请单，评估患者病情、配合程度、精神状态。对曾有幽闭恐惧症病史的患者，护士应了解其发生过程、发生程度、临床表现、检查结果等，做到心中有数。

（2）心理护理与健康教育：检查前多与患者沟通，简单介绍 MRI 原理及步骤，如检查环境、MRI 扫描孔径的大小、噪声强度、检查时间等，组织患者观看健康教育视频，使患者了解整个检查过程及配合方法。必要时让已检查成功的患者介绍检查中的体会。

（3）熟悉环境：检查前让患者进检查室观看其他患者的检查过程，感受一下 MRI 噪声的特点，测试患者是否能承受。

（4）演示报警球的使用方法。机房播放轻音乐，分散患者注意力。

（5）药物控制：对经准备仍无法完成检查者，在患者及家属同意后遵医嘱使用镇静药。

（6）其他参照 MRI 普通或增强检查。

**(二)检查中配合要点**

(1)抚摸患者的肢体:可让家属陪同一起进入扫描室,让家属握住患者的手或抚摸患者的肢体使其有安全感。

(2)随时沟通:医务人员在检查时可通过话筒和患者保持通话,让患者感觉到近距离的接触,心情自然会放松。

(3)保护听力:让患者戴上耳塞,播放舒缓的音乐。

(4)改变体位:如仰卧位改为俯卧位,头先进改为足先进等。

(5)必要时吸氧:对检查前诉有头晕、胸闷、心悸者可给予氧气袋低流量吸氧。

(6)在患者进入磁体腔之前嘱其闭上眼睛或戴上眼罩,使患者不知道自己在密闭环境中,或者让患者俯卧位抬高下巴,使其可以看到磁体腔外的环境,同时在磁体内安装反光镜,可以使患者看到磁体外的环境,分散患者的注意力。

(7)打开扫描孔内的灯,增加空间感。

(8)操作者要技术娴熟,定位准确,合理缩短检查时间,必要时可采用快速成像序列以缩短扫描时间。

(9)其他参照 MRI 普通或增强检查。

**(三)检查后的护理要点**

(1)检查完后立即将患者退出检查床,同患者交谈,给予鼓励、表扬等,缓解其紧张、恐惧、焦虑心理。

(2)其他参照 MRI 普通或增强检查。

## 三、气管切开患者 MRI 检查护理要点

气管切开患者由于丧失了语言交流及呼吸道完整性,气道内分泌物多,检查时平卧位导致分泌物不易排出,而引起呛咳、呼吸不畅、缺氧等症状,无法顺利完成检查。因此,做好气管切开患者 MRI 检查全程的气道管理非常重要。

**(一)检查前准备要点**

(1)患者预约:开设"绿色通道",临床医师确定患者是否能完成 MRI 检查,提前将检查信息传至 MRI 室,提前电话通知并送入检查单。迅速阅读检查单,提前录入患者信息,确认患者到达时间。

(2)评估核对:患者到达检查室快速核查信息、评估病情(生命体征、意识、呼吸道是否通畅、有无气道危险)、配合程度等,详细询问病史(手术史、检查史、过敏史),筛选高危人群。将金属套管更换为一次性塑料套管,并妥善固定。

(3)患者沟通:可采用笔、纸、写字板等工具,让患者将自己的感受、想法写出来进行交流。对于文化层次比较低的患者,仔细观察患者的表情、手势,并鼓励其重复表达,与家属配合能起到很好的交流及配合作用。

(4)清理呼吸道:进入 MRI 检查室前充分吸氧、吸痰,保持呼吸道通畅,防止检查时患者呛咳导致检查失败。

(5)备好氧气袋持续给氧,维持有效的血氧饱和度。

(6)其他参照 MRI 普通或增强检查。

### (二)检查中护理要点

(1)体位设计:由医师、技师与护士共同将患者转移到检查床,动作要轻,将头放于舒适的位置,避免咳嗽。

(2)专人陪同:由医师、护士或家属陪同患者完成检查。

(3)患者监测:检查时启用心电门控或使用 MRI 专用指夹式脉搏血氧仪,监测生命体征的变化。必要时给予氧气枕低流量吸氧,保持呼吸道通畅。扫描过程中严密观察患者情况,发现异常立即处理。

(4)注意保暖:扫描房间温度较低,应防止患者因受凉引起咳嗽。

(5)对于清醒的患者告知检查时一定要保持不动,防止移动体位和咳嗽等动作。

(6)其他参照 MRI 普通或增强检查。

### (三)检查后护理要点

(1)检查结束后将患者安全转移至平车上,再次评估患者情况,必要时清理呼吸道,在医师或护士的陪同下将患者安全送回病房。

(2)其他参照 MRI 普通或增强检查。

## 四、机械通气患者 MRI 检查护理要点

由于 MRI 检查环境及设备的特殊性,故在检查中观察患者存在盲区,一些监测设备及抢救设备无法进入检查室。如何保证机械通气患者 MRI 检查的安全性是目前面临的难题。

### (一)检查前准备要点

(1)风险评估:由医师与家属详谈 MRI 检查的必要性与危险性,由家属签字同意后方可安排检查。主管医师认真评估及权衡检查的必要性与转送风险,制订检查计划。要求医师将金属气管导管更换为一次性塑料气管导管,并妥善固定。

(2)患者预约:开设"绿色通道",临床医师确定患者是否能完成 MRI 检查,提前将检查信息传至 MRI 室,提前电话通知并送入检查单。迅速阅读检查单,确认患者到达时间,并向医师确认检查方式(平扫或增强),预先安置好留置针。

(3)检查前需遵医嘱查血气分析,在血氧饱和度及生命体征较稳定情况下由护士和医师陪同检查,更换专用的便携式小型呼吸机或简易呼吸器。

(4)MRI 专用呼吸机准备:接通电源、开机、氧气充足、自检、设置患者体重、测试管道的密闭性、根据病情设置模式。

(5)评估核对:患者到达检查室后快速核查信息、评估病情(生命体征、意识、呼吸道是否通畅、有无气道危险),详细询问病史(手术史、检查史、过敏史),筛选高危人群,并填写危重患者检查记录单。

(6)清理呼吸道:进入 MRI 检查室前充分吸氧、吸痰,保持呼吸道通畅。分离普通呼吸机管道,接好 MRI 专用呼吸机管道,调节参数,观察呼吸机运行是否正常,观察生命体征情况,并做好记录。

(7)嘱陪同医师、家属去除患者身上的一切金属异物,包括监护仪、微量泵等急救设备。护士运用金属探测器再次检查,确认患者身体无金属异物的存在。

(8)家属准备:询问家属有无手术史,禁止体内安有金属异物的陪护进入检查室,并取下身上的一切金属物品,护士运用金属探测器再次检查以确保安全。交代家属所有转运患者的工

具不能进入检查室,并指导转运方法。

(9)保持静脉补液通畅,暂时夹闭其他引流管。

(10)其他参照 MRI 普通或增强检查。

**(二)检查中护理要点**

(1)体位设计:由医师、技师与护士共同将患者安全转移到检查床,动作要轻,将头放于舒适的位置;并将呼吸机放置于检查室指定的位置,妥善放置呼吸机管道及引流管,防止脱落,并观察呼吸机是否能正常运行。

(2)专人陪同:由医师、护士或家属陪同患者完成检查。

(3)患者监测:检查时启用心电门控或使用 MRI 专用指夹式脉搏血氧仪,监测生命体征的变化。检查时医师、护士定时巡视,重点观察血氧饱和度的变化、呼吸机运行情况,并做好记录。

(4)注意保暖:由于扫描房间温度较低,注意保暖,防止患者因受凉引起咳嗽。

(5)对于清醒的患者告知检查时一定要保持不动,防止移动体位和咳嗽等动作。

(6)其他参照 MRI 普通或增强检查。

**(三)检查后护理要点**

(1)检查结束后将患者安全转移至平车上,检查管道有无脱落,开放引流管并妥善放置。

(2)再次评估患者气道是否通畅,生命体征是否平稳,清理呼吸道后分离专用呼吸机管道,接好普通呼吸机管理;连接心电监护仪、微量泵等,在医师或护士的陪同下将患者安全送回病房。

(3)检查后整理呼吸机,消毒呼吸机管理,及时充氧备用,做好使用记录。

(4)其他参照 MRI 普通或增强检查。

## 五、癫痫患者 MRI 检查护理要点

癫痫是大脑神经元突发性异常放电,导致短暂的大脑功能障碍的一种慢性疾病。MRI 技术是目前诊断癫痫疾病的首选方法。但由于 MRI 检查时间长、噪声大、空间密闭等因素,检查中可能会诱发或突发癫痫发作,存在安全隐患。如何确保癫痫患者 MRI 检查中的安全性,是目前 MRI 室护士应解决的问题。

**(一)检查前的准备要点**

(1)患者评估:认真阅读检查单,针对有癫痫病史的患者,护士应详细询问癫痫发作症状、发作时间、持续时间、有无规律、服药情况、诱发因素等。评估患者是否能进行 MRI 检查。

(2)医师沟通:对于癫痫频繁发作的患者,护士应与临床医师沟通,告知癫痫患者 MRI 检查中发作的风险,检查前进行对症处理,待症状控制后再检查,最好由医师陪同到 MRI 室检查。

(3)心理护理与健康教育:癫痫患者反复发作,治愈困难,给患者及家属带来巨大的经济负担和精神压力。应加强与患者的沟通,给予心理辅导,告知患者 MRI 检查的必要性、注意事项、检查时间及配合要领。检查前应告知患者适当进食,避免饥饿与脱水;避免过度疲劳,保持充足的睡眠;勿大量饮水;禁饮酒;防止滥用药物与突然停药等。

(4)环境及物品准备:MRI 机房温度设置在 22~24 ℃,检查区光线柔和舒适,通风效果要

好;准备眼罩,减少光线的刺激;准备棉球或耳塞。尽量减少刺激,防止癫痫发作。检查前让患者进检查室感受一下 MRI 噪声的特点,看患者是否能适应。

(5)准备好急救物品、药品,重点准备氧气袋和地西泮。

(6)演示报警球的使用方法,告知患者检查中如出现发作先兆症状,请按报警球。

(7)药物控制:对于癫痫频繁发作的患者,检查前遵医嘱给予静脉缓慢推注地西泮后立即检查。同时技师、护士加强观察,防止出现呼吸抑制。

(8)其他参照 MRI 普通或增强检查。

**(二)检查中护理要点**

(1)专人陪同:由医师、护士或家属陪同患者完成检查。让家属握住患者的手或抚摸患者的肢体使其有安全感。

(2)随时沟通:医务人员在检查时可通过话筒和患者保持通话,让患者感觉到近距离的接触,心情自然会放松。

(3)患者监测:医师、护士定时巡视,重点观察患者有无癫痫发作先兆,当出现癫痫发作时,立即停止检查,退出并降低检查床,陪同人员站在检查床两边,避免患者坠床,通知医师的同时立即静脉缓慢推注地西泮,使其头偏向一侧,保持呼吸道通畅,高流量吸氧。必要时迅速将压舌板或者纱布成卷垫在患者上下牙齿中间,预防牙关紧闭时咬伤舌部。待患者抽搐痉挛控制后,迅速将患者转移到抢救室处理与观察,并做好记录。抢救时禁止将铁磁性抢救设备带入磁体间。

(4)注意保暖:由于扫描房间温度较低,防止患者受凉诱发癫痫发作。

(5)其他参照 MRI 普通或增强检查。

**(三)检查后护理要点**

(1)检查完后立即将患者退出检查床,安排患者到候诊室休息,无任何不适方可离开。对于检查中有癫痫发作的患者,待病情平稳后由专人送回病房。

(2)其他参照 MRI 普通或增强检查。

## 六、躁动患者 MRI 检查护理要点

躁动是意识障碍下以肢体为主的不规则运动,表现为患者不停扭动肢体或大声叫喊等,是颅脑功能区损伤或病变后出现的精神与运动兴奋的一种暂时状态。MRI 检查是诊断颅脑疾病的重要手段,由于 MRI 检查环境的特殊性,检查前患者的准备质量是保证躁动患者顺利完成检查的关键。

**(一)检查前准备要点**

(1)开通"绿色通道":提前电话预约,告知检查相关事宜、注意事项、检查时间。

(2)患者评估:阅读检查申请单、核对信息、询问病史,评估病情及配合程度。了解患者躁动的原因:颅脑外伤(额叶或颞叶脑挫伤、蛛网膜下腔出血等)、术后疼痛、颅内压增高、缺氧(呼吸道分泌物阻塞气道)、昏迷患者尿潴留、管道的刺激(气管插管、气管切开等)等。

(3)医师沟通:对于躁动的患者,护士应与临床医师沟通,告知躁动患者 MRI 检查中的风险,提前使用镇静药、镇痛药,提供护理干预,待患者安静后立即安排检查。最好由医师陪同到 MRI 室检查。

(4)环境及物品准备:声、光、冷的刺激可诱发患者躁动的发生,检查前调节室温、光线调

暗、准备好棉球和或耳塞，尽量减少刺激。

（5）其他内容参照 MRI 普通或增强检查。

**（二）检查中的护理要点**

（1）体位设计：技师与护士转运患者时动作要轻、快、稳，妥善固定肢体。

（2）专人陪同：检查时由家属陪同，适当固定患者的肢体，指导家属正确的按压方法，防止坠床。

（3）快速扫描：由经验丰富的技师采用快速扫描方式进行检查，检查时间不宜过长。

（4）推注对比剂时密切观察穿刺部位有无肿胀和肢体回缩现象，及时发现对比剂渗漏先兆，确保高压注射的安全。

（5）患者监测：医师、护士定时巡视，观察呼吸是否平稳，监测血氧饱和度的变化，并做好记录。

（6）其他参照 MRI 普通或增强检查。

**（三）检查后的护理要点**

参照 MRI 普通或增强检查。

# 第五节　小儿及胎儿 MRI 检查护理要点

小儿意志力、自觉性、自制力差，加上患儿自身躯体疾病、环境改变和 MRI 设备噪声大、检查耗时长等因素导致部分患儿不能顺利地完成 MRI 检查。因此，做好小儿 MRI 检查的准备是决定检查成功的关键。

## 一、小儿 MRI 普通检查护理要点

**（一）检查前准备要点**

（1）患儿评估：阅读申请单，评估患儿病情、配合程度、精神状态、有无 MRI 检查禁忌证等。

（2）家属的沟通：向家属交代由于 MRI 检查环境的特殊性、设备噪声大、检查耗时长等因素，检查很难达到一次性成功，希望家属要有耐心，积极配合护士做好检查前的准备。重点告知家长镇静的目的、方法、重要性及配合技巧。检查时可由家长陪同患儿完成检查。

（3）检查镇静：一部分患儿在自然睡眠时行检查时容易惊醒，一部分患儿因无法入睡或伴有幽闭恐惧症不能配合完成检查，对上述患儿需要进行镇静治疗。护士根据设备检查情况合理安排患儿镇静时间，一旦熟睡立即安排检查，尽量避免重复使用镇静药。镇静具体方法及护理参照小儿 CT 检查镇静的相关内容。

（4）饮食要求：婴儿检查前半小时不可过多喂奶，防止检查时溢乳导致窒息发生。需行监测麻醉者需禁食、禁水 4～6 小时。

（5）对需镇静的患儿在入睡前指导或协助家长取出患儿身上一切金属物品，技师与护士共同确认无金属异物的存在。

（6）对脑肿瘤伴颅内高压者应先采取降颅压措施，防止检查中患儿出现喷射性呕吐而造成窒息与吸入性肺炎。

(7)婴幼儿患者检查前应更换尿裤。

(8)其他参照成人 MRI 普通检查。

**(二)检查中护理要点**

(1)体位设计:动作轻柔,采取平卧位;对监测麻醉的小儿,去枕平卧,肩下垫一小薄枕,头偏向一侧,保持呼吸道通畅(头部检查除外)。适当固定肢体,避免检查期间突然不自主运动造成检查失败。

(2)专人陪同:检查中专人陪同患儿检查,监测麻醉的小儿由麻醉师陪同。

(3)患儿监测:危重或镇静的患儿检查时启用心电门控或使用 MRI 专用指夹式脉搏血氧仪,监测生命体征的变化。氧气枕常规低流量吸氧,保持呼吸道通畅。

(4)注意保暖:扫描房间内温度较低,患儿体温调节功能不完善,对温度差异很敏感,因此应注意保暖,防止受凉。

(5)防止灼伤:在检查中患儿身体(皮肤)不能直接接触磁体洞壁及导线,以防止患者灼伤。患儿两手不要交叉放在一起,也不要与身体其他部位的皮肤直接接触,以减少外周神经刺激症状的出现。

(6)其他参照成人 MRI 普通检查。

**(三)检查后护理要点**

(1)患儿监测:检查后将镇静的患儿抱入观察室,待患儿清醒、能辨别方向、生命体征平稳后方可离开。

(2)其他参照成人 MRI 普通检查。

## 二、小儿 MRI 增强检查护理要点

**(一)检查前护理要点**

(1)患儿评估:阅读申请单,评估患儿病情、配合程度、精神状态、有无过敏史等。测患儿体重、生命体征(记录在申请单上)。

(2)家属沟通:重点向家属说明增强检查的必要性,告知注射对比剂瞬间可能出现的异常反应。

(3)合理水化:增强检查前 4 小时内根据病情及患儿年龄大小,给予合理水化。但对需镇静或监测麻醉的小儿检查前要禁食、禁水 4~6 小时。

(4)由家属签署钆对比剂增强检查知情同意书。

(5)建立静脉通道:选择直径较粗的头皮静脉或外周静脉,置入适宜的留置针,妥善固定,肘部穿刺时防止弯曲。

(6)其他参照小儿 MRI 普通检查和成人增强检查。

**(二)检查中护理要点**

(1)体位设计:根据检查要求放置手的位置,注意体位的摆放和高压管道的长度,避免移床过程中高压管道打折或牵拉造成留置针脱出。适当固定肢体,避免检查期间突然不自主运动造成检查失败。

(2)患儿监测:观察使用对比剂后患儿的反应,发现异常及时处理。

(3)防止对比剂渗漏:注射对比剂前手动注入生理盐水 3~5 mL,观察穿刺部位有无疼痛、红、肿现象,患儿有无因疼痛引起肢体的回缩,确保留置针安全无渗漏方可高压注入对比剂。

注药时严格控制速度、压力和量。对睡眠中的患儿,检查时同时固定好非检查部位,以免推药时患儿突然惊醒躁动使检查失败。检查时患儿若出现异常,立即停止推药,及时处理。

(4)其他参照小儿 MRI 普通检查和成人增强检查。

**(三)检查后护理要点**

参照小儿 MRI 普通检查和成人增强检查。

### 三、胎儿 MRI 检查护理要点

**(一)检查前准备要点**

(1)孕妇的评估:阅读申请单,评估孕妇的一般情况及配合程度。仔细询问有无磁共振检查禁忌证。排除幽闭恐惧症,孕妇如有幽闭恐惧症,采用仰卧位可能会加重症状。

(2)饮食要求:检查前孕妇需禁固态食物 3 小时以上,禁流质食物 2 小时以上,因为食物消化后肠内可出现伪影,影响诊断。

(3)适应环境:让孕妇熟悉检查的环境和空间,使其在检查前有充分的思想准备,以便于很好地配合。

(4)心理护理与健康教育:护士应简单告知孕妇及家属 MRI 检查的原理、安全性、检查过程,以及强调 MRI 检查的禁忌证。通过各种方式了解孕妇的心理状态,并针对性地进行疏导和帮助,消除孕妇紧张心理,使其更好地配合检查。

(5)呼吸训练:孕妇的身体移动、呼吸运动等都会严重影响图像质量,所以做好孕妇的呼吸、屏气训练非常重要。检查时可以使用屏气扫描序列克服孕妇呼吸运动的影响。

(6)其他参照成人 MRI 普通检查和增强检查。

**(二)检查中护理要点**

(1)线圈选择:体表线圈。

(2)体位设计:患者仰卧在检查床上,头先进,体线圈置于腹部并固定于床沿,人体长轴与床面长轴一致,双手置于身体两旁或双手上举。询问体位舒适情况,嘱孕妇在检查中避免咳嗽及身体运动,以免造成运动伪影。

(3)成像中心:线圈中心对准腹部隆起处,扫描以胎儿为中心,移动床面位置,开十字定位灯,使十字定位灯的纵横交点对准脐与剑突连线中点,即以线圈中心为采集中心,锁定位置,并送至磁场中心。

(4)随时沟通:再次交代检查中注意事项,嘱其放松心情、耐心检查,告知此检查安全、对腹内胎儿也无放射损伤。

(5)检查中平卧位可能会导致膈肌上移、肺受压,造成孕妇轻度呼吸困难,可给予孕妇低流量吸氧。

(6)听力保护:提供听力保护装置(如耳塞、棉球或 MRI 检查专用耳麦等),保护受检者听力。针对检查中机器的噪声,给孕妇播放喜欢的音乐,减轻其紧张情绪。

(7)其他参照成人 MRI 普通检查和增强检查。

**(三)检查后护理要点**

参照成人 MRI 普通检查和增强检查。

# 参考文献

[1]徐筱萍，赵慧华. 基础护理[M]. 上海：复旦大学出版社，2015.

[2]贾爱芹，郭淑明. 常见疾病护理流程[M]. 北京：人民军医出版社，2015.

[3]袁静，宋建华，孙慧静. 基础护理技术[M]. 武汉：华中科技大学出版社，2015.

[4]袁爱娣，黄涛，褚青康. 内科护理：临床案例版[M]. 武汉：华中科技大学出版社，2015.

[5]姚美英，姜红丽. 常见病护理指要[M]. 北京：人民军医出版社，2015.

[6]姜秀霞，张秀菊，谭颜华. 急诊科护理手册[M]. 北京：军事医学科学出版社，2013.

[7]姜平，姜丽华. 急诊护理学[M]. 北京：中国协和医科大学出版社，2015.

[8]姜广荣，潘瑞红，黄运清. 护理应急预案与工作流程[M]. 武汉：华中科技大学出版社，2013.

[9]施雁，张佩雯. 内科护理[M]. 上海：复旦大学出版社，2015.

[10]饶和平. 卫生法规及护理管理[M]. 杭州：浙江大学出版社，2015.

[11]胡月琴，章正福. 内科护理[M]. 南京：东南大学出版社，2015.

[12]周晓倩，王青，李玉杰，等. 医院管理[M]. 长春：吉林大学出版社，2014.

[13]陈燕. 内科护理学[M]. 北京：中国中医药出版社，2016.

[14]陈明瑶，于兰. 基础护理技术[M]. 西安：第四军医大学出版社，2014.

[15]李春燕，蒋海清，李艳霞. 临床常见病护理精要[M]. 长春：吉林科学技术出版社，2018.

[16]张铭光，杨小莉，唐承薇. 消化内科护理手册[M]. 北京：科学出版社，2015.

[17]张世友，刘素碧. 内科护理[M]. 北京：人民卫生出版社，2015.

[18]杨惠花，眭文洁，单耀娟. 临床护理技术操作流程与规范[M]. 北京：清华大学出版社，2016.

[19]李俊华，程忠义，郝金霞. 外科护理[M]. 武汉：华中科技大学出版社，2013.

[20]李秀华. 护士临床"三基"实践指南[M]. 北京：北京科学技术出版社，2016.

[21]李少芬. 基础护理[M]. 北京：人民卫生出版社，2015.

[22]李一杰，张孟，何敏. 急救护理[M]. 武汉：华中科技大学出版社，2013.

[23]阴俊，杨昀泽. 外科护理[M]. 2版. 北京：科学出版社，2013.

[24]齐海燕，邱玉梅. 肿瘤专科护理[M]. 兰州：甘肃科学技术出版社，2014.

[25]刚海菊，刘宽浩. 外科护理：临床案例版[M]. 武汉：华中科技大学出版社，2015.

[26]母传贤，刘晓敏. 外科护理[M]. 郑州：河南科学技术出版社，2012.

[27]皮红英，王玉玲. 专科护理技术操作规范与评分标准[M]. 北京：人民军医出版社，2014.

[28]叶志霞，皮红英，周兰姝. 外科护理[M]. 上海：复旦大学出版社，2016.

[29]王霞. 常用临床护理技术[M]. 郑州：郑州大学出版社，2015.

[30]王惠琴，金静芬. 专科护理临床实践指南[M]. 杭州：浙江大学出版社，2013.

[31]王彩霞，朱梦照，陈芬. 妇产科护理[M]. 武汉：华中科技大学出版社，2013.